Le régime Campbell

Du même auteur
aux Éditions J'ai lu

L'enquête Campbell (avec Docteur Thomas M. Campbell), n° 10674

T. COLIN CAMPBELL

en collaboration avec le professeur Howard Jacobson

Le régime Campbell

Pour une alimentation 100 % végétale

Traduit de l'anglais (États-Unis)
par Laure Montet

J'AI LU

Bien être

Collection dirigée
par Ahmed Djouder

Titre original :
WHOLE. RETHINKING THE SCIENCE OF NUTRITION

Éditeur original :
BenBella Books, Dallas

À tous ceux qui finissent par subir
inutilement les conséquences d'un
système de santé défaillant,
y compris la mère de ma femme, Mary,
et mon père, Tom.

Et, comme toujours, à ma femme,
nos enfants et leurs conjoints,
et nos petits-enfants.

Introduction

En 1965, ma carrière universitaire semblait prometteuse. Après avoir passé quatre ans à l'Institut de technologie du Massachusetts (MIT) en qualité d'ingénieur de recherche, je pris mes nouvelles fonctions au département de biochimie et de nutrition de l'université Virginia Tech. J'étais enfin devenu professeur ! Mon programme de recherche était on ne peut plus louable : mettre fin à la malnutrition infantile dans les pays pauvres en cherchant comment introduire plus de protéines de qualité dans leur régime alimentaire. Je me concentrai sur les Philippines grâce à une généreuse subvention de l'Agence des États-Unis pour le développement international*.

Mon premier défi fut de trouver une source de protéines bon marché, produite localement. (La malnutrition est en grande partie liée à un manque global de calories mais, au milieu des années 1960, nous pensions que les calories provenant des protéines étaient meilleures.) Le second défi fut de mettre sur pied des centres d'entraide dans tout le pays, où nous pourrions montrer aux mères comment résoudre les problèmes de malnutrition

* *United States Agency for International Development*, ou Usaid. Agence indépendante du gouvernement des États-Unis, travaillant sous les auspices du département des Affaires étrangères, chargée du développement économique et de l'assistance humanitaire dans le monde (N.D.T.).

de leurs enfants grâce à cette source de protéines. Avec mon équipe, nous choisîmes les cacahuètes, car elles sont riches en protéines et poussent facilement.

À la même époque, je travaillais sur un autre projet à la demande du doyen Charlie Engel, le directeur de mon département. Charlie avait obtenu un financement du département de l'Agriculture des États-Unis pour étudier l'aflatoxine, une substance chimique cancérogène produite par une moisissure, l'*Aspergillus flavus*. J'avais pour tâche de découvrir comment cette moisissure se développait, de façon à éviter qu'elle ne contamine différentes sources alimentaires. C'était à l'évidence un projet important et un nombre substantiel de preuves montrait que cette moisissure provoquait le cancer du foie chez les rats de laboratoire (à l'époque, l'hypothèse la plus courante était, et reste à ce jour, que toute substance provoquant le cancer chez les rats ou les souris le provoque probablement aussi chez l'homme).

L'un des principaux aliments que contamine l'*Aspergillus flavus* est la cacahuète : par une de ces coïncidences cosmiques qui ne nous apparaissent extraordinaires que des années plus tard, je me retrouvai donc à étudier les arachides dans deux contextes totalement différents, en même temps. Et ce que je découvris en approfondissant ces deux questions sans lien apparent (la carence en protéines chez les enfants pauvres des Philippines et les conditions dans lesquelles se développe l'*Aspergillus flavus*) ébranla mon monde et m'amena à remettre en question de nombreuses hypothèses fondamentales sur lesquelles d'autres scientifiques de la nutrition et moi-même avions bâti nos carrières.

La principale découverte qui chamboula ma conception du monde – et, en fin de compte, mon monde – est la suivante : aux Philippines, les enfants qui avaient les régimes alimentaires les plus riches en protéines étaient ceux qui couraient le plus de risques de développer un cancer du foie – même si les enfants bénéficiant d'une alimentation riche en protéines étaient en bien meilleure santé et avaient accès à tout ce que l'on associe en général avec la santé infantile, comme les soins médicaux et l'eau potable.

Je choisis de laisser cette découverte me guider : ma carrière prit alors des tournures inattendues, déconcertantes, que je décris pour la plupart dans mon premier livre, *L'Enquête Campbell*. Je finis par prendre conscience de deux choses : premièrement, la nutrition est la clé de la santé humaine. Deuxièmement, ce que la plupart d'entre nous pensent être une bonne nutrition ne l'est pas.

Si vous voulez éviter cancer, maladies cardiaques et diabète toute votre vie, vous en avez le pouvoir – dans votre assiette. Malheureusement, les écoles de médecine, les hôpitaux et les agences de santé gouvernementales continuent à traiter la nutrition comme si elle ne jouait qu'un rôle mineur en matière de santé. Et pas de surprise : le régime occidental standard ainsi que ses cousins « faible en matières grasses » et « pauvre en glucides », actuellement en vogue, sont en réalité la cause de la plupart de nos maux, non le remède. En un mot, la « solution miracle » après laquelle court la science depuis une cinquantaine d'années n'est pas un nouveau médicament prodigieux, formulé après des décennies de travail acharné en laboratoire, ni un outil chirurgical de pointe ; ce n'est pas non plus une nouvelle technique à base de laser et de nanotechnologie, pas plus qu'une modification de notre ADN qui va tous nous transformer en Apollon et en Vénus immortels. Non, le secret de la santé était sous nos yeux depuis le début, sous le couvert d'un terme simple, un brin barbant : la nutrition. En matière de santé, notre meilleur atout s'avère être la nourriture que nous avalons chaque jour. En apprenant tout ça, j'ai également pris conscience d'une autre chose très importante : la raison pour laquelle la plupart des gens ne sont pas encore au courant des bienfaits de l'alimentation.

Les établissements de recherche médicale et scientifique, loin de faire bon accueil à ces découvertes, les ont systématiquement rejetées, voire étouffées.

Peu de professionnels de la santé ont conscience du fait que nos choix alimentaires se révèlent bien plus efficaces pour nous protéger des maladies que les médicaments qu'ils prescrivent.

Peu de journalistes santé font état de ce qui est à l'évidence une bonne nouvelle : l'alimentation permet d'être en bonne santé et prévient les maladies.

Peu de scientifiques sont formés pour étudier la situation dans son ensemble : ils se spécialisent et examinent des « gouttes » de données isolées quand ils pourraient embrasser des rivières de connaissances.

Évidemment, « qui paie le bal mène la danse » : ce sont les industries pharmaceutique et alimentaire qui financent les recherches, et qui décident, celles-là même qui tentent de nous convaincre que notre salut réside dans un comprimé ou un aliment enrichi, à base de fragments végétaux et d'ingrédients artificiels.

La vérité. Comment on vous la cache. Et pourquoi. Voilà l'objet de ce livre.

POURQUOI UN AUTRE LIVRE ?

Si vous avez lu *L'Enquête Campbell*, vous avez déjà entendu parler de tout ça. Vous connaissez la vérité au sujet de la nutrition et vous avez eu vent de la résistance que d'autres scientifiques et moi-même avons rencontrée en tentant de la révéler.

Depuis sa publication en 2005*, des millions de personnes ont lu ou entendu parler de *L'Enquête Campbell*

* 2013 pour l'édition française, Éditions Les Arènes, Paris (N.D.T.) ; Éditions J'ai lu, 2014.

et ont partagé les idées qui y sont exposées avec amis, voisins, collègues ou êtres chers. Il ne se passe pas un jour sans que des témoignages positifs sur le pouvoir de guérison des aliments entiers d'origine végétale ne me parviennent. Envisagées séparément, ces histoires personnelles peuvent paraître anecdotiques mais, dans leur totalité, elles nous fournissent des preuves solides. Et chacune d'elles compense largement les difficultés que j'ai rencontrées et les obstacles mis sur mon chemin par les intérêts puissants qui s'enrichissent sur le dos de notre ignorance collective.

Depuis 2005, de nombreux collègues ont mené diverses études qui montrent de manière plus convaincante encore les bienfaits d'une bonne alimentation sur les différents systèmes du corps humain. À ce stade, tout scientifique, médecin, journaliste ou décideur politique qui nie ou minimise l'importance d'un régime à base d'aliments entiers d'origine végétale pour le bien-être de l'individu comme pour celui de la société ne regarde tout bonnement pas les choses en face. Nous avons désormais trop de preuves en notre possession pour ne pas en tenir compte.

Pourtant, à certains égards, très peu de choses ont changé. La plupart des gens ne savent toujours pas que la clé de la santé et de la longévité est entre leurs mains. Que ce soit intentionnel ou, comme c'est plus souvent le cas, par ignorance, dans la culture occidentale, le courant dominant s'obstine à ignorer, refuser et, parfois, déformer la vérité sur ce que nous devrions manger – à tel point qu'il peut être difficile d'accepter qu'on nous ait menti pendant toutes ces années. Il est souvent plus facile de prendre ce qu'on nous dit pour argent comptant que d'envisager la possibilité d'une conspiration du contrôle, du silence et de la désinformation. Et le seul moyen de lutter contre, c'est de vous montrer comment et pourquoi c'est arrivé.

Ce nouveau livre me paraissait donc nécessaire. *L'Enquête Campbell* se concentrait sur les faits prouvant qu'un régime alimentaire basé sur des aliments entiers d'origine végétale est le plus sain pour l'homme. *Le Régime Campbell* se penche sur les raisons pour lesquelles il est si difficile de faire connaître ces preuves – et sur ce qui doit encore être entrepris pour apporter un réel changement.

LE RÉGIME CAMPBELL : LA SOMME DE SES PARTIES

Cet ouvrage comporte quatre parties.

La première partie fournit des informations supplémentaires sur mes recherches, ainsi que sur celles menées par d'autres, concernant le régime à base d'aliments entiers d'origine végétale ; mes réponses aux critiques les plus couramment adressées à ces recherches depuis la parution de *L'Enquête Campbell* ; ainsi que des renseignements sur mon parcours et moi-même pour remettre en contexte l'origine des idées qui sous-tendent ce livre.

De nombreuses personnes ont du mal à accepter les répercussions sanitaires possibles de ces recherches, mais ce n'est pas tout : elles ne s'en aperçoivent même pas. Nous en verrons la raison dans la partie ii : la prison mentale, ou paradigme, dans laquelle la science et la médecine occidentales opèrent, qui empêche de voir les faits évidents qui en sont exclus. Pour différentes raisons, le paradigme actuellement en vigueur recherche la vérité seulement dans les plus petits détails, en ignorant totalement la vision d'ensemble. L'expression populaire : « C'est l'arbre qui cache la forêt » résume très bien la situation – si ce n'est qu'ici les enjeux sont autrement plus importants que de simples arbres et forêts. La science moderne est à ce point obsédée par les détails qu'elle ne peut plus voir la forêt cachée derrière le cambium* ou le phloème secondaire**. Il n'y a rien de mal à porter attention aux détails (c'est ce que j'ai fait durant la majeure partie de ma carrière) ; le problème survient dès lors qu'on commence à nier qu'il *existe* une vision d'ensemble et qu'on s'obstine à dire que l'étroite réalité que l'on voit, empreinte de nos propres a priori et expériences, est la seule qui existe.

Un terme savant désigne cette obsession pour les menus détails : le « réductionnisme ». Le réductionnisme a sa propre logique, très séduisante, si bien que ceux qui travaillent sous son emprise ne s'aperçoivent même pas qu'on peut voir le monde différemment. Pour les réductionnistes, les conceptions du monde autres que la leur ne sont pas scientifiques relèvent de la superstition et manquent de rigueur : bref, elles ne méritent même pas qu'on leur porte attention. Toute preuve réunie par des moyens non réductionnistes – en supposant que cette recherche ait obtenu des financements en premier lieu – est ignorée ou étouffée.

La partie III se penche sur l'autre terme de l'équation : les forces économiques qui renforcent et exploitent ce paradigme pour en tirer avantage dans leur quête du profit. Ces forces orientent en profondeur le débat public sur la santé et la nutrition, pour servir leurs intérêts. Nous verrons de quelles manières l'argent influe sur des milliers de petites décisions qui, accumulées, finissent par avoir un impact énorme sur ce qu'on vous dit (ou non) – et donc sur ce que vous croyez – en matière de santé et de nutrition.

Enfin, dans la partie IV, nous examinerons les différents enjeux et ce qui reste à accomplir si nous voulons que les choses changent.

* Tissu végétal marquant la limite entre le bois et l'écorce (N.D.T.).

** Le phloème secondaire est issu de la différenciation du cambium (N.D.T.).

LA VÉRITÉ NOUS APPARTIENT À TOUS

Je voulais raconter cette histoire car je vous la dois à vous, le public. Si vous êtes un contribuable américain, vous avez financé ma carrière dans la recherche, l'enseignement et l'élaboration des politiques publiques. J'ai connu trop de personnes, y compris des amis et des membres de ma famille, qui ont inutilement eu des problèmes de santé, simplement parce qu'ils n'étaient pas au courant de ce que j'avais découvert – et eux aussi étaient des contribuables américains. Vous avez le droit de savoir ce que votre argent a financé et de jouir des découvertes qu'il a permises.

Je ne fais ici qu'exposer mon point de vue : je n'ai aucun intérêt financier à ce que vous me croyiez. Je ne vends ni produits de santé, ni séminaires santé, ni coaching santé. J'ai 79 ans, j'ai eu une longue carrière, très gratifiante, et je n'écris pas ce livre pour gagner de l'argent. Quand vous commencerez à parler à vos proches de ce que vous avez appris en lisant ces pages et que vous ferez face à un profond mépris pour ma personne et mes motivations (et, croyez-moi, ça arrivera !), interrogez-vous sur l'origine de leurs informations. Posez-vous les questions suivantes : leur source y trouve-t-elle un intérêt financier ? Qu'a-t-elle à gagner à étouffer les informations que je partage ici ?

Raconter cette histoire a constitué un véritable défi. Je sais bien que, pour de nombreuses personnes, une alimentation uniquement à base de plantes est une idée farfelue. Mais les choses commencent à changer : l'idée fait son chemin. Le système actuel n'est pas durable. La seule question à se poser est : nous en affranchirons-nous avant qu'il ne nous entraîne dans sa chute ? Ou continuerons-nous à corrompre notre corps, notre esprit et notre planète avec les scories de ce système, jusqu'à ce qu'il s'effondre sous son propre poids économique et sa propre logique biologique ?

Ce que mangeaient les générations précédentes relevait de la sphère personnelle et privée. Les choix alimentaires ne semblaient pas contribuer, ni en bien ni en mal, au bien-être ou à la souffrance des autres personnes, encore moins à ceux des animaux, de la flore, et de la capacité biologique de la planète. Mais, même si cela a un jour été vrai, ce n'est plus le cas aujourd'hui. Ce que nous mangeons, au niveau individuel comme collectif, a des répercussions qui dépassent largement notre tour de taille et notre mesure de pression artérielle. C'est notre avenir en tant qu'espèce qui est en jeu. Rien de moins.

C'est à nous de choisir. J'espère que ce livre vous encouragera à faire le bon choix – pour votre santé, pour les générations futures et pour la planète tout entière.

T. Colin Campbell
Lansing, New York,
novembre 2012

Partie I

ESCLAVES DU SYSTÈME

1

Le mythe du système de soins de santé moderne

Celui qui guérit une maladie est peut-être le plus habile des médecins, mais celui qui la prévient est le plus prudent.

Thomas Fuller

Qu'il fait bon vivre aujourd'hui ! La médecine moderne nous promet de nous guérir des maux qui affligent l'humanité depuis la nuit des temps. La maladie, l'infirmité, le vieillissement – tous disparaîtront bientôt grâce aux avancées de la technologie, de la génétique, de la pharmacologie et de la diététique. On est à deux doigts de trouver le remède contre le cancer. L'épissage de l'ADN nous permettra de remplacer les gènes altérés par des gènes parfaitement sains. On découvre de nouveaux médicaments miracles presque toutes les semaines. Et la modification génétique des aliments associée à des techniques de transformation perfectionnées seront bientôt capables de faire d'une simple tomate, carotte, ou biscuit un repas complet. Mince alors ! Peut-être que, bientôt, on n'aura plus du tout besoin de manger ! On pourra se contenter d'avaler une pilule qui contiendra tous les nutriments dont on a besoin.

Seule ombre au tableau : tout cela est totalement faux. Aucune de ces belles promesses n'est sur le point de se réaliser, loin de là. On court après le remède miracle en investissant des milliards de dollars dans des traitements dangereux et inefficaces. On cherche à trouver de nouveaux gènes, comme si ceux qui nous ont permis d'évoluer pendant des millions d'années n'étaient pas suffisants pour satisfaire nos besoins. On se soigne avec des médicaments toxiques, dont un petit nombre traite la maladie, tandis que les autres traitent les effets secondaires indésirables des premiers.

Aux États-Unis, on parle de notre système de « soins de santé », mais ce dernier porte mal son nom : en réalité, c'est un système de « soins de maladie ».

Heureusement, il existe un autre moyen d'être en bonne santé, bien plus efficace, bien plus sûr et bien moins cher, et qui n'a que des effets secondaires positifs. En outre, cette approche prévient la plupart des maladies et des maux dont nous souffrons avant même qu'ils n'apparaissent, si bien que le « système de maladie » devient inutile.

NOTRE « SYSTÈME DE MALADIE »

Les États-Unis dépensent plus d'argent par habitant en « soins de santé » que n'importe quel autre pays au monde. Pourtant, quand on compare la qualité de nos soins à celle des autres pays industrialisés, nous figurons presque au bas du classement.

Notre pays est malade. Nos dépenses de santé ont beau être exorbitantes, nous ne sommes pas pour autant en meilleure santé. Pis, les taux de nombreuses maladies chroniques n'ont fait qu'augmenter avec le temps et, si on se base sur des biomarqueurs de santé comme l'obésité, le diabète et l'hypertension, il semblerait qu'ils vont encore progresser. La prévalence d'individus en surpoids ou obèses a fait un bond, passant de 13 % de la population américaine en 1962 à 34 % en 2008[1]. Les Centres pour le contrôle et la prévention des maladies américains (*U.S. Centers for Disease Control and Prevention*, ou CDC) rapportent que le taux de diabète de type 2 ajusté selon l'âge aux États-Unis a plus que doublé entre 1980 et 2010, passant de 2,5 % à 6,9 % de la population[2]. L'hypertension (pression artérielle élevée) chez les adultes américains a progressé de 30 % entre 1997 et 2009[3].

Grâce aux médicaments et aux avancées chirurgicales, les taux de mortalité restent plus ou moins constants, en dépit de la progression des facteurs de risque (excepté pour le diabète, dont le taux de mortalité a connu une augmentation stupéfiante de 29 % en Amérique du Nord entre 2007 et 2010[4]). Mais les données montrent clairement qu'aucune de nos avancées médicales ne concerne la prévention primaire, et qu'aucune n'améliore réellement notre santé. Elles ne font pas *baisser* le taux de mortalité. Or, on les paie le prix fort.

Cela fait des années que le prix des médicaments prescrits sur ordonnance augmente plus rapidement que l'inflation. En avons-nous pour notre argent d'après vous ? Réfléchissez-y à deux fois.

Les effets secondaires des médicaments en question sont la troisième principale cause de mortalité, derrière les maladies cardiaques et le cancer. Oui, vous avez bien lu ! Les médicaments prescrits sur ordonnance font plus de victimes que les accidents de la route. Selon le Dr Barbara Starfield, citée dans le *Journal of the American Medical Association* en 2000, « les effets secondaires nocifs des médicaments » (administrés conformément aux doses prescrites) tuent 106 000 personnes par an[5]. Et ce chiffre n'inclut pas les overdoses accidentelles.

Ajoutez-y les 7 000 décès annuels dus aux erreurs de médication dans les hôpitaux, les 20 000 imputables aux erreurs dans les hôpitaux autres que la médication (comme les opérations chirurgicales ratées, ou les appareils mal programmés ou mal contrôlés), les 80 000 dus aux infections nosocomiales et les 2 000 faisant suite à des interventions chirurgicales inutiles, et il semblerait bien que le voyage en ambulance toute sirène hurlante soit la partie la moins dangereuse de l'expérience hospitalière[6].

Pourtant, quand vous interrogez le gouvernement américain à ce sujet, il nie totalement les faits. Jetez un œil à cette page du site Internet des Centres pour le contrôle et la prévention des maladies concernant les principales causes de décès, reproduite en figure 1.1 :

Centres pour le contrôle et la prévention des maladies (CDC)

Aperçu statistique
Principales causes de décès
(Ces données concernent les États-Unis et sont définitives pour l'année 2009 ; pour des données préliminaires plus récentes, consultez : Données préliminaires pour 2010.)

Principales causes de décès et nombre de décès
— Maladies cardiaques : 599 413
— Cancer : 567 628
— Problèmes respiratoires chroniques : 137 353
— Attaques (maladies vasculaires cérébrales) : 128 842
— Accidents (blessures involontaires) : 118 021
— Maladie d'Alzheimer : 79 003
— Diabète : 68 705
— Grippe et pneumonie : 53 692
— Néphrite, syndrome néphrotique, néphrose : 48 935
— Automutilation intentionnelle (suicide) : 36 909

Source : Décès : Données définitives pour 2009, tableau 10

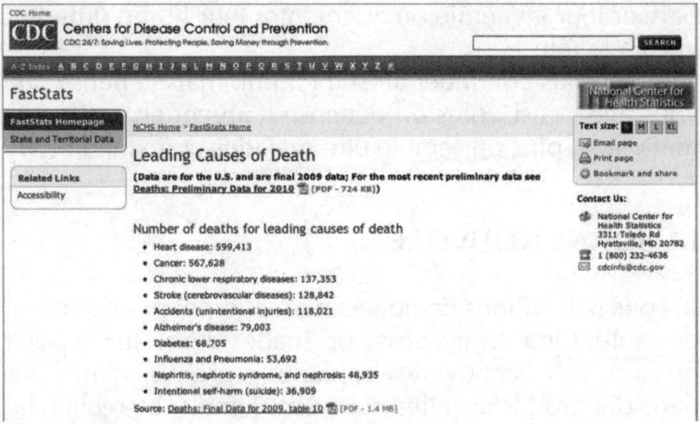

Figure 1.1. Capture d'écran du site Internet des Centres pour le contrôle et la prévention des maladies[7]

Rien ne vous étonne ? Pas un mot sur notre système médical, la troisième principale cause de décès aux États-Unis. L'admettre serait mauvais pour les affaires et, si le gouvernement américain ne se soucie que d'une chose ici, ce sont bien des intérêts économiques de l'establishment médical.

Mais quand le système médical ne tue pas ? Les bienfaits apportés à des millions de personnes valent bien quelques centaines de milliers de morts par an, non ?

Rendez-vous dans une maison de retraite ou un centre gériatrique et vous constaterez que le système dessert ceux qui en ont le plus besoin. Vous ressentirez la douleur physique et émotionnelle de personnes autrefois pleines de vie, qui souffrent inutilement d'affections et de maladies causées en grande partie par les cocktails de médicaments qu'elles avalent. Qui peut les blâmer ? Les médecins savent ce qu'ils font, n'est-ce pas ? Et combien de pubs pour des médicaments visant à faire diminuer leur taux de cholestérol sanguin, baisser leur glycémie ou augmenter leur libido ont-elles vues à la télé ?

Je pourrais continuer ainsi à l'infini, mais je pense que vous avez saisi : plus on dépense d'argent en « soins de maladie », plus on semble être malades et malheureux.

LA BONNE NOUVELLE

Tous nos billions de dollars n'améliorent pas notre état de santé. On est sans cesse persuadés d'être sur le point de faire des découvertes capitales : promis, c'est pour dans dix ans ! Mais elles n'arrivent jamais. La recherche génétique a engendré des scénarios cauchemardesques en matière de respect de la vie privée, ainsi que des malentendus tragiques : des mères terrorisées font par exemple subir des mastectomies à leur fille simplement parce qu'un généticien a testé son ADN et lui a prédit un éventuel cancer du sein.

Tout cela est plutôt déprimant, j'en conviens.

La bonne nouvelle, c'est que nous n'avons pas besoin d'avancées médicales ni de manipulations génétiques pour avoir, conserver ou recouvrer une santé éclatante. Un demi-siècle de recherches – aussi bien celles de nombreux autres scientifiques que les miennes – m'a convaincu de ce qui suit :

- Ce que vous mangez au quotidien est un déterminant de santé* bien plus important que votre ADN ou la plupart des substances chimiques néfastes présentes dans notre environnement.

---

* Un déterminant de santé, en santé publique, est un facteur qui influence l'état de santé d'une population, soit isolément, soit en association avec d'autres facteurs (N.D.T.).

- Les aliments que vous consommez peuvent vous guérir plus rapidement et plus profondément que les médicaments prescrits les plus coûteux, et de manière plus radicale que les interventions chirurgicales les plus extrêmes, avec seulement des effets secondaires positifs.
- Ces choix alimentaires peuvent prévenir le cancer, les maladies cardiaques, le diabète de type 2, les accidents vasculaires cérébraux, la dégénérescence maculaire liée à l'âge, les migraines, la dysfonction érectile et l'arthrite – et la liste est encore longue.
- Il n'est jamais trop tard pour commencer à bien manger. Un régime alimentaire sain peut aussi *inverser* la plupart de ces maladies.

Pour résumer : changez votre alimentation et votre santé en sera améliorée.

LE RÉGIME ALIMENTAIRE IDÉAL POUR L'HOMME

Pour je ne sais quelle raison, les « aliments santé » ont la réputation de n'avoir aucun goût et de n'apporter aucun plaisir gustatif. À ce stade, vous vous imaginez peut-être que le régime miracle pour la santé humaine doit être composé des aliments les plus rebutants qui soient. Heureusement, ce n'est pas le cas. Nous avons été programmés pour rechercher et apprécier des aliments bons pour notre santé. Tout ce que nous avons à faire, c'est de retrouver nos racines en termes d'alimentation – rien de radical ni d'insurmontable.

Le régime alimentaire idéal pour l'homme ressemble à ça : consommez des aliments d'origine végétale aussi proches que possible de leur état naturel (des aliments « entiers »). Mangez une grande variété de légumes, de fruits, de noix et de graines brutes, de haricots et de légumineuses, et de grains entiers. Évitez les aliments surtransformés et les produits d'origine animale. Évitez le sel, l'huile et le sucre ajoutés. Faites en sorte d'obtenir 80 % de vos calories des hydrates de carbone (ou glucides), 10 % des matières grasses et 10 % des protéines.

Voilà, ce régime tient en 85 mots. Dans cet ouvrage, je l'appelle « régime à base d'aliments entiers d'origine végétale » (AEOV), et parfois le « mode de vie AEOV » (je ne raffole pas du terme « régime », qui sous-entend un effort héroïque et temporaire, et non une alimentation réjouissante et durable).

SI LE RÉGIME AEOV TENAIT DANS UN COMPRIMÉ

Dans quelle mesure le régime AEOV est-il sain ? Imaginons que tous ses effets puissent être obtenus grâce à un médicament. Une grande entreprise pharmaceutique organise une conférence de presse pour dévoiler un nouveau comprimé nommé Eunutria. Elle révèle une liste d'effets scientifiquement prouvés d'Eunutria. Parmi ceux-ci :

- Prévient 95 % de tous les cancers, y compris ceux « causés » par les toxines environnementales.
- Prévient presque toutes les maladies cardiaques et tous les accidents vasculaires cérébraux.
- Inverse même les maladies cardiaques graves.
- Prévient et inverse le diabète de type 2 si rapidement et profondément que, après trois jours de traitement, il devient dangereux pour les utilisateurs d'insuline de continuer à en prendre.

Qu'en est-il des effets secondaires ? vous demandez-vous. Bien sûr qu'il y en a. Parmi ceux-ci, on trouve :

- Vous permet d'atteindre votre poids de forme de manière saine et durable.
- Fait disparaître en grande partie les migraines, l'acné, les rhumes et les grippes, les douleurs chroniques et les problèmes intestinaux.
- Rend plus énergique.
- Guérit la dysfonction érectile (à lui seul, ce point assure l'immense succès de ce médicament !).

Ce ne sont là que les effets secondaires pour les individus qui prennent ce comprimé. Eunutria a également des répercussions environnementales :

- Ralentit, voire inverse le réchauffement climatique.
- Réduit la contamination des eaux souterraines.
- Met fin à la déforestation.
- Fait fermer les élevages industriels.
- Réduit la malnutrition et les déplacements de populations dans les pays les plus pauvres.

Alors, dans quelle mesure le régime AEOV est-il sain ? Il est difficile d'imaginer quoi que ce soit de plus sain – ni quoi que ce soit de plus efficace pour régler nos principaux problèmes de santé. Non seulement le régime AEOV est la manière la plus saine de manger jamais étudiée, mais il est aussi bien plus efficace pour promouvoir une bonne santé et prévenir les maladies que les médicaments prescrits sur ordonnance, la chirurgie, les suppléments vitaminiques ou aux herbes, et la manipulation génétique.

Si le régime AEOV tenait dans un comprimé, son inventeur serait la personne la plus riche au monde. Mais comme ce n'est pas un comprimé, les forces du marché ne conspirent pas pour le préconiser. Aucune campagne médiatique de masse n'en fait la promotion. Aucune garantie d'assurance ne le couvre. Comme ce n'est pas un comprimé, et que personne n'a trouvé comment faire fortune en vantant ses mérites, la vérité est remplacée par des demi-vérités, des affirmations non vérifiées et des mensonges éhontés. Jusqu'ici, les efforts conjoints de nombreux intérêts puissants pour ignorer, discréditer et cacher la vérité ont porté leurs fruits.

POURQUOI LE RÉGIME AEOV EST-IL PERTINENT ?

J'ai consacré ces dernières décennies à étudier les effets du régime AEOV. Les données dont on dispose suffisent à me convaincre de ses résultats. Mais il est toujours utile de se poser la question : « Pourquoi ? » Pourquoi le régime AEOV est-il le plus sain pour l'homme ? Ma formation en biochimie m'a permis d'établir des conjectures qui se résument à ceci : une mauvaise oxydation.

L'oxydation est la réaction par laquelle les atomes et molécules perdent des électrons quand ils entrent en contact avec d'autres atomes et molécules : c'est l'une des réactions chimiques les plus élémentaires de l'univers. Quand vous coupez une pomme et qu'elle brunit au contact de l'air, ou quand le pare-chocs de votre voiture rouille, vous assistez au processus d'oxydation. L'oxydation se produit aussi dans notre corps. Elle est en partie bonne et naturelle : elle facilite le transport de l'énergie dans l'organisme. Elle débarrasse également des substances étrangères potentiellement dangereuses dans le corps en les rendant solubles dans l'eau (et donc excrétables par l'urine). Néanmoins, une oxydation excessive et incontrôlée est l'ennemie de la santé et de la longévité chez l'homme – tout comme une oxydation excessive transforme votre voiture en épave et votre quartier de pomme en compost. L'oxydation produit ce qu'on appelle des radicaux libres, qui sont responsables de l'accélération du vieillissement de la peau, de la progression du cancer et de la rupture des plaques, ce qui engendre des accidents vasculaires cérébraux et des crises cardiaques, pour ne citer que quelques-uns des effets néfastes qui ont un impact sur différentes maladies auto-immunes et neurologiques.

Alors, comment un régime à base de plantes peut-il nous protéger des effets néfastes des radicaux libres ? Tout d'abord, nous avons la preuve que les régimes à forte teneur en protéines augmentent la production de radicaux libres, encourageant par là les lésions tissulaires indésirables. Or, il est quasiment impossible d'avoir une alimentation riche en protéines si vous consommez principalement des aliments entiers d'origine végétale. Même si vous dévoriez des légumineuses, des haricots et des noix à longueur de journée, vous auriez du mal à tirer plus de 12 à 15 % de vos calories des protéines.

Mais on gagne plus à remplacer les aliments d'origine animale à forte teneur en protéines par des aliments entiers d'origine végétale. Il s'avère que les plantes produisent également des radicaux libres néfastes – au cours de la photosynthèse dans leur cas. Pour contrer cette production de radicaux libres, les plantes ont développé un mécanisme de défense : toute une batterie de composés capables de prévenir les dégâts en se liant aux radicaux libres et en les neutralisant. On désigne ces composés par un terme peu poétique : les antioxydants.

Lorsque nous et les autres mammifères mangeons des plantes, nous consommons également les antioxydants qu'elles contiennent. Et ces derniers nous sont tout aussi utiles qu'aux plantes : ils nous protègent fidèlement et efficacement des radicaux libres et ralentissent le processus de vieillissement de nos cellules. Ce qui est remarquable, c'est qu'ils n'influent pas sur les processus d'oxydation utiles évoqués précédemment. Ils ne neutralisent que les effets néfastes d'une oxydation excessive.

On peut raisonnablement supposer que le corps humain n'a jamais pris la peine de fabriquer des antioxydants car ils étaient faciles à obtenir dans ce qui, pendant la majeure partie de notre histoire, a été notre principale source alimentaire : les plantes. Ce n'est que lorsque nous avons adopté un régime riche en aliments d'origine animale et en aliments transformés que nous avons fait pencher la balance en faveur de l'oxydation. L'excès de protéines dans notre alimentation a encouragé une oxydation excessive et nous ne consommons dorénavant plus suffisamment d'antioxydants produits par les plantes pour contenir et neutraliser les dégâts qu'elle cause.

Néanmoins, il est important de se rappeler que tout ça n'est que théorie. Le plus important n'est pas de savoir *pourquoi* le régime AEOV fonctionne, mais le fait qu'il *fonctionne*. La preuve est faite que le régime AEOV est efficace – peu importe les raisons précises de cette efficacité.

QUESTIONS LES PLUS FRÉQUENTES

Quand je m'exprime en public, on me parle souvent de chiffres. Les gens veulent des règles et des formules précises. Combien de grammes de légumes-feuilles dois-je manger par jour ? Dans quelles proportions dois-je consommer des matières grasses, des protéines et des hydrates de carbone dans mon alimentation ? De combien de magnésium ou de vitamine C ai-je besoin ? Dois-je associer certains aliments à d'autres et, si oui, dans quelles proportions ? Et la question qu'on me pose le plus souvent : « Dois-je manger un régime 100 % à base de plantes pour obtenir les bienfaits sur la santé dont vous parlez ? »

Si vous vous posez ces questions en ce moment même, voici ma réponse : détendez-vous. Quand on parle de chiffres, je suis réticent à être trop précis, principalement car : 1) on ne dispose pas encore des preuves scientifiques pour apporter une réponse complète à ces questions ; 2) rien ou presque en biologie n'est aussi précis qu'on veut le faire croire ; et 3) jusqu'à présent, les preuves à notre disposition suggèrent que si l'on suit un régime AEOV, on n'a pas besoin de se préoccuper de ce genre de détails : contentez-vous de consommer des tas d'aliments végétaux différents et votre corps se chargera de faire le calcul pour vous !

Ma réponse à cette question – devons-nous nous efforcer de manger un régime 100 % à base de plantes au lieu de, disons, 95 ou 98 % – est la suivante : je n'ai eu vent d'aucune preuve scientifique indiquant qu'une telle discipline est absolument nécessaire, du moins dans la plupart des cas. (Les patients atteints d'un cancer, d'une maladie cardiaque ou d'autres afflictions potentiellement mortelles, pour lesquels tout écart peut conduire à une aggravation ou une rechute, font figure d'exception.) Toutefois, je suis persuadé que plus on se rapproche d'un régime AEOV, plus on est en bonne santé. Je ne dis pas ça parce qu'il existe des preuves scientifiques incontestables, mais en raison de son effet sur nos papilles gustatives. En allant jusqu'au bout, nos papilles gustatives changent : on commence à développer de nouveaux goûts, bien plus favorables à notre santé. Vous ne conseilleriez pas à un gros fumeur qui désire arrêter de continuer à griller une cigarette par jour, si ? Il est bien plus facile de le faire à 100 % qu'à 99 %, et vous avez beaucoup plus de chances de réussir à long terme.

On me demande aussi souvent si, selon moi, le régime AEOV est végétarien ou végétalien. Quand je décris le régime AEOV, je préfère ne pas utiliser ces mots en « v ». La plupart des végétariens consomment toujours des produits laitiers, des œufs, et trop d'huile ajoutée, d'hydrates de carbone raffinés et d'aliments transformés. Bien que les végétaliens bannissent tous les aliments d'origine animale, ils continuent souvent à consommer des matières grasses ajoutées (y compris toutes les huiles de cuisson), des hydrates de carbone raffinés (sucre et farine raffinés), du sel et des aliments transformés. Entre 1978 et 1980, j'ai fait partie d'un comité d'examen chargé d'évaluer les subventions de recherche sur le cancer pour les Instituts nationaux de la santé américains (*National Institutes of Health*, ou NIH). J'ai soumis l'expression « aliments entiers d'origine végétale » à mes confrères. Comme moi, ces derniers répugnaient à employer les termes « végétarien » et « végétalien », et à assigner une quelconque valeur à l'idéologie qui sous-tend souvent la pratique du végétarisme ou du végétalisme. J'entendais décrire les remarquables bienfaits de ce régime sur la santé en me basant sur des preuves scientifiques, non sur des idéologies personnelles ou philosophiques – aussi nobles soient-elles.

POURQUOI M'ÉCOUTER ?

J'évoquerai plus tard ma vie personnelle et ma trajectoire professionnelle mais, auparavant, je souhaite brièvement résumer ma carrière dans la recherche, de façon à ce que vous puissiez juger de ma crédibilité concernant les sujets dont je traite ici.

Pendant plus de cinquante ans, j'ai donné des cours et mené des recherches expérimentales sur les effets complexes de l'alimentation et de la nutrition sur la santé. Au cours de cette période, pendant environ quarante ans, j'ai effectué des expériences en laboratoire avec de nombreux étudiants et collègues. Au cours de la même période, pendant une vingtaine d'années, j'ai été membre de divers comités d'experts qui évaluaient et élaboraient des politiques nationales et internationales sur l'alimentation et la santé et déterminaient les projets de recherche qui devaient être subventionnés. (Souvent, mon point de vue était minoritaire et n'avait pas l'impact que j'aurais voulu sur les politiques – c'est en réalité l'une des raisons pour lesquelles j'ai quitté le monde universitaire et commencé à écrire des livres de « vulgarisation ».) J'ai publié plus de 350 travaux de recherche, dont la plupart ont été évalués par mes pairs, dans les meilleures revues scientifiques. J'ai fait partie des comités de révision de plusieurs revues scientifiques de haut vol. En résumé, cela fait plus de cinquante ans que je me consacre à l'élaboration des preuves scientifiques, de leur origine expérimentale à la présentation de leurs résultats dans les salles de classe, devant les responsables des politiques alimentaire et sanitaire, et dans l'arène publique.

AEOV : UNE IDÉE QUI A (PRESQUE) FAIT SON CHEMIN

Dans mon ouvrage précédent, *L'Enquête Campbell*, que j'ai coécrit avec mon fils, Tom, j'exposais les recherches (les miennes, ainsi que celles de confrères) qui m'ont conduit à affirmer que le régime AEOV était le meilleur pour l'homme. Je dois admettre que j'étais un brin naïf quand le livre est paru au début de l'année 2005. J'espérais que les preuves irréfutables que j'y présentais bouleverseraient les habitudes alimentaires américaines. Je croyais naïvement que la vérité, à elle seule, suffirait à éclairer la politique gouvernementale, orienter les décisions commerciales et faire évoluer le débat public sur la nourriture.

Dans une certaine mesure, toutes ces choses se sont produites. D'anciens membres du gouvernement très influents (dont l'ancien président Bill Clinton) ont vanté les mérites de *L'Enquête Campbell* et de l'alimentation d'origine végétale en général. Des entreprises influentes et progressistes comme Google et Facebook proposent de nombreux plats AEOV dans leurs cafétérias. Il n'a jamais été aussi facile d'acheter des ingrédients, des plats et des en-cas AEOV dans les supermarchés, les restaurants et les magasins en ligne. Et l'engouement récent pour le « sans gluten » (à propos duquel le débat scientifique fait toujours rage) a poussé de nombreuses personnes à éviter les pains, les biscuits et les pâtes transformés pour leur préférer des solutions alternatives moins raffinées et plus naturelles.

Mais l'alimentation d'origine végétale n'est toujours pas entrée dans la culture populaire. Le gouvernement se trompe toujours d'enseignement et subventionne les mauvaises recherches. Les entreprises continuent d'adhérer au régime américain standard, en grande partie composé de farine blanche, de sucre blanc, de produits laitiers et de viandes bourrées d'hormones et d'antibiotiques, mais aussi de colorants, d'arômes et de conservateurs artificiels. Et les partisans du régime « pauvre en glucides » préconisent en général une alimentation contenant une quantité déraisonnable de protéines et de graisses animales. Ce livre vise en partie à répondre à une question très troublante : pourquoi ? Si les preuves en faveur du régime AEOV sont si convaincantes, pourquoi si peu de choses ont-elles été entreprises dans ce sens ? Pourquoi si peu de personnes sont-elles au courant de ses bienfaits ?

Avant de partager avec vous ce que je crois être les réponses à ces questions (en me basant sur des décennies de travail dans le domaine de la nutrition) – réponses qui ont des répercussions non seulement sur nos choix alimentaires et notre système de soins de santé, mais aussi sur le dynamisme de notre démocratie et notre avenir en tant qu'espèce –, je tiens à m'assurer que vous avez connaissance des preuves en faveur du mode de vie AEOV. Dans le chapitre qui suit, je vais vous présenter ces preuves et expliquer comment évaluer l'efficacité des interventions de santé* qu'on nous propose.

* L'expression « intervention de santé » renvoie aux procédures chirurgicales ou médicales mobilisant équipements, dispositifs médicaux, médicaments, utilisés dans un cadre de prévention et de soin. Elle désigne également les systèmes organisationnels requis pour leur mise en œuvre et, de manière plus générale, l'ensemble des programmes de santé publique (source : has-sante.fr) (N.D.T.).

2

Toute la vérité

L'histoire est une course entre l'éducation et la catastrophe.

H. G. Wells

Dans le chapitre précédent, j'ai démontré que rien n'était aussi important pour notre santé que notre alimentation. Les preuves que d'autres scientifiques et moi-même avons amassées au fil des ans montrent que le régime AEOV est le meilleur possible pour l'homme. Je vous renvoie à mon précédent ouvrage, *L'Enquête Campbell,* pour un examen approfondi des preuves étayant ces affirmations.

Bien sûr, tout le monde ne croit pas qu'une alimentation d'origine végétale est la meilleure pour notre santé et notre planète, et ce en dépit des preuves. On voit sans cesse dans les médias des experts qui contredisent mes conclusions, souvent de manière éloquente et divertissante. Or, il est extrêmement facile pour les critiques de sortir des données individuelles de leur contexte et de mal les appliquer pour défendre des conclusions contraires aux miennes. Cela soulève la question suivante : comment peuvent-ils évaluer les preuves sans devenir experts en biochimie, en cardiologie, en épidémiologie et en une douzaine d'autres disciplines qui leur fourniraient le contexte nécessaire ?

Avant que nous n'abordions les obstacles à l'adoption plus généralisée du régime AEOV, je tiens à répondre à ces experts et à leurs critiques en vous exposant la manière dont j'évalue les recherches sur l'alimentation et la santé. J'espère que cela vous aidera à déchiffrer les inepties et les demi-vérités qui passent non seulement pour des critiques légitimes du régime AEOV, mais aussi pour de réelles informations sanitaires. Une fois que vous serez vacciné contre le journalisme « à la petite semaine », vous aurez le bon sens et la confiance nécessaires pour démêler les « allégations de santé* » – et serez en outre plus à même de juger des preuves en faveur du régime AEOV et de ses critiques.

ÉVALUER LES RECHERCHES SUR LA SANTÉ

Si vous regardez le journal télévisé, vous y verrez chaque semaine des tonnes de reportages sur de nouveaux médicaments prometteurs, des thérapies géniques inédites ou des appareils high-tech dernier cri, et entendrez de nouvelles allégations de santé portant sur des aliments, vitamines, enzymes et autres micronutriments. Aucune de ces « découvertes capitales » n'arrive à la cheville des bienfaits qu'apporte le régime AEOV, même si vous ne pouvez pas vous en douter au vu des comptes rendus approximatifs que les médias font des études sur lesquelles se fondent ces allégations.

Avant que je n'oppose mes preuves aux leurs, voyons comment évaluer la recherche en général. Sinon, nous nous enfermerons dans un débat stérile, où celui qui

* Message qui affirme, suggère ou implique que la consommation d'un aliment donné ou d'un de ses ingrédients peut avoir des bienfaits sur la santé : par exemple, améliorer une fonction physiologique ou réduire un risque de maladie (N.D.T.).

crie le plus fort (ou, dans le cas présent, celui qui est le mieux financé) finit par l'emporter. Quand vous entendez une allégation de santé, posez-vous trois questions : est-ce vrai ? Est-ce toute la vérité, ou seulement une partie ? Est-ce important ?

Est-ce vrai ? La première étape pour évaluer une allégation de santé consiste à déterminer si les études la corroborant ont été menées correctement – en d'autres termes, si elles ont été bien construites, réalisées de manière professionnelle et si elles ont rapporté suffisamment de preuves pour dévoiler certains aspects de la vérité. Malheureusement, certaines études sont si mal construites et menées avec un tel manque de rigueur que leurs conclusions ne sont que pures sottises. La probabilité de voir ce genre de résultats augmente de manière spectaculaire quand l'organisation finançant la recherche compte gagner de l'argent avec un résultat précis. Les résultats d'études fiables sont ceux qui ont été, dans l'idéal, reproduits par d'autres expériences (de préférence menées par différents chercheurs) et, assurément, financés par différents bailleurs de fonds.

Est-ce toute la vérité ? Il est également important de chercher à savoir ce qu'« ils » ne vous disent pas sur les potentiels effets secondaires et autres conséquences imprévues d'une intervention particulière. Dans la nature (et notre corps est un produit de la nature), tout ou presque est interconnecté. Si vous avez mal au crâne et que vous prenez un comprimé, vous pouvez être certain que ce dernier ne va pas seulement soulager votre mal de tête : il aura d'autres effets dans votre organisme. De même, si vous suivez un régime AEOV pour prévenir une maladie cardiaque, ses effets dépasseront largement vos artères. Quand vous entendez parler d'une pilule miracle qui fait baisser la tension artérielle, renseignez-vous toujours sur les autres effets (« secondaires ») de cette pilule. En réalité, il n'y a pas d'effets

« secondaires », seulement des effets. Que fait cette intervention de santé au-delà de son objectif affiché ?

Est-ce important ? Comme nous allons le voir tout au long de ce livre, de nombreuses prétendues avancées en matière de santé ne sont pas aussi impressionnantes que la publicité veut nous le faire croire. Si jouer avec les chiffres pour augmenter les ventes est une bonne technique commerciale, ce n'est pas de la bonne science. Un bon moyen de faire ça (sans mentir purement et simplement) consiste à sélectionner certains détails et à les sortir de leur contexte pour en conclure qu'ils ont bien plus d'importance qu'en réalité. Par exemple, un médicament peut faire baisser le cholestérol mais n'avoir absolument aucun effet sur les taux de crises cardiaques et d'AVC. Étant donné que le public associe un faible taux de cholestérol à une meilleure santé cardiaque, il est probable que les publicités pour ce médicament insistent sur cette baisse du taux de cholestérol ; elles iront peut-être même jusqu'à préciser qu'un cholestérol moins élevé est typiquement associé à une diminution du risque de maladies cardio-vasculaires. Elles ne font qu'omettre le fait que ce médicament précis ne semble pas entraîner une diminution des risques. La capacité de ce médicament à faire baisser le cholestérol n'est pas vraiment importante, du moins pour la durée et la qualité de vie de ses utilisateurs.

Soyons réalistes : il faut avoir des connaissances pratiques de la méthode scientifique pour être capable d'évaluer une allégation de santé en fonction des deux premiers critères (« Est-ce vrai ? » et « Est-ce toute la vérité ? »), mais aussi avoir accès aux détails de l'étude (comment elle a été construite). Malgré tout, si vous n'êtes pas scientifique, ne désespérez pas. Si vous tombez sur une pub pour un médicament dans un magazine, vous n'avez qu'à lire la liste des effets secondaires et les avertissements en petits caractères en bas de page. Ou vous pouvez consulter des revues évaluées par les pairs. L'évaluation par les pairs est un procédé par lequel des résultats de recherche sont revus et jugés de façon critique par des professionnels qualifiés avant leur publication. Cette stratégie donne l'occasion à la communauté scientifique de contester ouvertement les résultats d'une étude, sous la surveillance de professionnels et du public – cela leur donne la chance de reproduire et de vérifier les observations ou de démontrer que les résultats sont erronés. Ce système n'est sans doute pas parfait, mais je n'en connais pas de meilleur. Cela encourage au moins l'objectivité et l'intégrité. Et cela permet aux lecteurs de ces revues de pouvoir faire un minimum confiance aux résultats qui y sont publiés.

En revanche, tout le monde est capable de répondre à la troisième question – déterminer si les implications d'une allégation de santé sont importantes. Pour en juger, il suffit d'un peu de bon sens.

COMMENT SAVOIR SI UNE INTERVENTION DE SANTÉ EST IMPORTANTE ?

Quand je me demande si une intervention de santé est importante – en d'autres termes, si elle vaut la peine, pour un individu, une entreprise ou un chercheur –, je me base sur trois critères, que je liste ici en commençant par le moins important :

- En combien de temps fait-elle effet ? (Rapidité)
- Combien de problèmes de santé aide-t-elle à résoudre ? (Ampleur)
- Dans quelle mesure va-t-elle améliorer ma santé ? (Profondeur)

Examinons ces trois questions l'une après l'autre :

Rapidité

Combien de temps faut-il pour qu'un nutriment, un médicament, une modification génétique ou autre agisse réellement dans notre organisme ? Je ne parle pas du temps qu'il faut pour qu'une substance soit absorbée par le système sanguin et transportée vers les cellules tissulaires. Non, je pose la question suivante : « Au bout de combien de temps observe-t-on un effet significatif, comme un regain d'énergie ou une réduction des symptômes de la maladie ? »

La vitesse à laquelle la plupart des bienfaits nutritionnels se manifestent quand on passe à un régime AEOV est stupéfiante. Les diabétiques qui adoptent ce régime doivent être suivis dès le premier jour et réduire leur traitement à mesure que le régime fait effet. Sinon, ils courent le risque de voir leur glycémie chuter au point de faire une crise d'hypoglycémie.

Les aliments non nutritifs agissent très rapidement eux aussi, mais dans le sens inverse. Une à quatre heures après avoir consommé un repas riche en matières grasses chez McDonald's par exemple (Bacon & Egg McMuffin®, Saucisse McMuffin®, deux galettes de pommes de terre et une boisson sans caféine), le taux de triglycérides sériques monte en flèche (ce qui fait entre autres augmenter le risque de maladies cardiaques et de diabète) et les artères perdent de leur souplesse (ce qui fait monter la tension artérielle). Il faut plusieurs heures pour retourner à la normale. Rien de tout cela ne se produit après avoir mangé un repas pauvre en graisses, constitué de céréales et de fruits[1].

Lors d'une étude débutée en 1985, mon ami et collègue Caldwell Esselstyn Jr, docteur en médecine, se servit d'une alimentation principalement AEOV pour inverser une maladie cardiaque avancée : il découvrit que la douleur thoracique chronique (aussi connue sous le nom d'angine de poitrine) disparaissait en général en une à deux semaines. Comparez ce résultat à celui d'un antiangoreux comme la ranolazine (commercialisé sous le nom de Ranexa), qui a été approuvé par la *Food and Drug Administration* (FDA, ou Agence américaine des produits alimentaires et médicamenteux) en 2006[2]. Lors d'un essai clinique visant à établir son efficacité, 565 patients furent séparés au hasard en deux groupes, l'un recevant du Ranexa et l'autre un placebo. En l'espace de six semaines, les patients ayant reçu le Ranexa connurent une « réduction statistiquement significative » de leurs crises d'angine. Ça a l'air génial, non ? Or, cela signifie seulement que les patients ayant pris le Raxena passèrent de 4,5 à 3,5 crises d'angine par semaine. Pas vraiment le remède miracle auquel on aspire tous ! Ajoutez à cela les effets secondaires les plus courants rapportés par son fabricant, parmi lesquels « vertiges, maux de tête, constipation et nausée » (l'étude ne dit pas en combien de temps ces derniers apparaissent), et vous avez la meilleure solution que la médecine occidentale a à opposer au régime AEOV : des interventions hors de prix, avec des effets positifs limités, mais tout un tas d'effets secondaires potentiels.

Certains peuvent penser qu'il est injuste de comparer des médicaments au régime AEOV, étant donné que les médicaments servent à traiter les symptômes et non les causes profondes de la maladie. Mais s'il y a bien une chose que ces médicaments sur ordonnance *devraient* avoir pour eux, c'est la rapidité d'action. En effet, leur fonction la plus utile est de faire « gagner du temps » aux patients pour lesquels une intervention sur le mode de vie et l'alimentation ne serait plus possible. Lorsqu'une personne arrive aux urgences après une crise cardiaque ou un AVC, il vaut mieux lui administrer un thrombolytique pour dissoudre le caillot que lui donner un smoothie au chou frisé en intraveineuse. Néanmoins, hormis les vraies urgences, la rapidité d'action du régime AEOV est supérieure à celle de n'importe quel médicament – sans les effets secondaires indésirables.

Ampleur

Les effets de l'intervention s'étendent-ils à tout l'organisme ? Cette intervention améliore-t-elle plusieurs fonctions biologiques, ou seulement une mesure spécifique, comme la tension artérielle ou le bilan lipidique ? Vous pourriez penser qu'une approche globale, dans laquelle une unique stratégie pourrait résoudre une grande variété de problèmes médicaux, serait précisément ce qu'un médecin prescrirait. Mais la science médicale se méfie particulièrement de tout ce qui prétend être une panacée (du grec *pan*, signifiant « tout », et *akos*, « remède »).

À l'inverse, les médecines chinoises les plus appréciées sont celles qui traitent des affections diverses et variées. Au début des années 1980, en Chine, des professionnels de la médecine m'ont initié à une de leurs traditions séculaires : utiliser les herbes à des fins médicinales. Ces herbes sont souvent entières, en général infusées dans de l'eau et mélangées à d'autres ingrédients. La « reine » de ces herbes chinoises, la plus prescrite et la plus consommée, est le ginseng. Carl von Linné, qui a jeté les bases de la nomenclature binominale*, a surnommé le ginseng le « Panax », car il savait que cette plante avait des usages multiples dans la médecine traditionnelle chinoise.

---

* Mode de désignation scientifique des espèces animales et végétales (N.D.T.).

Connaissez-vous Daniel Boone, célèbre explorateur américain et pionnier de la conquête de l'Ouest ? Savez-vous ce qu'il faisait dans ces territoires vierges avec son chapeau de Davy Crockett et son fusil ? Il pratiquait la chasse et la trappe, n'est-ce pas ? Effectivement, Boone a tué un certain nombre d'animaux et récolté beaucoup de fourrures. Mais quand il fut au bord de la faillite, à la suite de mauvaises transactions immobilières dans les années 1780, il alla là où il y avait de l'argent à se faire : le ginseng américain (nom scientifique : *Panax quinquefolius*). Boone payait des Indiens d'Amérique pour récolter les racines, qu'il expédiait en Chine à un prix exorbitant. Et il n'était pas le seul à se faire de l'argent avec cette herbe : nous savons que John Jacob Astor gagna 55 000 dollars avec son premier envoi de ginseng en Chine, soit plus d'un million de dollars aujourd'hui.

Si les Chinois étaient disposés à payer aussi cher pour le ginseng et si les Indiens d'Amérique savaient exactement où récolter cette racine, c'est parce que cette plante favorise la bonne santé de multiples manières. Les Cherokee utilisaient le ginseng pour soulager les coliques, les convulsions, la dysenterie et les maux de tête. D'autres tribus trouvaient cette racine utile pour traiter l'indigestion, le manque d'appétit, la fatigue, le croup*, les douleurs menstruelles et les commotions[3]. Quand on parle d'ampleur !

Le régime AEOV traite tant de maladies et d'états qu'on peut se demander si ceux-ci n'ont pas une seule et même cause – une mauvaise nutrition – qui se manifeste par des milliers de symptômes différents. Au lieu de se concentrer sur la cause sous-jacente, la médecine occidentale a choisi de porter attention aux symptômes individuels et de leur donner à chacun un nom de maladie. Et il faut bien admettre qu'il est meilleur pour les

---

* Infection virale de la gorge et des cordes vocales (N.D.T.).

affaires d'identifier des milliers de maladies différentes, puis de fabriquer et de vendre des traitements pour chacune d'elles, que de regarder la situation d'ensemble et de prescrire une simple intervention qui les traite toutes. Mais ce n'est pas de la bonne médecine.

Si l'étendue des effets de la seule racine de ginseng vous impressionne déjà, vous serez époustouflé par l'ampleur des résultats obtenus grâce au régime AEOV. Le ginseng peut soulager une large gamme de symptômes, mais une bonne nutrition, elle, s'attaque aux causes profondes des maladies – aussi différentes que le cancer, les maladies cardio-vasculaires (comme l'arrêt cardiaque, l'AVC ou l'athérosclérose), l'obésité, les troubles neurologiques, le diabète, une large gamme de maladies auto-immunes et les maladies osseuses. Depuis la publication de *L'Enquête Campbell*, des lecteurs m'ont fait part d'autres maladies, la plupart non mortelles, qui ont également été soulagées ou traitées grâce à un régime AEOV – maux de tête (y compris les migraines), problèmes intestinaux, troubles oculaires et auditifs, troubles liés au stress, rhumes et grippes, acné, dysfonction érectile et autres douleurs chroniques. La nutrition contrôle un nombre impressionnant de maladies. Toutefois, pour chacune d'elles, ou pour chacun de ces groupes de maladies, des recherches professionnelles supplémentaires seraient utiles pour documenter le fonctionnement de ses effets. Mes impressions concernant l'impact de ce régime sur quelques-unes de ces maladies (par exemple, les rhumes et grippes, les maux de tête, les différents maux et douleurs chroniques) se basent plus sur des preuves anecdotiques que sur des preuves empiriques, évaluées par les pairs, et publiées. Néanmoins, j'ai si souvent entendu dire (patients comme médecins) qu'adopter un régime AEOV résolvait simultanément tous ces problèmes de santé que j'ai commencé à être convaincu d'une chose : il fonctionne la plupart du temps, pour la grande majorité des personnes. Plus jeune, j'ai souffert de migraines et de douleurs de type arthritique : ces problèmes ont disparu quand j'ai adopté un régime uniquement AEOV.

Prenons un exemple imaginaire. Un de vos proches vous annonce qu'il a une maladie chronique (choisissez-en une parmi celles évoquées ci-dessus) et son médecin lui donne le choix entre deux traitements. Le premier réduira légèrement la gravité d'un unique symptôme de sa maladie, mais n'améliorera pas ses chances d'en être guéri (ni même de vivre plus longtemps) et lui fera courir le risque d'avoir toute une variété d'effets secondaires indésirables. (Bien sûr, son médecin lui prescrira des médicaments supplémentaires pour traiter ces effets secondaires, puis encore d'autres médicaments pour traiter les effets secondaires de toutes les interactions des précédents médicaments, et ainsi de suite.)

Le second traitera assez rapidement la cause profonde de sa maladie, mettant ainsi fin à tous ses symptômes et augmentant son espérance et sa qualité de vie. Quant aux effets secondaires : il atteindrait son poids de forme, serait plus énergique, aurait l'air et se sentirait en meilleure forme, et contribuerait même à préserver l'environnement et à ralentir le réchauffement climatique.

Alors, quel traitement lui conseilleriez-vous ?

Pour l'establishment médical, cet exemple est totalement absurde. La grande majorité des recherches médicales se concentre uniquement sur les effets très spécifiques d'un unique élément (que ce soit un médicament, une vitamine, un minéral ou une procédure comme une opération) sur un seul symptôme ou système. Tout le reste – examiner des macro-différences telles que le mode de vie ou le régime alimentaire par exemple – est tout simplement considéré comme trop complexe pour être fiable.

Profondeur

Ok, jusqu'ici, nous avons examiné la vitesse à laquelle la nutrition agit sur le fonctionnement de l'organisme (rapidité) et le nombre de systèmes qu'elle influence (ampleur). Il reste un dernier facteur essentiel pour évaluer l'efficacité d'une intervention de santé : la force, ou l'importance, de ses effets. Un autre terme désigne cela : la *profondeur*. Toutes choses étant égales par ailleurs, entreprendriez-vous une thérapie qui améliorerait légèrement votre bien-être, ou une qui l'améliorerait profondément ?

En général, l'alimentation d'origine végétale a des effets extrêmement profonds. Je m'en suis rendu compte pour la première fois quand j'ai entendu parler d'une série d'expériences menées en Inde, que j'ai par la suite reproduites avec mes étudiants à Cornell : des chercheurs avaient exposé des animaux de laboratoire (des rats) à un puissant carcinogène (un agent provoquant le cancer), puis avaient nourri un groupe d'animaux avec un régime composé de 20 % de protéines animales, et l'autre avec un régime en contenant 5 %. Chaque animal ayant consommé 20 % de protéines avait développé un cancer, ou des lésions précurseurs du cancer, mais aucun de ceux ayant été soumis à un régime en contenant 5 %. De 100 % à 0 %. On voit rarement ce genre de résultats dans les études biologiques qui comportent tant de variables de confusion. Pourtant, c'est aussi ce que nous avons trouvé. Nous avons répété cette expérience de différentes manières, car nous avons tout d'abord eu du mal à y croire, mais nous avons obtenu le même résultat, expérience après expérience. Impossible de faire plus profond que ça !

Vous pensez peut-être : *Attendez un peu. Ce n'est pas simplement parce que le régime alimentaire peut avoir ce genre d'effet sur le cancer chez les rats qu'il amélio-*

rera forcément la santé humaine de la même manière. Les études sur les animaux sont une chose. Existe-t-il une étude sur des personnes vraiment malades qui changeraient radicalement de régime alimentaire ? Une intervention nutritionnelle produirait-elle un effet aussi profond ?

Deux cardiologues, Lester Morrison et John Gofman, entreprirent des études dans les années 1940 et 1950 (il y a presque soixante-dix ans !) pour déterminer l'effet du régime alimentaire sur les maladies cardiaques de personnes ayant déjà subi une crise cardiaque[4]. Ces médecins firent suivre à ces patients un régime contenant moins de graisses, de cholestérol et d'aliments d'origine animale – régime qui réduisit considérablement la récurrence de leur maladie cardiaque par la suite. Nathan Pritikin fit la même chose au cours des années 1960 et 1970[5]. Puis le Dr Esselstyn[6] et le Dr Dean Ornish[7] entreprirent d'en apprendre davantage dans les années 1980 et 1990. Travaillant séparément, ils démontrèrent tous deux qu'un régime à base de plantes et riche en hydrates de carbone contrôlait et inversait même les maladies cardiaques avancées. Nous avons déjà évoqué la remarquable étude du Dr Esselstyn dans le paragraphe portant sur la rapidité d'action et vous pouvez en apprendre davantage sur son travail et celui des autres chercheurs cités dans *L'Enquête Campbell*. Mais revenons maintenant aux découvertes d'Esselstyn en termes de profondeur d'action.

L'ÉTUDE D'ESSELSTYN SUR L'INVERSION DES MALADIES CARDIAQUES

En 1985, le Dr Esselstyn recruta des patients souffrant de maladies cardiaques avancées, mais pas immédiatement mortelles, pour un essai clinique visant à déterminer si l'alimentation pouvait les inverser[8]. Il confirma la gravité de leur cardiopathie coronarienne à l'aide d'angiographies, pour s'assurer qu'elle était à un stade avancé. La seule autre condition préalable pour participer à cette étude était la volonté d'essayer les changements alimentaires qu'il proposait : en réalité, un régime AEOV.

Le Dr Esselstyn rapporta formellement ses découvertes au bout de cinq et douze ans[9]. Au cours des huit années précédant ce programme d'étude, ces dix-huit sujets avaient été victimes de quarante-neuf problèmes cardiaques (crises cardiaques, angioplasties, pontages coronariens, entre autres). Lors des douze années qui suivirent l'adoption du régime AEOV, seul un patient, qui avait arrêté de suivre son régime, en fut atteint. Depuis, le Dr Esselstyn a suivi ses patients de loin et, vingt-six ans plus tard, seuls cinq d'entre eux sont décédés. Ces derniers ne sont pas morts de défaillance cardiaque, mais d'autres causes. (L'âge moyen de ces sujets était de 56 ans en 1985 ; une personne de 56 ans en 1985 aurait 83 ans en 2012 : ce résultat n'est donc pas surprenant du tout.) Ceux qui sont toujours en vie ne présentent plus aucun symptôme de maladie cardiaque. Ces sujets avaient subi quarante-neuf accidents cardiovasculaires lors des quatre-vingt-seize mois précédant l'intervention ; dans les trois cent douze mois suivant le début de l'intervention, ils n'en connurent aucun. Ce régime a donc une incidence sur la vie et la mort. Je n'ai jamais rien vu de tel : aucune intervention n'est plus profonde. Rien ne s'en rapproche en médecine.

Comparez ces résultats avec ceux du Ranexa (dont nous avons parlé au début de ce chapitre) en termes de capacité à réduire le nombre de décès par maladies cardiaques ou autres causes. Une gigantesque étude de suivi des 6 500 patients traités au Raxena montra de légères améliorations chez certains d'entre eux. Toutefois, dans l'ensemble, le bilan global fut, comme l'a rapporté le *Journal of the American Medical Association* : « Aucune différence ne fut observée au niveau de la mortalité totale entre la ranolazine et le placebo[10]. »

SIGNIFICATION STATISTIQUE VERSUS SIGNIFICATION RÉELLE

La profondeur des effets n'est pas importante seulement pour la personne qui en fait l'expérience. La profondeur des effets à laquelle vous vous attendez lors d'une étude expérimentale détermine le nombre de sujets dont vous avez besoin pour cette étude, de façon à évaluer avec un minimum de certitude si les résultats sont réels ou s'il s'agit seulement d'une légère anomalie. En d'autres termes, plus la différence est faible entre deux états (disons entre le groupe traité et le groupe témoin, ou entre le traitement A et le traitement B), plus vous aurez besoin de sujets expérimentaux pour pouvoir montrer que la différence est réelle, et non le simple fait du hasard. Dans un cas comme celui du Ranexa (où les crises d'angine de poitrine sont passées de 4,5 à 3,5 par semaine), il faudrait plusieurs centaines de participants à l'étude pour montrer qu'il est peu probable que ce résultat soit le fruit du hasard – ou, dans le jargon scientifique, qu'il est « statistiquement significatif ».

Vous pouvez vous poser des questions quant à la taille de l'étude d'Esselstyn, puisque son groupe expérimental était très réduit. Un échantillon de dix-huit sujets est-il suffisant pour être statistiquement significatif ? Pour répondre à cette question, imaginons que l'expérience ci-dessus ait eu une issue différente. Disons que le groupe B, le groupe témoin, a toujours quatre à cinq crises par semaine en moyenne. Le groupe A, celui qui reçoit le nouveau traitement, n'a plus de crise du tout.

Aucune. Zéro. Plus besoin d'avoir des centaines de données lorsque l'effet est si important. La probabilité que des résultats si profonds et si consistants soient le fruit du hasard est proche de zéro*.

Quand on passe beaucoup de temps à étudier les recherches scientifiques, on tombe souvent sur le concept de signification statistique. C'est un concept très utile : il empêche de tirer des conclusions de données insuffisantes. Si vous tirez à pile ou face et que la pièce tombe sur face par exemple, vous ne pouvez pas annoncer qu'il s'agit d'une pièce truquée qui tombera toujours sur face. Vous ne pouvez pas faire ressortir un schéma d'un seul jeté, ni même de cinq ou six, compte tenu du caractère aléatoire inhérent au jeu du pile ou face. Le problème est que de nombreux chercheurs vénèrent la signification statistique au détriment d'une chose tout aussi importante : la signification réelle. « Ça concerne qui ? Pourquoi ce résultat est-il important ? » Réduire les crises d'angine de poitrine de 4,5 à 3,5 par semaine nous rend-il réellement aussi enthousiastes ? Je n'entends pas minimiser les souffrances des patients atteints de maladies cardiaques, mais ne pourrions-nous pas dépenser notre temps et notre argent à chercher et à évaluer des traitements qui améliorent des vies de manière significative, au lieu de nous contenter de stabiliser et de gérer la maladie ?

---

* Vous pouvez trouver le nombre exact de données *requises* dans l'appendice de n'importe quel bon manuel de statistiques. L'important ici, c'est que l'étude d'Esselstyn, avec ses résultats d'une profondeur remarquable, pourrait être effectuée avec peu de sujets, alors que c'est impossible pour la plupart des essais cliniques de médicaments.

VERS UNE MEILLEURE SOLUTION EN TERMES DE SANTÉ

Compte tenu des faits que j'ai exposés dans ce chapitre, vous pourriez penser qu'à l'avenir, dans les meilleures facultés de médecine du pays, la nutrition à base de plantes sera la science « médicale » la plus importante. La majeure partie de l'enseignement en faculté de médecine et des financements des Instituts nationaux de la santé devrait être dévolue à la formation et à la recherche dans le domaine de la nutrition, afin de découvrir les meilleurs moyens d'exhorter les patients à améliorer leur régime alimentaire et de créer des environnements où bien manger est plus facile que mal manger. On en est loin.

Bien sûr, l'establishment médical fait semblant de s'intéresser à l'alimentation saine (terme intentionnellement vague, qui ne veut absolument rien dire dans le débat public). Mais cet establishment ne croit pas sérieusement que l'alimentation est le meilleur moyen de traiter et de prévenir les maladies. Seule la communauté médicale alternative et préventive reconnaît l'importance du régime à base d'aliments entiers d'origine végétale (en particulier de légumes riches en antioxydants et en fibres). Au sein de l'establishment médical, l'idée selon laquelle la nutrition peut avoir un impact significatif sur des maladies aussi graves que le cancer est toujours considérée comme pure folie – et ce malgré le fait que presque aucun des professionnels qui rejettent systématiquement le potentiel de la nutrition n'a été formé dans ce domaine.

Les recherches montrent que cette alimentation est en réalité le moyen le plus efficace de traiter la maladie. Plus efficace que les médicaments sur ordonnance. Plus efficace que la chirurgie. Plus efficace que tout ce que l'establishment médical a actuellement dans son arsenal pour mener ses différentes « guerres » contre le cancer, les AVC, les maladies cardiaques, la sclérose en plaques, et ainsi de suite. Il est peut-être temps d'arrêter d'être en guerre contre nous-même (en prenant des médicaments toxiques et en subissant des opérations chirurgicales dangereuses) et de commencer à faire attention à nous en consommant des aliments qui aident les individus et les cultures à être dynamiques et en bonne santé, et à le rester.

Il nous faut trouver un nouveau moyen d'appréhender des mots comme « santé » et « médecine ». La santé, c'est bien plus que quelques expressions superficielles comme : « Mangez sainement », « L'alcool est à consommer avec modération », ou encore « Prenez les escaliers, pas l'ascenseur ». Bien sûr, ces recommandations sont fondées mais, pour l'essentiel, elles écartent la possibilité d'un réel changement. Ce sont des déclarations politiquement correctes, sans fondement et imprécises.

Fini les balivernes qui visent à nous faire sentir bien mais ne servent à rien : nous devons faire de la nutrition l'élément central de notre système de santé. Nous devons aussi en finir avec le mythe des « régimes miracles » qui encouragent à manger sainement de manière temporaire, en faisant des efforts surhumains et non durables. Au lieu de « faire des régimes », nous devons changer de mode de vie, pour y inclure une alimentation qui promeut la santé. Les personnes qui adoptent un régime AEOV découvrent que la plupart de leurs problèmes de santé étaient causés, ou considérablement aggravés, par leur ancienne alimentation, et que ceux-ci se résolvent d'eux-mêmes et rapidement dès qu'elles donnent le bon carburant à leur organisme. C'est comme si quelqu'un se cognait la tête trois fois par jour avec un marteau et ne trouvait rien pour remédier à son mal de crâne. Il serait logique de poser le marteau, tout simplement !

Je croyais naïvement que, au vu de mes résultats, toute personne appartenant aux communautés médicales et de la recherche verrait que cette approche est sage et pleine de bon sens. Mais lorsque j'ai commencé à affirmer que la nutrition devrait être la pièce maîtresse de notre système médical, j'ai compris que j'avais eu tort. La férocité avec laquelle on m'a attaqué pour avoir partagé les résultats de mes recherches et leurs implications – parfois même des confrères, des professionnels de la pratique et de la recherche médicales – m'a forcé à ouvrir les yeux.

Aussi stupide que cela puisse paraître aujourd'hui, je n'avais aucune idée en m'engageant dans cette voie que les idées présentées dans ce chapitre me vaudraient de passer pour un hérétique et mettraient en péril mes financements et ma carrière. Heureusement pour moi, ces effets collatéraux n'ont pas eu les répercussions escomptées. Mais avant de nous atteler aux enjeux qui motivent ces attaques, j'aimerais vous raconter mon « parcours d'hérétique ». Après tout, voilà cinquante ans que j'ai une longueur d'avance sur certaines de ces idées. Laissez-moi vous les présenter avant de nous jeter dans la mêlée.

3

Mon parcours d'hérétique

Quand on vit dans un système, on est absorbé par ce système et on pense dans ce système.

James W. Douglass

Au début de ma carrière en science nutritionnelle, j'étais extrêmement naïf. Mon enfance passée au milieu des champs et des fermes laitières ne m'avait pas préparé au côté sombre de la « science » telle qu'elle est actuellement pratiquée : l'avarice, l'étroitesse d'esprit, et même la malhonnêteté et le cynisme non dissimulés de certains de ses praticiens. Sans parler des exemples choquants de certains responsables publics qui ferment les yeux sur les découvertes capitales qui constitueraient un obstacle à leur réélection.

J'ai intégré le monde universitaire car je souhaitais par-dessus tout prendre part à la recherche scientifique telle que je la concevais. Je ne pouvais rien imaginer de mieux : apprendre sans cesse de nouvelles choses, choisir les sujets de recherche à approfondir, puis partager des points de vue pour en débattre avec étudiants et collègues. J'aimais la transparence et l'intégrité de la méthode scientifique – que les opinions personnelles et les partis pris s'effacent devant la force des preuves tangibles. Qu'une expérience bien conçue soit comme une belle table, dressée pour inviter la Vérité à dîner. Qu'un questionnement honnête puisse mettre fin à l'ignorance et donner naissance à un monde meilleur.

J'ai découvert que la science était, est, ou peut être tout cela – tant que le chercheur ne s'intéresse pas à des sujets politiquement incorrects, qui sortent du cadre de la science « normale ». Vous pouvez vous poser toutes les questions et faire toutes les recherches que vous voulez tant que vous ne franchissez pas la limite définie par les partis pris et renforcée par les puissances de l'argent qui financent la quasi-totalité de la science.

La science normale. Expression étrange, non ? Par « science normale », on désigne tout ce qui ne remet pas en cause le paradigme dominant – l'histoire sur laquelle on s'est accordé pour décrire le monde. « Normale », ça ne veut en aucun cas dire « bonne » ni « meilleure » ; cela signifie seulement que le chercheur s'est abstenu de poser les questions auxquelles on considère déjà connaître les réponses – et qui ne sont donc plus sujettes à débat. Pendant la majeure partie de ma carrière, je me suis heurté aux frontières invisibles du paradigme scientifique. Ces dernières décennies, j'ai fini par décider d'en sortir. Voilà pourquoi je connais si bien ces frontières : il faut parfois dépasser les limites pour savoir où elles se situent.

L'une des particularités les plus perverses des paradigmes est qu'ils sont presque impossibles à percevoir de l'intérieur. Un paradigme peut tout englober, au point qu'il semble être la seule réalité. Prenons pour exemple un paradigme aujourd'hui obsolète qui s'est imposé pendant des centaines d'années : l'idée selon laquelle le Soleil tournait autour de la Terre, et non l'inverse. On ne peut blâmer personne d'avoir cru que la Terre était le centre de l'Univers : quand on sort, on a l'impression que la Terre est immobile et que le Soleil, la Lune, les planètes et les étoiles se déplacent dans le ciel. Lorsque

Copernic publia *De Revolutionibus* en 1543, où il affirmait que la Terre tournait autour du Soleil, il défia le sens commun, un consensus scientifique millénaire, et une communauté religieuse offusquée. Il avait des preuves scientifiques – sa théorie expliquait des phénomènes que la théorie géocentrique ne pouvait expliquer –, mais cela n'avait pas la moindre importance. Le philosophe et musicien Paul Simon l'a ainsi exprimé : « L'homme entend ce qu'il a envie d'entendre et ne tient pas compte du reste. »

Je n'entends pas me comparer à Copernic, mais son histoire illustre parfaitement mon propos : un paradigme obsolète qui fait obstacle au progrès et à la découverte de la vérité. Dans un monde parfait (celui auquel je croyais en me lançant dans la recherche), si les limites d'un paradigme étaient démontrées, la communauté scientifique se contenterait de passer à autre chose. Mais les personnes qui ont construit leur carrière sur ces paradigmes peuvent se comporter comme des dictateurs en péril : elles se raccrochent au pouvoir à tout prix et, plus on les menace, plus elles deviennent malveillantes et dangereuses. (C'est encore plus vrai quand le paradigme est favorable aux puissances de l'argent – mais nous reviendrons bientôt sur ce point.)

Quand je suis sorti du paradigme dominant en matière de nutrition, j'ai découvert une chose extraordinaire : c'est de l'extérieur qu'on apprend le plus sur un paradigme. Imaginez un poisson qui nage dans l'océan : il est heureux et n'a pas conscience des autres milieux. Une fois pris dans un filet, soulevé dans les airs et jeté sur le pont d'un bateau, il n'a d'autre choix que de reconnaître qu'il avait tort de penser que le monde entier était constitué d'eau. Imaginez maintenant qu'il arrive à se libérer et à retomber dans l'eau. Comment peut-il décrire ce qu'il a vu à ses congénères ? Quelle serait la réaction de ces derniers s'ils nous ressemblaient un tant soit peu ? « La pauvre Dori est devenue dingue ! Elle délire ! C'est un tissu de mensonges. » Bien sûr, la réalité, c'est que Dori voit désormais l'océan tel qu'il est : un milieu parmi d'autres. Elle se rend compte qu'il est limité et comprend certaines des propriétés de cet élément qu'on appelle « l'eau ». Maintenant qu'elle a fait l'expérience de l'air sec, elle perçoit l'eau comme étant mouillée et froide. Elle sait qu'on ressent une sensation particulière dans l'eau et que cet élément répond à ses mouvements de queue et de nageoire d'une certaine façon, non universelle. Il existe d'autres réalités, et Dori est désormais capable de replacer l'océan dans ce contexte plus large.

Mon « voyage en dehors de l'eau » m'a conduit à être considéré comme un hérétique par de nombreux confrères. Contrairement à Dori, je n'ai pas été jeté hors du paradigme : j'ai seulement nagé dans une direction qui m'a de plus en plus rapproché de la côte, jusqu'à atteindre la terre ferme. Mon parcours d'hérétique dans le monde de la recherche résulte de ma curiosité pour les « observations aberrantes » et de ma quête effrénée de la vérité à leur sujet. Une « observation aberrante » est une donnée qui ne correspond pas au reste des résultats observés. C'est une petite anomalie, une incongruité – un résultat insolite qui, si vous êtes honnête avec vous-même, peut remettre en question l'intégrité de vos connaissances actuelles.

Souvent, ces observations aberrantes ne sont que de simples erreurs. La balance était cassée. Deux tubes à essai ont été intervertis par inadvertance. Ce genre de choses. Parfois, des chercheurs souhaitant se faire un nom (et faire fortune) les produisent délibérément pour nous induire en erreur. Voilà pourquoi la science a raison de se montrer sceptique envers les données qui semblent contredire l'opinion dominante. Après tout, notre compréhension de l'univers ne peut pas changer à chaque résultat aléatoire.

Au mieux, la méthode scientifique regarde ces observations et dit : « Prouvez-le ! Démontrez-nous qu'il ne s'agit pas d'une supercherie, d'une erreur ou d'un mensonge. » En d'autres termes, reproduisez ce résultat en laboratoire. Décrivez l'expérience de manière suffisamment détaillée pour que d'autres puissent la répéter et voir s'ils obtiennent le même résultat. Si cette observation aberrante résiste à ce genre d'examen, elle est censée intégrer notre base de connaissances et faire évoluer notre paradigme.

Malheureusement, les scientifiques sont humains et ne sont pas toujours les meilleurs représentants de la méthode scientifique. Lorsqu'un résultat menace la validité du travail de toute une vie, ils se tiennent sur la défensive et agissent de manière irrationnelle. Et lorsque de nouvelles preuves viennent mettre en péril leurs résultats, ils peuvent carrément devenir mesquins : ils cessent alors de débattre des preuves et se mettent à proférer des insultes.

Mon premier pas sur le chemin de l'hérésie fut la découverte d'une observation aberrante qui remettait en question l'une de nos convictions les plus profondes en matière de nutrition : l'idée selon laquelle les protéines animales sont bonnes pour nous.

LA VACHE ET MOI

Ayant grandi dans une ferme laitière, je pensais que ma contribution au bien-être de l'humanité serait de découvrir comment obtenir plus de protéines des animaux de ferme. Après tout, des millions de personnes souffrent de malnutrition dans le monde et, à l'époque, l'un des principaux problèmes nutritionnels était la carence protéinique. Si on était capable de produire plus de lait et de viande à moindre coût, on pourrait soulager des souffrances indicibles. Comme le dit une chanson populaire américaine écrite en 1947 : « Si tous les enfants pouvaient avoir du lait frais tous les jours, si tous les travailleurs avaient suffisamment de temps pour jouer, si tous les sans-abri avaient un toit, le monde serait merveilleux.* » Le lait frais côtoyait des conditions de travail humaines et la disparition des sans-abri ! Que pouvait-il y avoir de plus noble ?

C'était le sujet idéal pour moi. J'avais passé mon enfance à traire des vaches et à parler des bienfaits du lait à nos clients. Grâce à mes études de médecine vétérinaire, de biochimie et de nutrition, j'avais acquis une certaine perspicacité et des connaissances utiles pour manipuler la nourriture destinée aux animaux dans le but d'améliorer l'alimentation humaine. Sans compter que les industries du bœuf et du lait étaient – et sont toujours – très généreuses en subventions quand il s'agit d'approfondir de telles recherches. Trouver quelqu'un moins susceptible que moi de tout envoyer balader en se trouvant confronté aux preuves que les protéines animales étaient en réalité mauvaises pour l'homme aurait été difficile.

En y repensant, c'est ma curiosité insatiable pour les observations aberrantes qui m'a entraîné dans cette voie. À mes yeux, mon travail consistait à découvrir la vérité, peu importe où cela me menait. Et mes recherches sur les protéines m'ont peu à peu conduit à réaliser que le paradigme scientifique moderne était erroné.

LA PROTÉINE, UN NUTRIMENT (PAS SI) PARFAIT

Je me suis engagé sur le chemin de l'« hérésie » à la fin des années 1970, quand j'ai observé (j'en parle dans

* « It Could be a Wonderful World », Pete Seeger (N.D.T.).

mon introduction) une chose stupéfiante, voire alarmante : aux Philippines, les enfants qui consommaient le plus de protéines étaient ceux qui couraient le plus de risques de développer un cancer du foie. Cette découverte était si étrange, si contraire à tout ce en quoi je croyais et tout ce que je pensais savoir que j'ai immédiatement parcouru la littérature scientifique pour voir si quelqu'un d'autre avait déjà établi un lien entre protéines et cancer.

C'était le cas. Un groupe de chercheurs indiens avait mené un essai clinique, un de ceux qui isole une variable et réalise une expérience contrôlée dessus – le « gold standard » en la matière[1]. Ces chercheurs avaient donné de l'aflatoxine, un puissant carcinogène, à deux groupes de rats. Ils avaient fait suivre un régime contenant 20 % de protéines animales (caséine) à un groupe. L'autre avait été privé de protéines, n'ingérant que 5 % de leurs calories sous forme de caséine. Résultat ? Tous les rats du groupe à 20 % de protéines avaient développé un cancer du foie ou des lésions précurseurs du cancer. Aucun de ceux du groupe à 5 %. (Vous vous rappelez sans doute cette étude, évoquée au chapitre 2 au sujet de la profondeur d'action.)

Quand j'y repense, la décision la plus sage pour ma carrière aurait été de boire quelques verres, d'aller me coucher et de ne plus jamais y repenser. M'attaquer à un sujet aussi controversé au début de ma carrière était bien plus risqué que je ne le pensais. J'avais de plus en plus conscience du fait que, dans la pratique, la science ne se résumait pas à la quête désintéressée de la vérité, mais j'étais toujours suffisamment naïf pour penser que le monde saurait apprécier à leur juste valeur (et récompenser) des informations qui pourraient mettre fin au fléau du cancer.

Je me suis montré prudent et j'ai su éviter les critiques éventuelles pendant de nombreuses années. J'ai monté des laboratoires de recherche – d'abord à Virginia Tech, puis pendant longtemps à Cornell – dans le but d'étudier le rôle de la nutrition dans la prévention et le développement du cancer. Nous avons mené des expériences très conventionnelles qui s'intéressaient à la biochimie des protéines, des enzymes et des cellules cancéreuses, le genre de science à grand renfort de vases à bec, de tubes à essai et de microscopes puissants qu'aiment les examinateurs de demandes de subvention et les rédacteurs en chef des revues scientifiques. Si ce n'est que notre groupe de savants fous établissait peu à peu la preuve, sans aucun doute possible, que c'était l'excès d'un *type* particulier de protéines alimentaires, et non seulement un excès de protéines alimentaires, qui favorisait la formation et la progression du cancer. Et ces résultats, observés dans nos expériences sur les rats, étaient cohérents avec des études menées sur la population humaine et des études de cas-témoins qui montraient de fortes associations entre consommation de protéines d'origine animale et taux de cancer.

Quand je dis « protéines », à quel type d'aliments pensez-vous ? Probablement pas aux épinards et au chou frisé, bien que ces plantes contiennent environ deux fois plus de protéines par calorie qu'un morceau maigre de bœuf. Non, pour la plupart d'entre nous, protéines rime avec viande, lait et œufs. Notre histoire d'amour avec les protéines ne date pas d'hier. Le terme « protéines » lui-même nous donne une idée de la vénération que nous avons pour elles : sa racine grecque, *prôteios*, signifie « qui occupe le premier rang, de première qualité ». Et le « bon type » de protéines est depuis longtemps celui qu'on trouve dans les aliments d'origine animale. Peu après que Gerardus Johannis Mulder eut découvert les protéines en 1839[2], un célèbre chimiste, Justus von Liebig, déclara que les protéines d'origine animale (de « qualité supérieure ») étaient « l'essence de la vie » !

Cette étiquette de « qualité supérieure » était même logique du point de vue biochimique : notre organisme, lui-même constitué de protéines animales, métabolise bien plus efficacement les protéines animales que les végétales.

Alors, imaginez un peu notre surprise quand nos études montrèrent que les protéines animales, et non les végétales, provoquaient le cancer. Le carcinogène le plus puissant, la substance qui provoquait invariablement le cancer chez les rats qui la consommaient à 20 %, était la caséine, ou protéine de lait. Les protéines végétales, comme les protéines de blé ou de soja, n'avaient quant à elles aucun effet sur le développement du cancer, même consommées à des taux élevés[3].

En 1983, mon groupe de recherche à l'université Cornell démontra même qu'on pouvait activer ou désactiver le cancer à un stade non avancé chez les rats, en modifiant simplement la quantité de protéines qu'ils ingéraient. Tout aussi surprenant, même lorsqu'on désactivait le cancer assez longtemps en donnant peu de protéines aux rats, on pouvait le réactiver en repassant à un régime riche en protéines[4]. L'effet était remarquable. Quand on leur donnait des protéines, la progression du cancer était vigoureuse et soutenue. Quand on arrêtait, elle stoppait net. De toutes petites modifications dans la consommation de protéines entraînaient des changements significatifs dans le développement du cancer, positifs comme négatifs.

Eh bien, si ça, ce n'était pas une observation aberrante ! L'importance de nos résultats reposait en partie sur la quantité relativement basse de protéines animales nécessaire pour provoquer le cancer. La plupart des études de carcinogènes (par exemple, celles portant sur les colorants alimentaires et les nitrates dans les hot dogs, ou les toxines environnementales comme la dioxine) donnaient aux animaux de laboratoire des quantités des centaines ou des milliers de fois supérieures à celles qu'ils rencontreraient dans la nature. L'effet carcinogène extrêmement puissant que nous observâmes se manifestait à des quantités de protéines animales habituellement consommées par l'homme – et qu'on encourageait même à consommer.

À ce stade, nous savions que nous avions entre les mains une découverte qui ferait débat. Il nous fallait un plan d'expérience en béton, une documentation rigoureuse et être aussi transparents que possible pour confirmer le lien entre protéines et cancer. Nous poursuivîmes nos recherches en adoptant différents points de vue et publiâmes nos résultats dans les revues de recherche scientifique les plus critiques. Pour continuer nos recherches et obtenir les financements nécessaires, soumis à rude concurrence, nous devions prendre soin de procéder selon les critères établis.

Nous suivîmes ces critères de recherche à la lettre et réussîmes à obtenir des financements malgré le caractère incendiaire de notre sujet. Nous reçûmes des subventions des Instituts nationaux de la santé (NIH) pendant vingt-sept années consécutives, argent qui nous permit d'apprendre énormément sur la nature des protéines animales et leurs effets biochimiques dans l'organisme. Nous découvrîmes comment la protéine, une fois consommée, agissait dans la cellule pour activer le cancer. Tout comme lors de l'étude que les Indiens avaient menée sur des rats, nos résultats allaient tous dans le même sens et étaient convaincants. Ils étaient spectaculaires et ne manqueraient pas de faire polémique.

À cette époque, alors que nos recherches n'en étaient qu'à leurs balbutiements, Peter Magee, le rédacteur en chef de la meilleure revue dédiée à la recherche oncologique, *Cancer Research*, m'invita à donner une conférence à l'Institut Fels de la faculté de médecine de l'université Temple, à Philadelphie. Après ma conférence, lors du dîner, je lui parlai d'une nouvelle expérience que nous projetions, qui susciterait sans doute de fortes réactions. Je voulais comparer l'effet remarquable des protéines sur la progression du cancer à celui généralement admis produit par un carcinogène chimique extrêmement puissant. Je lui dis que, selon moi, l'effet des protéines animales serait bien plus inquiétant. Il se montra très sceptique, comme le rédacteur en chef d'une revue prestigieuse se devait de l'être. Lorsqu'un paradigme scientifique est attaqué, la charge de la preuve incombe directement et légitimement à l'assaillant.

Une partie de notre paradigme actuel veut que des éléments nocifs dans l'environnement provoquent le cancer : les personnes les plus éclairées impliquées dans la guerre contre cette maladie cherchent donc à réduire notre exposition à ces éléments nocifs. Ce qui ne fait *pas* partie de notre paradigme en revanche, c'est qu'en matière de cancer, notre alimentation est bien plus déterminante que n'importe quelle toxine environnementale. Je suggérai qu'un changement relativement modeste dans notre consommation de nutriments pouvait davantage influer sur le développement du cancer que la consommation d'un carcinogène puissant. Ce soir-là, je posai une question au rédacteur en chef de la revue : si nous trouvions de tels résultats, envisagerait-il de consacrer la couverture de sa prestigieuse publication à nos découvertes ? Il accepta d'y réfléchir, en dépit de son profond scepticisme. C'est tout à son honneur, mais il « savait », comme presque tous les spécialistes du cancer à l'époque, que c'étaient les carcinogènes chimiques, les virus et les gènes qui causaient le cancer, non de modestes changements dans la consommation de nutriments. Malgré tout, il était d'accord : si je réussissais à le convaincre, il accepterait nos résultats et publierait nos recherches.

Nous finîmes par mener ces nouvelles expériences : elles confirmèrent nos précédents résultats, et ce encore plus nettement que nous ne l'espérions[5]. La consommation de protéines animales était bien plus déterminante pour le développement du cancer que le carcinogène chimique. Toutefois, mes espoirs de voir ces passionnants résultats en couverture de la revue s'envolèrent. Mon collègue rédacteur en chef était parti à la retraite. Son remplaçant et le comité de révision changeaient de politique. Ils étaient enclins à rejeter les effets de la nutrition sur le cancer. Ils choisirent donc d'adresser nos textes sur le lien entre cancer et nutrition à une nouvelle revue, qui n'avait pas encore fait ses preuves, *Cancer Epidemiology, Biomarkers & Prevention* – un bon moyen de reléguer ces recherches au second plan. Ils voulaient des articles plus « stimulants intellectuellement » – visant par exemple à découvrir le fonctionnement du cancer en termes moléculaires, en particulier si la réponse concernait les produits chimiques, les gènes et les virus. Pour eux, il n'y avait qu'un pas entre nos recherches et la non-science.

À peu près à la même époque, alors que nous avions des preuves encore plus convaincantes de l'effet remarquable des protéines, je fis le discours d'ouverture du Congrès international de nutrition de Séoul, en Corée du Sud. De nombreux chercheurs étaient présents et, pendant une séance de questions-réponses, un ancien collègue – bien connu pour encourager à consommer plus, et non moins, de protéines – se leva et déplora : « Colin, tu parles de bonne nourriture, là ! Ne nous en prive pas ! » Il ne remettait pas en question la validité de nos résultats ; ce qui le préoccupait, c'était que je porte atteinte à son amour des protéines animales.

Je sus alors que nos recherches commençaient à servir d'exutoire aux sentiments forts que les gens nourrissaient pour leurs habitudes alimentaires. Même des hommes de science rationnels, obnubilés par les données, pouvaient devenir hystériques si on leur présentait les preuves que leur nourriture favorite pouvait les tuer. On avait touché la corde sensible ! Le plus triste dans cette histoire, c'est que le collègue en question a depuis quitté ce monde, bien trop jeune. Il souffrait d'un problème cardiaque que les protéines d'origine animale aggravent.

Nos recherches continuèrent à accoucher d'idées très provocantes (de véritables hérésies !), qui allaient toutes dans le même sens : les protéines de qualité prétendument supérieure n'étaient peut-être pas aussi bonnes qu'on l'avait toujours cru. Affirmer qu'un nutriment aussi estimé que la protéine encourageait la progression d'une maladie aussi inquiétante que le cancer, c'était de l'hérésie au carré ! Notre nutriment le plus révéré favorisait notre maladie la plus crainte. (Et d'autres hérésies allaient suivre !)

LE CANCER, UN TERRAIN MINÉ

À la fin des années 1980, j'acceptai une invitation pour intervenir lors d'une séance scientifique à la faculté de médecine de l'université McGill de Montréal, la meilleure formation médicale du Canada. C'était avant la publication des résultats de notre étude en Chine (que je détaille dans *L'Enquête Campbell*) : je n'évoquai donc que le lien supposé entre cancer et alimentation déséquilibrée, en me basant sur nos découvertes sur les protéines, ainsi que sur quelques observations d'autres groupes de recherche. Je détaillai les résultats remarquables que nous obtenions pour inverser le cancer en diminuant la quantité de protéines alimentaires. Je continuai en me demandant si, un jour, nous aurions recours à une stratégie nutritionnelle pour traiter le cancer chez l'homme. Je ne pus en dire plus car, à l'époque, je ne savais pas précisément à quelle stratégie nous pourrions avoir recours.

Plus tard ce soir-là, les directeurs des trois grands départements impliqués dans le traitement du cancer – chirurgie, chimiothérapie et radiothérapie – m'invitèrent à dîner. Au cours de notre conversation, la chaire de chirurgie me demanda ce que je voulais dire en faisant remarquer que la nutrition pouvait influer sur la progression du cancer après que le diagnostic avait été posé. Je lui répondis que nous avions suffisamment de données préliminaires pour justifier qu'on teste cette hypothèse. Nous avions bien plus de preuves en notre possession que n'en ont généralement ceux qui commercialisent de nombreux traitements risqués, comme de nouvelles formes de chimiothérapie et de radiothérapie. Vraiment, c'était sans comparaison possible. Avantage potentiel d'une thérapie nutritionnelle : stopper totalement la progression du cancer. Probabilité, basée sur des données expérimentales : très élevée. Inconvénient potentiel d'une thérapie nutritionnelle du point de vue de la santé : aucun. Nous sommes tous au courant des effets secondaires d'une chimio et des rayons, et nous savons que leurs taux de réussite sont loin d'atteindre des sommets. Ça valait sûrement le coup d'essayer du côté de la nutrition, non ?

La réponse de la chaire de chirurgie ne se fit pas attendre : il n'autoriserait jamais aucun de ses patients à essayer une thérapie nutritionnelle comme substitut à la chirurgie qu'il connaissait si bien. La chirurgie était par exemple la plus à même de traiter le cancer du sein. La chaire de chimiothérapie contesta alors l'opinion de la chaire de chirurgie, en déclarant que la chimiothérapie était plus efficace que la chirurgie. Tandis que Monsieur chirurgie à ma gauche attaquait Monsieur chimiothérapie à ma droite, la chaire de radiothérapie, assis en face de moi, critiqua l'opinion de ses deux collègues. Dans le cas du cancer du sein, insista-t-il, c'était la radiothérapie qui constituait le meilleur traitement. Je n'étais pas en mesure de savoir qui avançait le meilleur argument et j'écoutais à peine. Quand j'y repense, je me dis que c'était plutôt marrant – si ce n'est que ce genre d'attitudes engendre d'énormes souffrances et des décès prématurés.

À l'époque, je remarquai trois choses intéressantes : premièrement, ces sommités de la médecine n'arrivaient pas à s'accorder sur le meilleur traitement – chirurgie, chimiothérapie ou radiothérapie – pour guérir le cancer du sein. Deuxièmement, ils refusaient la thérapie nutritionnelle car, selon eux (et moi à l'époque), il n'avait pas encore été démontré qu'elle était efficace chez l'homme. Troisièmement, et bien plus important, ils ne voyaient même pas l'intérêt de discuter des éventuelles recherches à mener pour envisager la nutrition comme moyen de traitement. Aujourd'hui, plus de vingt ans après, le débat est toujours le même. À l'évidence, il y avait un profond décalage entre ces messieurs et moi quant à ce que démontraient les preuves qui émergeaient sur le lien entre alimentation et cancer. La majorité des oncologues vénère toujours l'un ou l'autre de ces trois traitements « traditionnels » et ne veut toujours pas entendre parler des possibilités de traitement par l'alimentation.

Récemment, j'ai donné deux conférences, l'une devant des chercheurs et des spécialistes en oncologie à Chicago, sponsorisée par deux facultés de médecine très réputées, et l'autre dans l'un des centres de l'Institut national du cancer, à Sacramento, en Californie. J'y ai raconté cette histoire datant d'une vingtaine d'années. Si je l'ai fait, c'est simplement pour souligner que, alors que l'horloge continue de tourner, le débat, lui, n'avance pas d'un pouce. Si on ne parle pas d'une technique de chirurgie innovante, d'un nouveau traitement de chimio ou d'un protocole de radiothérapie inédit, l'industrie du cancer n'y croit pas.

DES HÉRÉSIES, ENCORE DES HÉRÉSIES

Je ne veux pas dire que tous ceux qui ne sont pas d'accord avec moi sont des hommes des cavernes dogmatiques et bornés. Je suis un homme de science et je m'attends à ce que d'autres chercheurs contestent mes résultats – je l'espère même. Nous avons fait une grande découverte : il était donc essentiel de la tester pour nous assurer que nos résultats étaient corrects et non pas le fruit de recherches bâclées et mal exécutées. Je suis heureux que certains critiquent mes méthodes statistiques. Je suis ravi quand quelqu'un tente de reproduire l'un de mes résultats, même si c'est dans le but de me donner tort. Au fil des ans, ce sont souvent mes détracteurs qui ont attiré mon attention sur la phase suivante de mes recherches, ou m'ont aidé à mieux définir un plan d'étude, ou à imaginer de nouvelles manières d'aborder un sujet épineux. La méthode scientifique se montre alors sous son meilleur jour : nous tous, en train de nous affronter, non pas pour notre gloire personnelle ou la richesse, mais au nom de la vérité et du bien de tous.

Toutefois, les attaques portées à mes découvertes, et même leur rejet, dépassent le processus normal de découverte scientifique. Dans de nombreux cas, le vrai problème, c'est que je pose des questions qui menacent les paradigmes dominants de la recherche et de la médecine. Les questions que d'autres et moi-même avons posées au fil des ans ont fourni des réponses qui sortent des frontières mentales rigides érigées par la science étroite d'esprit.

Lors de nos expériences, nous avons découvert que la protéine de lait de vache, même à des niveaux de consommation raisonnables, favorise nettement la progression du cancer, ce qui est en dehors du paradigme de la nutrition.

Nous avons remarqué que le cancer pouvait être activé ou désactivé en modifiant les quantités de nutriments consommées et qu'il pouvait être traité par des moyens nutritionnels, ce qui est en dehors du paradigme du traitement du cancer.

Nous avons observé que ces effets étaient induits par des mécanismes multiples agissant de concert, ce qui est en dehors du paradigme médical.

Nous nous sommes aperçus que la nutrition contrôlait bien plus la progression du cancer que les gènes, ce qui est en dehors du paradigme scientifique.

Nous avons démontré qu'en matière de cancer, la composition nutritionnelle des aliments est plus déterminante que les carcinogènes chimiques, ce qui est en dehors des paradigmes des organismes de recherche et de réglementation sur le cancer.

Nous avons constaté que les graisses saturées (et, d'ailleurs, la teneur en graisses totales et en cholestérol) ne sont pas la principale cause des maladies cardiaques (il y a aussi les protéines d'origine animale), ce qui est en dehors du paradigme de cardiologie.

Je pourrais continuer ainsi à l'infini... et je m'estime chanceux de ne pas vivre à une époque où les hérétiques étaient assignés à résidence ou brûlés sur le bûcher pour leurs opinions !

Ces conclusions peuvent ne pas paraître aussi surprenantes que ça pour des lecteurs n'appartenant pas au monde de la recherche scientifique, mais je peux vous assurer que ce sont bel et bien des phénomènes inattendus, et même inconcevables (des hérésies ?), pour la quasi-totalité de la communauté de la recherche médicale. La plupart de ces découvertes – et de nombreuses autres que je pourrais citer – sont en partie le fruit du hasard. Toutefois, après avoir fait cette première observation improbable (qu'une forte quantité de caséine « provoquait » le cancer), j'ai pris conscience du fait que je m'étais éloigné du paradigme de la science normale.

J'ai goûté au fruit défendu et je suis aussitôt devenu accro. Je m'étais accidentellement éloigné de la norme étriquée, mais j'étais de plus en plus curieux de ce qui se cachait sous nos yeux, hors des paradigmes existants. Je participais alors à l'élaboration des politiques publiques : cela m'a aidé à comprendre pourquoi les paradigmes existent et comment ils fonctionnent. J'ai en particulier pris conscience du fait que les idées à l'intérieur d'un paradigme sont souvent en totale contradiction avec les idées qui en sont exclues, ce qui consolide davantage encore les frontières.

Cette discussion sur les paradigmes (ce qui en fait partie, ce qui en est exclu) peut vous sembler abstraite, et même théorique. Pourquoi ce débat est-il important ? Décider si une observation relève de l'hérésie ou non a des conséquences concrètes. Souvent, dans le monde de la recherche médicale, on ne tient pas compte des observations inattendues. Les chercheurs ne les prennent pas au sérieux et disent : « Ce ne peut pas être vrai. » Il arrive donc que de telles observations ne soient jamais rendues publiques (ou qu'elles restent cantonnées aux pages d'une publication professionnelle). Or, elles peuvent être de véritables joyaux : elles peuvent attirer l'attention sur les défauts de ce que nous considérons comme normal, ou suggérer une nouvelle manière de penser.

À travers les âges, on a beaucoup écrit sur les recherches effectuées pour découvrir des vérités qui nous échappent. Nous établissons des règles pour guider notre pensée mais ne voyons pas que ces règles, bien qu'elles nous aident à articuler et à partager notre compréhension actuelle du monde – dans le monde scientifique comme en dehors –, peuvent également s'avérer restrictives. Nous formulons des hypothèses, puis nous créons ou cherchons des preuves pour les « confirmer ».

Karl Popper, célèbre philosophe des sciences, a proposé une autre manière de rechercher la vérité : essayer de *réfuter* nos hypothèses – chercher les limites de nos paradigmes mentaux et les repousser, pour voir si elles résistent à un examen approfondi. Peut-on trouver des preuves réfutant nos hypothèses, et peut-on prendre ces preuves au sérieux ? Parfois, je ne peux m'empêcher de me demander dans quelle mesure nos règles et stratégies ne nous empêchent pas de nous écarter du statu quo.

J'ai toujours aimé étudier les observations aberrantes dans mes recherches. Elles me poussent à réfléchir. Au cours de ma carrière, j'ai souvent obtenu (tout du moins remarqué) des observations qui n'étaient pas considérées comme normales. Mais j'ai si souvent rencontré de telles « hérésies » que j'ai commencé à voir un schéma en émerger, qui suggérait une vision du monde très différente – à ce stade, il me semblait logique de les nommer « principes » et non plus « hérésies ». En voici quelques exemples.

Au cours de notre étude en Chine, nous découvrîmes que le taux moyen de cholestérol sanguin chez les villageois chinois adultes était de 127 mg/dl (décilitre) ; la moyenne pour les différents villages se situait entre 88 et 165 mg/dl[6]. Au milieu des années 1980, on considérait le taux de 127 mg/dl comme dangereusement bas. Le taux « normal » pour le cholestérol sérique aux États-Unis était compris entre 155 et 274 mg/dl (avec une moyenne de 212 mg/dl), et il existait des données surprenantes parmi les sujets occidentaux qui montraient que l'incidence des suicides, des accidents et des violences[7], ainsi que du cancer du côlon[8], était plus élevée quand les taux de cholestérol total se situaient en dessous de 160 mg/dl. Aurais-je donc dû supposer que la quasi-totalité des Chinois vivant dans des comtés ruraux présentait un risque élevé de suicide, d'accidents, de violences ou de cancer du côlon ? Bien sûr, nous ne trouvâmes rien de tel. Au contraire, nous découvrîmes que les villageois chinois qui avaient un taux moyen de 127 mg/dl étaient en bien meilleure santé que les Américains avec des taux de cholestérol prétendument normaux.

Je pensai tout d'abord que notre méthode de dosage des taux de cholestérol (la façon dont nous avions recueilli et analysé les échantillons de sang) devait être défectueuse. En suivant le principe de Popper visant à essayer de réfuter ma propre hypothèse, je tentai donc de mettre en doute mes propres résultats en utilisant une autre méthode et en répétant ces analyses dans trois laboratoires différents (Cornell, Pékin et Londres). Toutes ces analyses montrèrent les mêmes taux de cholestérol peu élevés. Il nous fallait désormais expliquer ce paradoxe apparent : les Chinois en meilleure santé présentaient des taux de cholestérol considérés comme dangereusement bas aux États-Unis.

Des examens plus approfondis révélèrent que, pour cette moyenne chinoise variant de 88 à 165 mg/dl, comme celle de 155 à 274 mg/dl aux États-Unis, les taux de cholestérol les plus bas étaient associés à une protection accrue contre plusieurs cancers et d'autres maladies graves connexes. La population chinoise présentait des corrélations entre cholestérol bas et état de santé que l'on ne pouvait pas observer aux États-Unis, car personne ou presque n'y avait un taux aussi bas. Cette moyenne chinoise nous montra qu'un taux de cholestérol à 88 mg/dl pouvait être plus sain qu'un taux de 155 mg/dl, résultat que nous n'aurions tout bonnement pas pu obtenir à partir d'une étude de la population américaine.

Une autre observation aberrante me poussa à m'éloigner des croyances communément admises : nous découvrîmes que la caséine, qui avait été pendant des décennies la protéine la mieux considérée et la plus respectée, favorisait considérablement le cancer, et ce de manière convaincante. Aujourd'hui encore, cette découverte constitue une telle hérésie que personne n'ose dire l'évidence – la caséine est le carcinogène chimique le plus puissant jamais identifié. Ce furent les implications de cette découverte charnière, relevant de l'hérésie, tout comme celles des taux de cholestérol extrêmement bas dans la Chine rurale, qui me permirent de voir le lien entre nutrition et santé sous un nouveau jour.

Il est intéressant de noter que l'effet de la caséine sur le cancer était une telle hérésie que même les chercheurs indiens qui l'avaient les premiers démontré lors d'une étude bien plus restreinte ne voulurent jamais reconnaître leur découverte pour ce qu'elle était[9]. Au lieu d'étudier l'effet à long terme de la caséine sur l'initiation du cancer, ils préférèrent se concentrer sur un de ses effets apparemment contraire : elle réduisait rapidement les effets toxiques d'énormes doses de carcinogènes[10]. (Nous approfondirons ces deux effets dans la partie II.) En d'autres termes, ils se dérobèrent devant les implications considérables de leur découverte en se concentrant sur un point de détail insignifiant.

Je suis heureux de ne pas m'être enfui. J'ai pu me rendre compte que porter attention aux observations inattendues (qui, autrement, seraient écartées ou rejetées) pouvait s'avérer extrêmement gratifiant – en particulier si on les approfondit jusqu'à trouver une explication. Ma carrière a véritablement commencé quand des observations aberrantes m'ont conduit sur un terrain dangereux : mes convictions en matière de protéines animales, héritées de mon enfance, ont été mises à mal (j'ai même fini par les abandonner), et ma jeune carrière dans la recherche a été menacée. Or, à force d'observer de telles « hérésies », j'ai compris qu'elles étaient interconnectées, et des schémas ont commencé à en émerger. Ces schémas se sont transformés en principes, puis en véritables théories, en paradigmes alternatifs qui ont changé ma manière de voir le monde. Accepter les hérésies offre son lot de récompenses et peut s'avérer grisant – au final, cela vaut bien la peine d'être considéré comme un hérétique.

Certes, mes rapports avec mes collègues ont changé quand j'ai commencé à parler de mes résultats de recherche, situés en dehors de la norme. J'ai plus souvent été confronté au scepticisme et au silence, pour le dire gentiment. Pourtant, les récompenses ont été nombreuses et je n'hésite jamais à encourager les jeunes chercheurs à suivre la même voie que moi. (Quand ils me demandent comment faire – ça a souvent été le cas –, je leur réponds très simplement de ne jamais avoir peur de poser des questions, même celles dont tout le monde dit qu'elles sont stupides. Préparez-vous seulement à défendre votre point de vue en vous fondant sur une démarche et une logique scientifiques rigoureuses.)

Voir au-delà d'un paradigme peut se révéler extrêmement enrichissant, et très significatif, dans le contexte de la vie quotidienne. Avec le temps, toutes ces observations étranges et inattendues se sont assemblées : elles me semblaient de plus en plus interconnectées et ont fini par changer ma conception du monde. Cette vision du monde touchait à des questions de vie ou de mort : il était normal que les passions se déchaînent, dans un sens comme dans l'autre. C'est à ce moment-là que les limites des paradigmes sont devenues plus nettes et me sont apparues clairement.

L'ULTIME FRONTIÈRE (PARADIGMATIQUE) : LE RÉDUCTIONNISME

Maintenant que vous avez eu un aperçu de mes différentes expériences avec les paradigmes figés, il est temps de partager avec vous ce que tous ces questionnements m'ont appris sur le paradigme scientifique et médical dominant.

De ces premières observations aberrantes sont nées des questions hérétiques. Ces questions ont produit des réponses hérétiques, qui ont conduit à un ensemble de principes hérétiques. Mais, pendant longtemps, j'ai essayé d'appliquer ces principes dans un paradigme si énorme que je ne le voyais même pas. Ce n'est que lorsque j'ai commencé à remettre en cause les mécanismes de la méthode scientifique elle-même que je suis sorti du plus grand, du plus restrictif et du plus insidieux des paradigmes : le réductionnisme.

Partie II
LE PARADIGME, UNE PRISON

Dans la partie I, j'ai introduit l'idée que des informations importantes concernant notre santé nous étaient cachées, et que ce manque d'informations avait contribué à engendrer notre système de santé actuel, onéreux et tragiquement inefficace. Cette rétention d'informations a deux explications. Dans la partie II, nous allons nous attaquer à la première d'entre elles : le paradigme réductionniste actuel.

Dans le chapitre 4, nous commencerons par replacer le réductionnisme et son opposé, le holisme, dans un contexte philosophique et historique. À certains égards, dans notre société moderne, ces deux prismes entraînent une plus grande division de la conscience que n'importe quel autre, y compris les opinions politiques et sociales et les affinités religieuses.

Dans les chapitres 5 à 12, nous nous pencherons sur la manière dont le réductionnisme a influencé l'idée que nous nous faisons de la nutrition et de la santé. Nous verrons qu'il influe non seulement sur notre interprétation des résultats de recherches, mais aussi sur le genre de recherches qui sont entreprises en premier lieu. Nous examinerons le rôle qu'il a joué pour aider la génétique à s'imposer dans la communauté scientifique (mais aussi les limites de la génétique pour traiter les maladies) et l'influence qu'il a sur notre manière d'envisager le lien entre toxines environnementales et cancer. Nous verrons comment le réductionnisme a corrompu les principes les plus fondamentaux de la recherche, mais aussi le développement des produits et des services de santé, en transformant des institutions puissantes en véritables zombies : animées en apparence, et pourtant totalement dénuées de compassion et du désir d'améliorer notre santé. Enfin, nous élargirons le sujet et verrons que le réductionnisme a des répercussions sur nos habitudes alimentaires qui dépassent largement notre santé individuelle et collective, et touchent des domaines aussi divers que la pauvreté humaine, la cruauté envers les animaux et la dégradation de l'environnement.

D'ici là, vous aurez découvert que ce qu'on appelle des « preuves irréfutables » peuvent être très différentes en fonction du paradigme auquel on adhère. Vous saurez pourquoi la plupart des recherches sur le lien entre santé et alimentation sont contradictoires et portent à confusion. Et vous verrez pourquoi il est capital que nous sortions la nutrition des confins de la science et de la politique sociale auxquels elle a été reléguée.

1

Le triomphe du réductionnisme

Nous ne voyons pas les choses telles qu'elles sont. Nous les voyons telles que nous sommes.

Le Talmud

Vous connaissez sans doute cette vieille histoire : on demande à six aveugles de décrire un éléphant. Chacun d'eux touche une partie différente du corps de l'animal : patte, défense, trompe, queue, oreille et flanc. Évidemment, tous ont une impression très différente : arbre, lance, serpent, corde, éventail et mur. Ils se disputent violemment, chacun d'eux étant convaincu que son avis est le bon.

Je ne vois pas meilleure métaphore pour mettre en évidence le gros problème de la recherche scientifique aujourd'hui. Sauf que, au lieu de six aveugles, la science moderne charge 60 000 chercheurs d'examiner l'éléphant, chacun sous un angle différent.

En soi, il n'y a rien de mal à cela. Vous pourriez avancer que les six hommes, en se concentrant chacun sur une partie du corps, produisent ensemble une description plus riche et plus détaillée d'un éléphant qu'une personne seule qui ferait tout le tour de la créature. De la même manière, imaginez un peu le niveau de compréhension auquel peuvent accéder 60 000 scientifiques quand on leur permet de concentrer spécifiquement leurs recherches sur les minuscules parties constituantes d'un tout.

Comme dans la parabole, le problème ne survient que lorsqu'on croit à tort que les points de vue individuels décrivent toute la vérité. Quand on interprète par erreur un point de détail comme étant une vue d'ensemble de la situation. Quand les six hommes, ou les 60 000 chercheurs, ne communiquent pas entre eux ou ne reconnaissent pas que l'objectif global de la recherche est de concevoir et de comprendre l'éléphant dans son entier. Quand ils partent du principe que tout point de vue qui remet le leur en question est tout bonnement faux.

Dans ce chapitre, nous allons nous pencher sur les deux paradigmes qui s'affrontent en science et en médecine : le réductionnisme et le holisme. Nous verrons que, depuis quelques siècles, le réductionnisme – au lieu de servir d'outil à une compréhension holistique – a triomphé du holisme, ce qui a sérieusement entravé notre capacité à comprendre le monde.

LES LIMITES DES PARADIGMES

En 2005, dans son discours de remise des diplômes, feu le romancier David Foster Wallace raconta une histoire qui exprime parfaitement le fonctionnement des paradigmes : « C'est l'histoire de deux jeunes poissons qui nagent et croisent le chemin d'un poisson plus âgé qui leur fait signe de la tête et leur dit : "Salut les garçons. L'eau est bonne ?" Les deux jeunes poissons nagent encore un moment, puis l'un regarde l'autre et fait : "Tu sais ce que c'est, toi, l'eau[1] ?" »

Au chapitre 3, nous avons évoqué les paradigmes pour expliquer la manière dont nombre de mes collègues ont réagi aux résultats de nos recherches sur les protéines animales et les bienfaits du régime AEOV. J'ai comparé mon expérience à celle d'un poisson qui sort de l'eau et entre pour la première fois au contact de l'air : comme je me trouvais hors du paradigme scientifique dominant, je fus plus à même de comprendre où se situaient les limites de ce paradigme.

Ce que nous n'avons pas examiné en revanche, c'est le but des paradigmes, ainsi que leurs points forts et leurs faiblesses. Dans un premier temps, les paradigmes sont utiles pour formuler les connaissances et tester les théories. En fait, j'avancerais même qu'on ne peut pas vraiment s'en passer : il ne fait aucun doute que notre connaissance de l'univers ne peut progresser sans eux.

Au sens large, un paradigme est un filtre mental qui limite ce qu'on est capable de voir. Les filtres mentaux sont indispensables : sans le système d'activation réticulaire de notre cerveau, on serait inondé de stimuli et donc incapable de répondre à ceux qui sont importants. Sans la capacité de se concentrer sur une seule chose et d'éliminer les distractions, on ne serait pas bon à grand-chose. Et dans le domaine scientifique, sans les filtres (au sens propre) des microscopes et des télescopes, nous saurions bien peu de choses – sur le cosmos comme sur l'homme.

Les filtres – mentaux comme littéraux – ne deviennent problématiques que lorsqu'on les oublie et qu'on pense que ce que l'on voit est la réalité tout entière, et non une infime partie. Les paradigmes ne deviennent des prisons que lorsqu'on cesse de les identifier comme telles – quand on pense que le monde n'est fait que d'eau, si bien qu'on n'a même plus de nom pour la désigner. Dans un monde modelé sur le paradigme de l'eau, toute personne qui suggère l'existence d'un élément qui ne serait pas de l'eau est automatiquement considérée comme un hérétique, un fou ou un charlot.

Commençons donc par plonger dans les eaux troubles de la philosophie pour tenter de définir précisément les deux paradigmes concurrents que j'ai introduits il y a quelques pages : le réductionnisme et le holisme.

LE RÉDUCTIONNISME CONTRE LE HOLISME

Si vous êtes réductionniste, vous croyez que toute chose peut être comprise si on comprend ses parties constituantes. À l'inverse, un holiste croit que le tout est supérieur à la somme de ses parties. Et voilà : l'intégralité du débat résumée en quelques mots. Malgré tout, il fait rage parmi les philosophes, les théologiens et les scientifiques depuis l'Antiquité. Est-ce seulement de la philosophie académique, un débat aussi vain que celui du sexe des anges ? Certainement pas. Nous allons le voir, préférer un paradigme à un autre conduit à des approches de la science, de la médecine, du commerce, de la politique et même de la vie très différentes.

Je montrerai comment ces approches influent sur notre compréhension de la nutrition au chapitre 5. Mais, pour le moment, voyons dans les grandes lignes la bataille qui oppose le holisme au réductionnisme et examinons comment ce dernier a pris le dessus.

Je dois commencer par dire que cette bataille n'est absolument pas nécessaire : il n'existe aucun conflit inhérent entre les techniques scientifiques réductionnistes et la perspective holistique qui les englobe. Le réductionnisme, en soi, n'est pas une mauvaise chose. En effet, la recherche réductionniste est à l'origine de quelques-unes des découvertes les plus spectaculaires des siècles derniers. De l'anatomie à la physique en passant par l'astronomie, la biologie et la géologie, nous avons acquis une plus grande connaissance de l'univers – et la capacité d'interagir de façon positive avec lui –

grâce aux avancées scientifiques permises par les expériences contrôlées et ciblées du réductionnisme.

Le holisme ne s'oppose pas au réductionnisme. Le holisme englobe le réductionnisme, tout comme chaque « tout » englobe ses parties. Je ne crois pas qu'il nous faille revenir sur deux millénaires de progrès scientifique pour retourner à une époque où les êtres humains vénéraient la nature sans chercher à comprendre ses rouages. Je trouve génial que six aveugles s'attaquent au problème de l'éléphant. J'aimerais simplement que quelqu'un les mette au parfum : il s'agit d'un éléphant entier.

PETITE HISTOIRE DU RÉDUCTIONNISME

De tout temps, l'homme a cherché à en savoir plus sur le monde et lui-même. D'où venons-nous ? Que sont les émotions humaines et comment les déchiffrer ? Où allons-nous ? Quel est le sens de la vie ?

Dans la Grèce antique – le berceau de la majeure partie de la pensée occidentale –, la philosophie des sciences et la théologie étaient étroitement liées, et avaient beaucoup en commun. Toutes deux s'intéressaient aux sempiternelles questions sur le sens de l'existence et cherchaient à percer les secrets de la nature. Elles travaillaient main dans la main : la science procurait les matières premières – les observations – et la théologie élaborait des théories englobantes, ou de grandes histoires sur l'univers, à partir d'elles.

La science et la théologie sont toutes deux des filtres à travers lesquels nous interagissons avec la réalité, l'interprétons, un peu comme avec un microscope et des jumelles. Ces deux filtres nous en apprennent plus sur le monde que nous ne pourrions le voir à l'œil nu, mais les informations fournies par chacun peuvent être extrêmement différentes. Des scientifiques et théologiens grecs comme Pythagore, Socrate, Aristote ou Platon se seraient agacés si on leur avait suggéré de choisir un instrument et de renoncer à l'autre. Ces philosophes (littéralement, les « amoureux de la sagesse ») écrivaient et débattaient sur l'alimentation et la santé, la justice, les droits de la femme, la littérature et la théologie aussi facilement et avec autant de passion et de conviction qu'ils le faisaient sur la géologie, la physique et les mathématiques.

À un moment donné – ne me prétendant pas historien, je laisse les détails à ces derniers –, la science et la théologie se séparèrent, conduisant à leur appauvrissement respectif. Les autorités religieuses érigèrent des dogmes rigides à partir de certaines conceptions de l'univers, si bien que toute remise en question de ces conceptions était taxée d'hérésie. En Occident, la science commença à régresser. Ce qui avait été des hypothèses scientifiques tout à fait logiques, basées sur des faits observables (comme la Terre étant le centre de l'Univers dans l'astronomie ptolémaïque par exemple), fut déformé et érigé en principes de la foi, immuables. L'observation directe de la réalité était désormais considérée comme une activité dangereuse – que se passerait-il si on observait quelque chose qui viendrait contredire la théologie actuelle ?

Ce ne fut qu'au XIIIe siècle environ que la science commença à réapparaître, donnant naissance à une nouvelle ère, la Renaissance, qui conduisit au conflit entre les points de vue confessionnel et rationaliste. Les érudits redécouvrirent les textes de l'Antiquité grecque et s'en inspirèrent : au lieu de se raccrocher à des conclusions basées sur la foi, ils approfondirent leurs méthodes d'observation. Copernic (1473-1543) contesta le dogme théologique en avançant que le Soleil, et non la Terre, était le centre de l'Univers connu. Galilée (1564-1642) inventa le télescope et montra que Copernic avait raison.

Au cours des trois cents années qui suivirent (1600-1900), d'éminents et courageux érudits et scientifiques firent des observations qui continuèrent à jeter les bases de la suprématie des faits scientifiques sur la foi théologique – du moins dans l'esprit de nombreuses personnes. Les observations et les idées raisonnées, axées sur l'humain – l'humanisme –, se développèrent et s'avérèrent à la fois utiles et instructives.

Mais ce nouvel humanisme, s'étant démené contre une Église dogmatique pour être considéré comme respectable, devint bien moins tolérant à l'égard de la théologie que son ancêtre grec. Au lieu de chercher à collaborer avec les théologiens, les scientifiques cherchèrent de plus en plus à prendre leurs distances et à dissocier leurs activités des « superstitions » non basées sur des faits observables. Cela ne se limitait pas à la religion, mais incluait toute idée qui ne cadrait pas avec les opinions scientifiques, dans lesquelles la vérité n'était accessible qu'en décomposant au maximum le monde observable, en parties les plus petites possible. Bref : le réductionnisme. Avec le temps, ce que l'homme est capable d'observer a beaucoup évolué, mais cette conviction fondamentale à propos de la vérité, elle, n'a pas changé. À chaque nouvelle avancée technologique, on se contente de morceler le monde en parties toujours plus petites.

L'histoire de ces deux derniers siècles a vu le réductionnisme s'imposer inexorablement dans tous les aspects de notre vie, de la science à la nutrition en passant par l'éducation (pensez à tous les « sujets » enseignés indépendamment les uns des autres), l'économie (la microéconomie contre la macroéconomie), et même l'âme humaine (qui a été réduite à une cartographie des nerfs et des réseaux du cerveau).

CE QUE LE RÉDUCTIONNISME NE PEUT EXPLIQUER

Si l'on se penche sur notre approche de la compréhension aujourd'hui, il semblerait que le réductionnisme, sous le couvert de la science, ait gagné – mais au grand détriment de notre compréhension du monde. En refusant le contrôle religieux de la science, nous rejetons également les perspectives utiles qu'offre la théologie : une manière d'envisager le monde comme un tout interconnecté. La volonté d'accepter qu'il existe des choses que nous ne serons peut-être jamais capables de comprendre et que nous ne pouvons qu'observer.

Les faits « scientifiques » à eux seuls n'expliquent qu'une part infime des émotions complexes et profondes qu'on ressent quand on vit des moments spéciaux ou qu'on se trouve face aux grandes merveilles du monde. Des faits pourront-ils jamais expliquer entièrement l'inspiration et l'émerveillement qu'on ressent lorsqu'on écoute de la grande musique, quand on s'interroge sur les limites de l'univers, ou qu'on admire le talent et la sensibilité d'autres personnes ? Est-ce que décrire une activité enzymatique, une transmission nerveuse ou une explosion hormonale peut réellement saisir ce qu'on ressent face à cette admiration ou à ces émotions ? Ces sentiments sont infiniment complexes et échappent aux outils de l'étude objective et concrète. Le mathématicien autrichien Kurt Gödel démontra par son théorème d'incomplétude (publié en 1931) qu'il était inutile d'utiliser des techniques réductionnistes pour reproduire un système complexe. Il démontra mathématiquement qu'il était impossible de connaître un système complexe dans son intégralité, et que tout système que l'on pourrait connaître dans son intégralité n'était qu'un sous-ensemble d'un système plus large. En d'autres termes, la science n'est pas en mesure de décrire totalement l'univers. Peu importe la puissance de l'objectif ou de l'ordinateur, on ne sera jamais capable de reproduire avec exactitude les réactions chimiques qui se produisent quand on fait une chose aussi simple et banale que regarder un coucher de soleil. Et ce n'est pas qu'une simple question technique : cela ne dépend pas de nos outils ni de notre puissance informatique. C'est comme si la réalité elle-même résistait à cette tentative.

Au moment où Gödel découvrait les limites des mathématiques pour décrire la réalité numérique, les physiciens des particules se rendaient compte que leurs outils améliorés de perception étaient eux aussi insuffisants pour dépeindre la réalité physique avec précision. La lumière était soit une particule, soit une onde, en fonction de la manière dont on l'observait. La physique quantique se passa totalement d'objectivité en décrivant les particules subatomiques en termes de probabilités plutôt que de réalités. Werner Heisenberg montra qu'il était possible d'observer la position ou la vitesse d'un électron, mais pas les deux en même temps.

Le réductionnisme – en réalité, la quête de ce genre de transparence totale – est incroyablement utile mais, plus on approfondit nos connaissances, plus il apparaît clairement que le réductionnisme est insuffisant pour comprendre l'univers.

LE DA VINCI MODE

La manière dont nous pratiquons la science aujourd'hui résulte donc du rejet, après la Renaissance, d'une conception plus holistique du monde – rejet ayant accompagné celui de la religion. Toutefois, revenir à la division du travail entre scientifiques et théologiens ayant précédé la Renaissance n'est pas non plus la solution. Afin de trouver un modèle utile pour nous aujourd'hui

– le modèle d'un scientifique qui utilise des méthodes réductionnistes à l'intérieur d'un cadre holistique –, il nous faut retourner à la Renaissance elle-même.

Aucun être ne symbolise mieux l'intégration de la science et du holisme que l'homme de la Renaissance par excellence, Léonard de Vinci (1452-519). Léonard de Vinci ne doit pas sa réputation et sa place dans l'histoire à son seul talent (bien qu'immense) d'artiste (*La Joconde*, *La Cène*, entre autres) : c'était aussi un scientifique d'exception. Il s'intéressait à toutes les sciences, de la biologie (anatomie, zoologie et botanique) à la physique (géologie, optique, aérodynamique et hydrodynamique). Même selon nos critères actuels, il accomplit des choses extraordinaires et, ne l'oublions pas, il y a de ça déjà plus de cinq cents ans !

Léonard de Vinci envisageait la réalité et les merveilles de la nature comme un grand tout dynamique. Le thème de ses peintures était presque plus merveilleux que la réalité, et reflétait, du moins selon moi, sa compréhension de l'humain – là aussi, un grand tout dynamique. De Vinci était également très curieux des petits détails, ce qui pourrait expliquer les merveilles qu'il peignait du point de vue humain. En témoignent à la fois ses dessins des structures anatomiques en biologie et ses représentations sophistiquées de structures mécaniques en physique. Il publia des dessins incroyablement détaillés de l'anatomie humaine dans lesquels, comme l'a fait remarquer un de ses biographes, il « portait même attention à la forme des tout petits organes, des capillaires et des parties cachées du squelette ». On dit aussi que, dans le monde moderne, il fut le premier à introduire l'idée de méthode expérimentale – le concept central de la science – et, pour cela, certains le considèrent comme le père de la science. Probablement plus que tout autre érudit de son temps, Léonard de Vinci reconnaissait le lien entre le tout et ses parties.

Léonard de Vinci était ce qu'on appelle un « polymathe », terme qui fait référence à l'étendue exceptionnelle de ses talents artistiques, humanistes et scientifiques. Toutefois, plus que ses réalisations concrètes, ce qui nous intéresse ici est son érudition, qui proposait et encourageait une nouvelle forme de pensée : une synthèse du tout et de ses parties. L'ampleur et la profondeur de sa pensée étaient extraordinaires : il prêtait attention aux détails et aux nouveaux faits découverts par la science comme il cherchait à comprendre l'exaltation de l'émotion humaine quand toutes les parties, connues et inconnues, s'unissaient pour former le tout.

C'est précisément grâce à cette intégration que Léonard de Vinci a contribué de manière durable et profonde à notre compréhension de l'univers. Il avait compris que le holisme avait besoin du réductionnisme pour progresser, et que le réductionnisme avait besoin du holisme pour rester pertinent. Il s'était rendu compte que lorsqu'on sort quelque chose de son contexte pour l'étudier de plus près ou le mesurer plus précisément, on a plus à y perdre qu'à y gagner.

LE HOLISME : UN TOUT

Jan Smuts, homme d'État et philosophe d'Afrique du Sud ayant forgé le néologisme « holisme », écrivit que la réalité consiste en un « grand tout » composé de « petits touts naturels ». Dans mon travail, le corps est le « grand tout », et le processus par lequel le corps digère la nourriture est un plus « petit tout » à l'intérieur de ce corps. (La nutrition offre une perspective parmi d'autres sur le corps en tant que tout.) On peut également appliquer ce concept à l'être humain, petit tout dans le grand tout de la biosphère terrestre, ou à une cellule humaine, grand tout où la mitochondrie, l'ADN ou n'importe quel élément que vous avez étudié en biologie sont de petits touts en eux-mêmes. On peut continuer ainsi, dans un sens comme dans l'autre, jusqu'à atteindre les limites de l'observation, puis de l'imagination. De l'univers macrocosmique aux univers microcosmiques, il y a, philosophiquement parlant, une hiérarchie des touts, chaque tout ayant des parties qui sont elles-mêmes des touts.

Dans cet ouvrage, je n'évoquerai que quelques parties choisies de la biologie : l'expression génétique, le métabolisme intracellulaire et la nutrition. Chacune de ces parties est, en soi et pour soi, un système d'une complexité incompréhensible. Malgré tout, diviser la biologie en systèmes me gêne, car cela laisse supposer qu'il existe des frontières, qui sont en réalité floues et arbitraires. Bien que les organes de notre corps aient des limites physiques, chacun communique avec les autres organes par la transmission nerveuse et la communication hormonale, entre autres. Chaque entité dans le corps, quelle soit physique ou métabolique, est à la fois tout et partie. Il nous faut diviser les touts en parties constituantes pour pouvoir parler d'eux avec efficacité mais, ce faisant, on doit rester conscients du fait que de telles divisons sont plus ou moins arbitraires.

En effet, envisager notre système de classification comme une cartographie parfaite de la réalité est restrictif et potentiellement dangereux. Par exemple, la médecine occidentale envisage le corps de manière géographique : elle traite le foie, le rein, le cœur, la rotule gauche, et ainsi de suite. À l'inverse, la médecine chinoise envisage le corps comme un réseau énergétique. Elle peut diagnostiquer qu'un patient atteint d'un « cancer du foie » dans la médecine occidentale souffre de « trop de yang dans le méridien du triple réchauffeur » – description d'un déséquilibre énergétique affectant les « foyers » du corps, centrés autour de la tête, de la poitrine et du pelvis. Lorsque les médecins occidentaux ont pour la première fois entendu parler de ce système, la grande majorité a taxé le débat sur les énergies chi et les méridiens de superstition et lui ont opposé la « réalité objective » des organes, des os, des fluides et des muscles. Mais l'efficacité avérée de l'acuponcture, qui fait circuler l'énergie le long des méridiens pour traiter de nombreuses maladies, témoigne de l'utilité du paradigme chinois.

Certains pourraient avancer que notre compréhension limitée de la biologie résulte de l'échec de la technologie, non du paradigme – que, c'est certain, il nous est impossible de comprendre le système biologique *aujourd'hui* mais, à un moment ou à un autre, nous aurons un outil réductionniste suffisamment puissant pour comprendre cette complexité. Pour revenir à la parabole de l'éléphant : de six aveugles, nous pourrons passer à des millions, charger chacun d'eux d'étudier une partie microscopique de l'éléphant, puis recourir à des méthodes informatiques de pointe et des super ordinateurs pour les assembler. C'est la thèse avancée par le célèbre futurologue Ray Kurzweil, directeur de l'ingénierie chez Google, qui imagine que nous pourrons créer un corps humain à partir de rien, dès que nous connaîtrons toutes les parties du corps et aurons développé des super ordinateurs suffisamment puissants pour nous le permettre.

Selon moi, ce point de vue est naïf – du moins en ce qui concerne des systèmes biologiques tels que le corps humain. À titre d'exemple, prenons une enzyme, protéine qui joue un rôle clé dans les diverses réactions chimiques nécessaires au bon fonctionnement de l'organisme, comme la digestion des aliments ou la construction des cellules. Grâce à l'expérimentation et à l'observation, on peut percevoir la composition chimique, la taille, la forme et certaines fonctions d'une enzyme. Mais est-ce que la somme de ces caractéristiques suffit à faire une enzyme ? Pour la science moderne, la réponse est oui. Elle voit l'enzyme comme une entité discrète, avec des bords perceptibles, et son but est de percevoir ces bords.

En effet, si le monde était une accumulation de parties, chacune définie par des bords perceptibles, peut-être qu'à l'avenir les technologues seraient capables de comprendre le corps humain grâce à un outil réductionniste alimenté par des super ordinateurs, des modèles computationnels complexes et d'autres technologies. Mais le monde est bien plus complexe que cela. En réalité, une enzyme n'est pas une entité discrète autonome : elle *fait partie intégrante* d'un système bien plus vaste. Elle est au service du système, comme tous les autres éléments de ce système. Si un élément cesse de servir le système, comme dans le cas de la croissance incontrôlée de cellules cancéreuses, le système entier périclite et peut même lâcher complètement. Comme chaque partie est un élément intégral du même système, elles sont toutes connectées les unes aux autres ; aucune n'est autonome. Ce qui signifie que chaque partie influence les autres et est influencée par elles. Ôter ou modifier une partie change le tout, tout comme transformer le tout (nous le verrons plus tard) influe sur les parties – quand une partie est altérée, toutes les autres sont obligées de s'adapter pour permettre au système de continuer à fonctionner.

Dans ce scénario, les limites que nous assignons aux parties individuelles disparaissent. Pour le dire simplement, il n'y a pas de « bords » fixes dans le corps humain qui séparent les parties entre elles. À la place, on trouve une multitude de connexions et d'incessantes variations. Et c'est ce flot continu de causes et d'effets qui rend inutiles les modèles de prévision réductionnistes.

Cette absence de frontières est importante car elle signifie que chaque « partie » du corps a des implications plus larges que celles qu'on peut voir quand on inspecte la partie indépendamment du système qu'elle sert, comme le fait le réductionnisme. Ce dont l'enzyme est constituée, à quoi elle ressemble, ce qu'elle fait et pourquoi elle le fait – tout cela dépend d'un système plus grand : le corps humain. Mieux, une technologie plus puissante ne changera pas cette réalité fondamentale. Peu importe le nombre d'aveugles que vous employez pour observer les parties de l'éléphant, et peu importe la technologie dont vous disposez pour les aider, vous ne pourrez jamais acquérir la compréhension nécessaire pour voir l'éléphant entier.

Quand je déplore qu'on sorte une partie du tout dans lequel elle s'inscrit – que cette partie soit un nutriment, un mécanisme biologique, ou autre chose –, voilà ce que je déplore : que, en étudiant les parties en dehors de leur contexte, on s'empêche de voir les interprétations holistiques et les solutions concrètes qu'elles apporteraient en matière de santé humaine.

LE COÛT INTELLECTUEL DE LA VICTOIRE DU RÉDUCTIONNISME

J'espère m'être fait clairement comprendre : je ne prône pas un retour à l'acceptation dogmatique, basée sur la foi, des opinions de n'importe quelle autorité sur la réalité. Au contraire, j'affirme que la communauté scientifique devrait être moins dogmatique et plus ouverte d'esprit quand il s'agit d'observer et de décrire notre monde. L'un des principes de base de la science – l'élément clé qui la distingue des autres manières de voir le monde – est l'idée de réfutabilité. En gros, une théorie est réfutable si on peut apporter les preuves pour l'infirmer. Le point de vue opposé, le dogme, est par définition tout ce que l'on considère comme irréfutable.

Disons par exemple que vous pensez que le bus de New York à Ithaca arrive toujours à l'heure. J'imagine que vous serez d'accord pour dire que, s'il arrive un jour avec vingt minutes de retard, ce sera la preuve que votre théorie est fausse. Il se peut alors que vous rectifiiez votre théorie pour dire qu'il arrive à « 95 % du temps » à l'heure, ou « dans les trente minutes suivant son heure de départ prévue », et on pourrait se mettre d'accord sur des observations et expériences qui soutiennent ces nouvelles théories, ou qui les contredisent. Mais l'important ici, c'est que vous acceptez par avance que certains des événements observables peuvent partiellement ou totalement invalider votre théorie.

Comparez ça avec la conviction qu'il existe un au-delà dans lequel les bons sont récompensés et les mauvais punis. Si vous demandez à ceux qui croient en un tel au-delà quelles preuves pourraient les amener à changer d'avis, il est fort probable qu'ils vous regardent d'un air ébahi. Une telle croyance ne peut être contredite par des faits. Même si vous ne croyez pas en un tel au-delà, quels faits pourriez-vous réunir pour l'invalider ? Je ne suis pas en train de porter un jugement sur cette croyance, je dis seulement qu'elle n'est pas de la science, car ni l'observation ni l'expérimentation ne peut l'invalider ou la réfuter.

Le paradigme réductionniste est un dogme, un article de foi : il rejette par avance l'idée qu'il n'est peut-être pas toujours la meilleure ou la seule façon d'appréhender et de mesurer la réalité. Et la science moderne (les sciences biologiques et de la santé en particulier) ont adopté le dogme du réductionnisme au détriment du bon sens et de l'impartialité. Les individus les plus respectés et les plus instruits de notre société sont formés pour opérer exclusivement dans les limites de ce dogme. Ce qui nous ramène à notre métaphore : ces individus passent leur temps à étudier et à décrire les menus détails des éléphants sans qu'un seul ne soit conscient du fait que l'éléphant existe. Ce qui est tragique, c'est que nous avons confié la recherche de la vérité à ce système, et que ce sont ses résultats qui déterminent notre politique publique et influent sur nos choix privés.

2

Le réductionnisme envahit la nutrition

Le premier problème pour nous tous, hommes et femmes, n'est pas d'apprendre mais de désapprendre.

Gloria Steinem

Maintenant que nous avons parcouru les failles fondamentales du paradigme réductionniste en général, il est temps de chercher à comprendre comment ce paradigme a faussé la nutrition et la santé humaines, et leur a même nui.

Je sais que l'alimentation et la nutrition ne sont pas considérées comme étant très importantes en dehors de mon petit monde. Les journaux que je lis ont des rubriques dédiées à la politique, à l'économie, au sport et au divertissement, mais aucune à la politique alimentaire. Les « spécialistes » de l'alimentation sont de simples critiques gastronomiques ou pourvoyeurs de recettes, relégués aux pages du journal consacrées aux coupes de cheveux, à la mode ou à la décoration intérieure. Or, la nourriture est sans doute le sujet le plus important qui soit. Pas de nourriture, pas de civilisation. De mauvaises récoltes, une épidémie de maladie de la vache folle et des produits frais contaminés pourraient mettre notre société à genoux en un temps record. On croit être immunisés contre ce genre de catastrophes car, pour la plupart d'entre nous, la nourriture se résume à ce qu'on achète au supermarché. Et à chaque fois qu'on se rend au supermarché, devinez quoi ? Il déborde de nourriture. On ne va pas mourir de faim, donc tout va pour le mieux.

Mais ce n'est pas parce qu'on ne passe pas notre temps à penser à notre alimentation qu'elle n'est pas d'une importance capitale. La plupart d'entre nous ne sont pas obsédés par nos réserves d'oxygène, mais les personnes qui se retrouvent immergées sous l'eau ou coincées dans un immeuble enfumé sont incapables de penser à autre chose. La nourriture est aussi indispensable à notre survie que l'oxygène. Toutefois, alors que nous respirons tous le même air, de nombreux choix s'offrent à nous en matière de nourriture, et ces choix déterminent non seulement nos habitudes alimentaires, mais aussi notre utilisation des terres agricoles, les subventions gouvernementales, l'enseignement de nos enfants et le genre de société que nous créons.

Dans un même supermarché, on peut choisir de remplir son caddie au rayon fruits et légumes, à celui des produits laitiers ou de la viande réfrigérés, à celui des aliments en conserve, ou encore à celui des marchandises emballées. On peut acheter des fruits et légumes issus de l'agriculture locale ou des gigantesques exploitations industrielles d'Amérique du Sud. On peut sortir dîner au fast-food ou cuisiner maison. Et quand ces choix alimentaires nous font prendre trop de poids, on peut choisir un régime parmi le millier qui existe, de celui d'Atkins au régime paléo en passant par Weight Watchers et la macrobiotique. Ces différents choix individuels s'additionnent et influencent notre « système » alimentaire, tout comme le système alimentaire lui-même influe sur ces choix individuels. Or ce système, comme nos choix personnels, reflète en grande partie nos convictions en matière de nutrition.

Si ce n'était pas le cas, les informations nutritionnelles envahiraient-elles autant les emballages alimentaires ? Pourquoi le gouvernement fédéral dépenserait-il autant d'argent et passerait-il autant de temps à créer des groupes alimentaires, une pyramide alimentaire, des apports nutritionnels conseillés et des besoins nutritionnels moyens ? Pourquoi la FDA créerait-elle et mettrait-elle en application des lois concernant les aliments, les médicaments et les compléments que les fabricants sont autorisés à déclarer être bons pour la santé ?

Par conséquent, bien que l'alimentation et nos politiques nationales en la matière ne fassent pas souvent la une des journaux, elles déterminent de nombreux aspects de notre société. Et presque tout ce que croit notre société en matière de nutrition porte l'empreinte du réductionnisme. Dans ce chapitre, nous allons voir comment le paradigme réductionniste a donné naissance à une mauvaise politique nutritionnelle et à des consommateurs désorientés, mais aussi comment et pourquoi la nutrition résiste au modèle réductionniste dans lequel notre société s'évertue à l'enfermer.

LA SCIENCE NUTRITIONNELLE RÉDUCTIONNISTE

J'ai beaucoup réfléchi à la définition du mot « nutrition » : durant mes cinquante années de carrière universitaire, le département de nutrition a parfois organisé des journées de réflexion au cours desquelles on essayait de comprendre ce que ce mot signifiait réellement. Ces dernières ne s'avéraient pas très productives, car le même débat refaisait toujours surface.

À chaque fois, nous finissions par arriver à une définition par défaut, ressemblant à celles qu'on trouve dans les dictionnaires standard. Quelque chose comme : « Processus par lequel on fournit ou obtient les aliments nécessaires à la santé et à la croissance » (*Oxford English Dictionary*), ou : « Acte ou processus consistant à nourrir ou à être nourri ; en particulier la somme des processus par lesquels un animal ou une plante assimile et utilise des substances alimentaires » (*Webster*)*.

Je n'aime aucune de ces définitions. La définition du *Webster* échoue en partie sur le plan technique car elle utilise le terme « nourri », qui est un dérivé du terme « nutrition ». On ne peut pas définir un terme en se référant à lui-même ! Que le *Webster* ait recours à ce tour de passe-passe montre combien ce mot est problématique.

L'autre problème avec l'entrée du *Webster*, plus important, est le mot « somme ». Je me souviens des sommes en cours de maths à l'école primaire. Nous ajoutions deux chiffres et en obtenions un troisième. Le troisième, que nous appelions « la somme », n'était ni plus ni moins que le résultat obtenu en ajoutant les deux premiers chiffres. Rappelez-vous, c'est l'âme même du réductionnisme : on peut entièrement connaître la somme (le tout) si l'on connaît chacune de ses parties.

L'*Oxford Dictionary* et le *Webster* utilisent tous les deux le mot « processus », qui fait référence à quelque chose d'important mais qui, en soi, est d'une imprécision impardonnable. La définition de l'*Oxford Dictionary* se concentre uniquement sur le processus de nutrition comme quelque chose qui se produit en dehors du corps : la nourriture est soit fournie, soit obtenue. Cela

*. Pour information, *Le Robert* donne la définition suivante : « Ensemble de processus d'assimilation et de désassimilation qui ont lieu dans un organisme vivant, lui permettant de se maintenir en bon état et lui fournissant l'énergie vitale nécessaire. » Sens restreint : « Transformation et utilisation des aliments dans l'organisme » (N.D.T.).

exclut le fait que la nutrition puisse être un processus biologique interne, ou complexe. Aux yeux des réductionnistes, la nutrition n'est que la somme des effets des différents nutriments. Ces définitions trompeuses, de deux des dictionnaires de langue anglaise les plus respectés et les plus utilisés, montrent à quel point le concept réductionniste est profondément ancré dans notre culture.

Si l'on vous a appris des choses comme : « Le calcium fortifie les os », ou : « La vitamine A est nécessaire pour avoir une bonne vue », ou encore : « La vitamine E est un antioxydant qui lutte contre le cancer », vous avez appris la nutrition de cette manière. C'est également vrai si vous comptez vos calories, si vous faites attention aux pourcentages sur les étiquettes nutritionnelles des aliments emballés, si vous vous demandez si vous avez suffisamment de protéines, ou si vous enduisez vos frites de ketchup parce que vous avez entendu dire que les tomates étaient une bonne source de lycopène.

Ces convictions ne sont pertinentes que dans un paradigme réductionniste qui identifie les composants des aliments – les différents nutriments – et détermine précisément le rôle de chacun dans l'organisme et la quantité qui nous est nécessaire. Et c'est exactement ce que nous, les scientifiques, sommes formés pour faire. C'est comme ça qu'on m'a enseigné la nutrition, et je l'ai enseignée de la même manière à mes étudiants. Cela inclut un cours de biochimie de troisième cycle à Virginia Tech, un cours de biochimie nutritionnelle de troisième cycle à Cornell, et deux nouveaux cours de deuxième cycle en toxicologie biochimique et moléculaire pour un nouveau cursus d'études supérieures de toxicologie, également à Cornell. Comme les autres facultés spécialisées dans ces domaines, je suivais l'enseignement qu'on trouve dans les manuels, en me concentrant principalement sur les différents nutriments, substances chimiques toxiques, mécanismes d'action (à savoir, des explications biochimiques) et effets, comme s'il y avait, pour chaque nutriment ou substance chimique, un mécanisme principal qui explique, voire contrôle la relation de cause à effet.

Quand j'enseignais la nutrition selon cette approche traditionnelle et réductionniste, voilà comment se déroulait un cours. Nous commencions par examiner la structure chimique du nutriment. Puis nous abordions la façon dont il agit dans l'organisme : son absorption dans le sang à travers la paroi intestinale, son transport dans l'organisme, son stockage, son excrétion et les quantités nécessaires pour être en bonne santé. Nous parlions de chaque nutriment séparément, comme s'il agissait seul, de manière totalement mécanique. En d'autres termes, enseigner la nutrition revenait à faire mémoriser aux étudiants des faits, des chiffres et des voies chimiques pour qu'ils réussissent à leurs examens sans leur demander de réfléchir au contexte dans lequel ces différentes informations s'inscrivaient.

Cela se passe exactement de la même manière dans la recherche. Les recherches nutritionnelles les plus valorisées – celles qui obtiennent en priorité les financements et sont publiées dans les meilleures revues – se concentrent sur un nutriment et sur l'explication d'un de ses effets. Mon programme de recherches expérimentales se concentrait sur les effets de causes, de réactions, d'enzymes et d'effets discrets, souvent sans tenir compte du contexte – le corps comme un tout –, en partie parce que, comme je l'ai expliqué, on m'avait appris à penser de cette manière à moi aussi*, mais aussi parce que, pour obtenir des financements pour nos recherches,

---

* Je me souviens encore de la soutenance de mon master à Cornell, en 1956 : j'étais supposé nommer tous les acides aminés qu'on connaissait à l'époque, ainsi que leurs structures chimiques. Je n'ai pas réussi et j'ai failli

nous sommes obligés de concentrer nos hypothèses et nos objectifs expérimentaux sur des résultats pouvant être mesurés.

Laissez-moi vous donner un exemple précis datant des premières phases de mes recherches sur le développement du cancer initié par l'aflatoxine (AF), un agent chimique connu pour provoquer le cancer du foie. (Vous vous en souvenez sans doute, l'AF est le carcinogène produit par la moisissure des cacahuètes que j'étudiai aux Philippines.) La figure 5-1 résume le processus que nous étudiions (en se basant sur un régime contenant 20 % de caséine, ou protéine de lait).

À ce stade précoce, ma recherche en laboratoire était totalement acceptable d'après les règles réductionnistes. Nous nous concentrions sur un type de carcinogène (l'AF), qui entraînait un genre de cancer (cancer du foie hépatocellulaire) dépendant d'un type d'enzyme (oxydase à fonction mixte) qui métabolisait l'AF pour produire un genre de substance fortement radioactive (l'époxyde d'aflatoxine), qui entraînait une réaction biochimique (la liaison chimique de l'époxyde à l'ADN, responsable de dommages génétiques), chaque étape semblant avoir une cohérence interne et être plausible sur le plan biologique. Et nous découvrîmes que plus le carcinogène se liait à l'ADN, plus il y avait de tumeurs cancéreuses[1]. Ha, ha ! C'était *le* mécanisme qui « expliquait » l'effet des protéines sur le cancer !

être recalé à cause de ça. Aujourd'hui encore, après les avoir enseignés pendant des années, je ne les connais toujours pas par cœur !

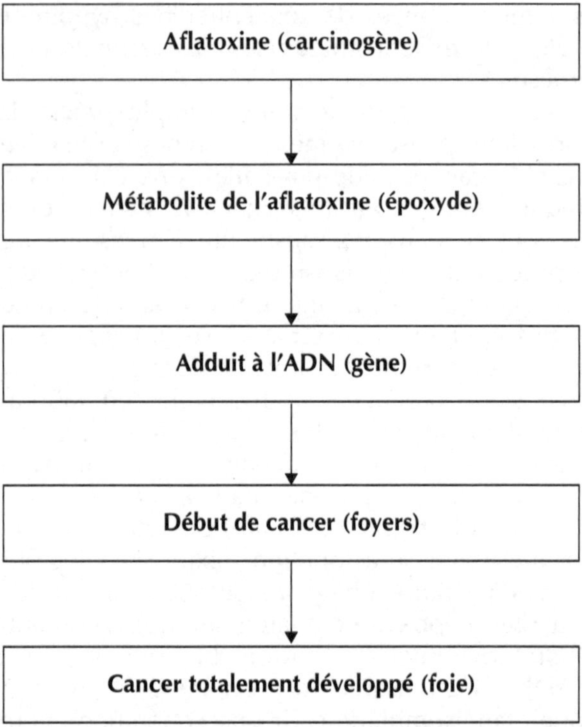

Figure 5.1. Modèle linéaire de cancer causé par l'aflatoxine

Quelques réflexions sur le paragraphe précédent. Premièrement, je n'attends pas de vous que vous compreniez tout ce que j'écris. Je décris des réactions biologiques et chimiques complexes dans le jargon qu'utilisent les scientifiques pour être précis. Tout ce qu'il vous faut savoir, c'est que, selon ce modèle, A cause B, qui cause C, qui entraîne D. Donc, plus vous avez de A au départ (substance chimique provoquant le cancer), plus vous avez de D à la fin (cancer).

Deuxièmement, tout cela vous paraît sans doute plutôt convaincant, même si vous ne comprenez pas vraiment.

De telles recherches semblent irréfutables, car elles s'intéressent à des faits objectifs – des réactions, des mutations génétiques, et la cancérogenèse –, contrairement à des choses aussi complexes que le comportement humain et le mode de vie. Ce n'est qu'en excluant la réalité complexe et désordonnée qu'on peut présenter les réactions en chaîne biologiques de manière linéaire et causale.

Nous avions consacré plusieurs années à cette série d'études et travaillé avec zèle, avions obtenu des résultats très impressionnants et publié des tas d'articles, mais nous n'avions toujours pas répondu à une question fondamentale : cette découverte – une consommation plus élevée de caséine alimentaire entraînait plus de tumeurs cancéreuses chez les rats – nous apprenait-elle quelque chose sur les autres protéines, carcinogènes chimiques, cancers, maladies et espèces (à savoir, les êtres humains) ?

En d'autres termes, ce résultat surprenant, cette observation aberrante sur les protéines alimentaires suggérait-elle que notre histoire d'amour avec les protéines animales résultait d'une méprise et nous mettait en danger ? Le lait de vache en petite quantité favorisait-il le cancer chez l'homme ? Et qu'en était-il des autres maladies ? Les autres protéines animales avaient-elles les mêmes effets ? Pendant des dizaines d'années, j'ai tenté de répondre à ces questions à l'aide d'outils réductionnistes, mais je me suis peu à peu rendu compte que la science réductionniste n'était souvent pas en mesure de le faire. Non pas parce qu'on ne pouvait pas réaliser des expériences pour comparer les effets d'un régime riche en protéines animales avec d'autres facteurs généralement présents dans un régime AEOV. Cela a déjà été fait et les résultats de ces études sont époustouflants (en particulier les recherches et les expériences cliniques d'Esselstyn, de McDougall, de Goldhamer, de Barnard et d'Ornish, que j'évoque pour certaines ailleurs dans ce livre).

Non, le problème de la recherche réductionniste, c'est qu'il est trop facile de mener des expériences qui montrent précisément ce qui semble être l'effet inverse : que le lait prévient le cancer. Que l'huile de poisson protège le cerveau. Que de grandes quantités de protéines animales et de graisses stabilisent le taux de sucre dans le sang et préviennent l'obésité et le diabète. Car, quand on regarde dans un microscope, au sens littéral comme au sens métaphorique, on ne peut pas voir la vue d'ensemble. On ne voit qu'une infime partie d'une vérité bien plus grande, et ce hors de tout contexte. Et c'est celui qui a le porte-voix le plus puissant qui a le plus d'influence – dans ce cas, ceux qui crient que le lait et la viande sont indispensables pour avoir une santé optimale, dont les porte-voix ont gentiment été fournis par les industries de la viande et du lait.

Je suis persuadé qu'avec suffisamment de temps et d'argent, je pourrais mener des expériences de type réductionniste qui montreraient les bienfaits pour la santé du Coca-Cola, des Snickers frits (très populaires à la foire exposition de Caroline du Nord !), et même de l'AF (en réalité, nous avons déjà démontré de tels effets dans notre labo[2]). Il faudrait juste que je m'arrange avec l'échantillon (disons, en étudiant les effets du Coca-Cola sur des personnes mourant de soif dans le Sahara, ou les effets d'un Snickers sur le taux de mortalité de conducteurs fatigués à deux heures du matin). Je pourrais également mesurer des centaines de biomarqueurs différents et ne rapporter que les résultats qui confirment mon parti pris. Ou, comme les aveugles évoqués au chapitre 4, je pourrais effectuer des recherches honnêtes et arriver malgré tout à des conclusions incomplètes ou trompeuses à cause de ma vision limitée.

Voilà pourquoi on voit si fréquemment des résultats de recherche contradictoires dans les médias : en réalité, le cadre dominant de la recherche *encourage* ce genre de conflits. Ce cadre réductionniste explique également pourquoi les convictions de notre société en matière de nutrition semblent si souvent contradictoires et confuses, qu'elles viennent de manuels scolaires, d'emballages alimentaires ou de messages gouvernementaux.

LA NUTRITION RÉDUCTIONNISTE, DU SUPERMARCHÉ À LA MAISON

Bien que le réductionnisme soit né dans les laboratoires, il s'insinue autant dans l'imagination du public que dans la pensée universitaire. Comme nous (les scientifiques) sommes considérés comme des « experts », notre conception du monde influe sur notre compréhension de la nutrition à tous les niveaux.

Attrapez n'importe quel manuel de nutrition, niveau primaire ou secondaire, et vous y trouverez inévitablement une liste des nutriments connus. Il existe environ une douzaine de vitamines et de minéraux, sans doute vingt à vingt-deux acides aminés, et trois macronutriments (graisses, hydrates de carbone et protéines). Ces substances chimiques et leurs effets sont considérés comme l'essence de la nutrition : contentez-vous de consommer suffisamment (mais pas trop) de chacune d'elles et vous irez bien. C'est ainsi depuis longtemps. On nous apprend à envisager la nourriture comme des éléments individuels dont nous avons besoin. On mange des carottes pour la vitamine A et des oranges pour la vitamine C, et on boit du lait pour le calcium et la vitamine D.

Si on aime l'aliment en question, on est heureux d'en tirer nos nutriments. Mais si on ne l'aime pas – pensez aux épinards, aux choux de Bruxelles ou aux patates douces –, on pense que ce n'est pas grave de faire l'impasse dessus, du moment qu'on prend un complément contenant les mêmes quantités de ces nutriments. Or, récemment, même des recherches réductionnistes ont montré que la supplémentation alimentaire ne marche pas. Il s'avère qu'une pomme fait beaucoup plus dans notre organisme que tous ses nutriments connus ingérés sous forme de pilule. La pomme entière est bien supérieure à la somme de ses parties. Malgré tout, à cause de la vision du monde réductionniste, on ne croit pas que l'aliment est important en soi. Seuls les nutriments qu'il contient le sont.

Cette conviction est renforcée à chaque fois qu'on lit les étiquettes sur les emballages alimentaires. Parfois, ces listes sont assez complètes. L'étiquette standard dresse la liste de tout un tas de nutriments, en faisant figurer les quantités précises par portion pour chacun d'eux (voir figure 5.2).

En 1990, je faisais partie du panel d'experts de l'Académie nationale des sciences chargé par la *Food and Drug Administration* d'uniformiser et de simplifier le programme d'étiquetage alimentaire. Deux écoles de pensée étaient représentées dans notre groupe. L'une voulait se servir de l'étiquette pour indiquer aux consommateurs la teneur en nutriments de l'aliment. L'autre, dont je faisais partie, entendait minimiser les informations quantitatives sur l'étiquette. Selon moi, nous servirions mieux le public en fournissant des informations plus générales, comme une liste d'ingrédients, et en évitant les détails trop précis. (Nous perdîmes, même si, au final, notre rapport proposait un modèle d'étiquette plus clair que l'original.)

Valeurs nutritionnelles moyennes		
Portion de référence : 60 ml		
Nombre de portions par contenant : environ 13		
Quantité par portion		
Calories 45		Calories provenant des graisses 10
		% RNJ *
Graisses totales 1 g		2 %
Sodium 30 mg		1 %
Potassium 110 mg		3 %
Hydrates de carbone 8 g		3 %
dont fibres alimentaires 2 g		8 %
dont sucres 7 g		
Protéines < 1 g		
Vitamine A 10 %	•	Vitamine C 50 %
Fer 2 %	•	Vitamine E 50 %
Vitamine K 10 %	•	Niacine 20 %
Vitamine B6 20 %	•	Vitamine B12 20 %
Acide pantothénique 20 %		
Ne constitue pas une source significative de graisses saturées, d'acides gras trans, de cholestérol ni de calcium. * Repères nutritionnels journaliers pour un adulte avec un apport moyen de 2 000 calories.		

Figure 5.2. Exemple type d'étiquette alimentaire3

Les ingrédients sont importants, et pas seulement pour éviter ceux auxquels on peut être allergique. Vous n'avez sans doute pas envie de manger des aliments qui contiennent de longues listes d'ingrédients au nom imprononçable, et je présume que savoir si vos céréales du matin contiennent de grandes quantités de sirop de glucose-fructose (ou sirop de maïs à haute teneur en fructose) vous intéresse. Néanmoins, inclure des détails en petits caractères, comme le nombre de microgrammes de niacine, dessert le public de deux manières et peut entraîner de mauvais choix alimentaires. Premièrement, cela accable le consommateur et pousse la plupart d'entre eux à ne pas tenir compte de l'étiquette. Deuxièmement, cela sous-entend que les nutriments mentionnés sur l'étiquette (un infime pourcentage du total des nutriments connus) sont les seuls importants – voire les seuls qui existent, d'ailleurs.

Ce n'est pas la seule façon dont le gouvernement soutient et promeut la philosophie nutritionnelle réductionniste. Citons un exemple connu du public : depuis de nombreuses années, une base de données sur la composition des nutriments, incluant tous les aliments connus, est développée. Depuis le début des années 1960, le département de l'Agriculture américain travaille sur cette gigantesque base de données, dans laquelle chaque aliment est accompagné de la liste complète des nutriments qu'il contient, et en quelle quantité. Cette base de données est aujourd'hui accessible au public sur Internet : http://ndb.nal.usda.gov.

Les scientifiques travaillant pour le gouvernement ont également encouragé la politique nutritionnelle réductionniste à travers leurs recommandations nutritionnelles, qui se concentrent sur les quantités de nutriments jugées importantes pour être en bonne santé – et ces recommandations ont bien plus de portée qu'une base de données en ligne. Tous les cinq ans, le comité dédié à l'alimentation et à la nutrition (*Food and Nutrition Board*) de l'Académie nationale des sciences passe en revue l'actualité scientifique pour mettre à jour ces recommandations. Anciennement connues sous le nom de « rations journalières recommandées », elles ont été révisées dans un rapport en 2002 pour ne plus fournir une ration fixe journalière recommandée mais une fourchette, afin d'optimiser la santé et de minimiser les risques de maladies (aujourd'hui appelées apports nutritionnels conseillés, ou ANC). Le problème, c'est que les ANC se concentrent toujours sur les nutriments pris séparément. Et ces recommandations, exprimées sous forme de chiffres, servent désormais de critères pour contrôler la qualité des initiatives publiques de nutrition, comme le programme national des repas scolaires (*School Lunch Program*), les directives alimentaires dans les hôpitaux et d'autres programmes alimentaires subventionnés par le gouvernement.

Armés de ces recommandations gouvernementales et de cette vaste base de données nutritionnelles, les consommateurs peuvent désormais consulter les ANC, puis les recouper dans la base de données pour déterminer quels aliments ajouter ou soustraire à leur alimentation pour atteindre l'apport en nutriments nécessaire. Les créateurs des ANC doivent se demander comment nos ancêtres, sans accès à l'informatique, arrivaient à suffisamment bien se nourrir pour survivre et se reproduire !

Bien sûr, personne ne choisit son alimentation en fonction de bases de données et d'ANC, mais quantifier les aliments de la sorte renforce l'impression que c'est la meilleure manière d'appréhender la nutrition. La peur engendrée par ces outils réductionnistes conduit de nombreuses personnes à s'inquiéter de ne pas avoir leur ration journalière de nutriments. Voilà pourquoi les Américains dépensent chaque année entre 25 et 30 milliards de dollars (en 2007) en compléments alimentaires[4]. De nombreuses personnes considèrent que la consommation de ces produits est l'essence même de la nutrition moderne. Voilà aussi pourquoi on accroît la teneur des aliments en nutriments spécifiques – comme le fer, le sélénium, le calcium, la vitamine D et l'iode –, car certaines régions du monde ou certaines populations souffrent de carences. Dans le cas de carences nutritionnelles graves (comme les marins anglais au XIXe siècle, atteints de scorbut à la suite d'une carence en vitamine C, ou les villageois pauvres du tiers-monde qui meurent de carence protéique), porter attention aux différents nutriments est tout à fait logique. En cas de malnutrition, les compléments peuvent sauver des vies à court terme : ils permettent de gagner du temps pour mettre en place des systèmes à plus long terme qui assureront une nutrition suffisante et équilibrée à partir de vrais aliments. Mais pour la plupart des Américains, qui souffrent de suralimentation et d'informations trop parcellaires sur leur nourriture, cette approche est erronée. Elle nous accable et, pour reprendre la formule mémorable de Jim Rohn, le coach en motivation, il faut apprendre à « séparer les choses majeures de[s] choses mineures ».

LES FAILLES DU MODÈLE RÉDUCTIONNISTE

En résumé, presque tout le monde, professionnels comme profanes, parle de la nutrition, l'étudie, la vend et la pratique, en se référant à des nutriments spécifiques et, souvent, à des quantités précises. On est obsédés par les *quantités*. Les vitamines. Les minéraux. Les acides gras. Et, bien sûr, la plus grande de nos obsessions : les calories.

Nous avons vu d'où vient cette obsession et elle est tout à fait compréhensible. Après tout, la plupart d'entre nous veulent être en bonne santé et se sentir bien, et on nous apprend que notre état de santé dépend en partie de ces substances et des quantités exactes qui nous sont nécessaires. Qu'on parle du calcul obsessionnel des calories préconisé par Weight Watchers ou de l'absurde

« régime du juste milieu* » (qui recommande de consommer 40 % des calories sous forme de glucides, 30 % sous forme de protéines et 30 % sous forme de lipides), on croit que, plus on surveille de près nos apports, plus on prend le contrôle de notre santé.

Malheureusement, c'est loin d'être vrai. La nutrition n'est pas une équation mathématique, dans laquelle deux et deux font quatre. La nourriture que nous avalons ne contrôle pas notre nutrition – pas entièrement. C'est ce que notre corps fait de cette nourriture qui la contrôle.

Faille n° 1 : la sagesse de notre corps

Vous êtes bien assis ? Parce que je dois vous expliquer quelque chose que quasiment personne ne reconnaît en matière de nutrition : il n'existe presque aucun lien direct entre la quantité d'un nutriment donné consommée lors d'un repas et la part qui atteint effectivement son principal site d'action dans l'organisme – ce qu'on appelle sa « biodisponibilité ». Par exemple, si je consomme 100 milligrammes de vitamine C au cours d'un repas et 500 milligrammes au cours d'un autre, cela ne signifie pas que cinq fois plus de vitamine C atteint les tissus sur lesquels elle agit lors du second repas.

Ça a l'air d'une mauvaise nouvelle ? Aux yeux des réductionnistes, sans aucun doute. Cela signifie qu'on ne peut jamais vraiment savoir quelle quantité d'un nutriment ingérer, car on ne peut pas prédire quelle quantité sera utilisée. L'incertitude : le pire cauchemar d'un réductionniste !

En réalité, c'est une très bonne nouvelle. La raison pour laquelle on ne peut pas prévoir la quantité d'un

---

* Ou « Zone diet », régime popularisé par le biochimiste Barry Sears (N.D.T.).

nutriment qui sera absorbée et utilisée par l'organisme, c'est qu'elle dépend en partie de ce dont le corps a besoin à ce moment-là. Incroyable, non ? En termes plus scientifiques, la proportion d'un nutriment qui est digérée, absorbée, et fournie aux différents tissus et aux cellules dans ces tissus, dépend principalement du besoin de l'organisme pour ce nutriment donné à ce moment précis. Ce besoin est « perçu » par le corps et contrôlé par différents mécanismes qui opèrent à différentes étapes de la « voie » empruntée par un nutriment, de son ingestion à son utilisation. Le corps règne en maître quand il s'agit de choisir les nutriments dont il se sert et ceux qu'il rejette sans avoir été métabolisés. La voie que suit un nutriment se divise, se divise à nouveau et se divise encore : le nutriment traverse donc un labyrinthe de réactions bien plus complexe et imprévisible que le modèle linéaire simpliste proposé par le réductionnisme.

La proportion de bêtacarotène ingérée qui est effectivement convertie en son métabolite le plus courant, le rétinol (vitamine A), peut varier de 1 à 8. La proportion convertie diminue également quand les doses de bêtacarotène augmentent, gardant les quantités absolues absorbées à peu près équivalentes. Le pourcentage de calcium absorbé peut au moins être multiplié par 2 ; plus l'apport de calcium est élevé, plus la proportion absorbée dans le sang est faible, ce qui assure la bonne quantité de calcium pour l'organisme, et pas plus. La biodisponibilité du fer peut quant à elle varier de 3 à 19. On peut dire la même chose de quasiment tous les nutriments et substances chimiques associées.

En résumé, pour presque tous les nutriments, le lien entre quantité consommée et quantité utilisée n'est pas linéaire. Bien que de nombreux professionnels soient au courant, peu comprennent la signification réelle de cette complexité. Elle signifie que les bases de données de nutriments ne sont pas aussi utiles qu'on pourrait le croire. Elle signifie également que la supplémentation réductionniste, avec de grandes doses de nutriments distincts, ne garantie pas l'utilisation de ces nutriments. (En réalité, les processus digestifs sont si complexes et si dynamiques que surdoser un unique nutriment ne peut qu'aboutir à un déséquilibre des autres nutriments, comme nous allons le voir plus tard, avec la faille n° 3.)

Faille n° 2 : la variabilité des aliments

Ne pas connaître la quantité exacte d'un nutriment qui sera utilisée par l'organisme n'est pas la seule incertitude. Le contenu nutritif des aliments que nous consommons varie bien plus que la plupart d'entre nous ne peuvent l'imaginer. Regardez les recherches menées sur un seul antioxydant, le bêtacarotène (et/ou ses caroténoïdes associés). On sait que la teneur en bêtacarotène dans différents échantillons d'un même aliment peut varier de 3 à 19, et même jusqu'à 40 ou plus comme cela a été rapporté pour les pêches. C'est vrai : vous pouvez tenir une pêche dans chaque main et celle dans votre main droite peut facilement contenir 40 fois plus de bêtacarotène que celle dans votre main gauche, en fonction de données comme la saison, le sol, la conservation, la transformation, et même l'endroit où se trouvait le fruit sur l'arbre. Et le bêtacarotène est loin d'être le seul exemple. La teneur en calcium « relativement stable » de quatre genres de haricots cuits à maturité (haricots noirs, rouges, blancs et pinto) peut être multipliée par 2,7 – de 46 à 126 mg par tasse.

Cette variation du contenu nutritif des aliments et la variation de l'absorption et de l'utilisation des nutriments par l'organisme s'additionnent. Un exercice tout bête peut m'aider à en faire la démonstration. Imaginez que la quantité de bêtacarotène contenue dans une carotte puisse varier de 1 à 4, et que la quantité de cette proportion incertaine qui est ensuite absorbée à travers la paroi intestinale et passe dans le sang puisse à son tour varier de 1 à 2. En théorie, cela signifie que la quantité de bêtacarotène transmise dans le système sanguin par n'importe quelle carotte à n'importe quel moment peut varier de 1 à 8.

Ces variations sont énormes, mais incertaines, et qu'elles soient de 2 ou de 40, le message est le même au final : lorsqu'on consomme un aliment, à n'importe quel moment, on ne peut pas connaître avec précision la quantité des différents nutriments disponible pour notre organisme, ni combien notre organisme en utilise réellement.

Faille n° 3 : la complexité des interactions entre les nutriments

Mais attendez… il existe encore d'autres incertitudes ! Vous serez peut-être surpris d'apprendre que les trois nutriments mentionnés plus haut peuvent influer sur leurs activités respectives. Le calcium fait diminuer la biodisponibilité du fer de 400 %, tandis que les caroténoïdes (comme le bêtacarotène) font augmenter l'absorption du fer de 300 %. En théorie, si l'on comparait un régime riche en calcium et faible en caroténoïdes et un régime faible en calcium et riche en caroténoïdes, on pourrait voir une différence de 800 à 1 200 % dans l'absorption du fer. Mais, même si ces variations théoriques n'étaient que de 100 à 200 %, ce serait déjà énorme. Pour certains nutriments, les concentrations dans les tissus variant de plus de 10 à 20 % peuvent se révéler très graves.

Les interactions entre les différents nutriments d'un aliment sont considérables et dynamiques – et ont d'énormes conséquences, très concrètes. Karen Kubena et David McMurray, des chercheurs de l'université Texas A&M, ont mené une étude remarquable : ils y ont résumé les effets avérés d'un grand nombre de nutriments sur notre système immunitaire, immensément complexe[5]. Les nutriments forment des paires : chacun y modifie l'autre, puis ces paires influent à leur tour sur certains éléments du système immunitaire. Parmi celles-ci, on trouve : vitamine E – sélénium, vitamine E – vitamine C, vitamine E – vitamine A, et vitamine A – vitamine D. Le magnésium influe sur les effets du fer, du manganèse, de la vitamine E, du potassium, du calcium, du phosphore et du sodium et, à travers eux, sur les activités des centaines d'enzymes qui les traitent ; le cuivre interagit avec le fer, le zinc, le molybdène et le sélénium pour affecter le système immunitaire ; les protéines alimentaires ont différents effets sur le zinc ; et la vitamine A et les graisses alimentaires (lipides) modifient leur capacité respective à influencer le développement du cancer créé pour les besoins de l'expérience.

Même des substances chimiques étroitement liées, appartenant à la même classe chimique, peuvent énormément s'influencer. Par exemple, certains acides gras influent sur les activités d'autres acides gras dans le système immunitaire : la teneur en graisses totales et en graisses saturées dans le régime alimentaire modifie profondément l'effet des graisses polyinsaturées (présentes dans les huiles végétales) sur le cancer du sein, entre autres.

Il a déjà été démontré que le magnésium joue un rôle essentiel dans le fonctionnement de plus de 300 enzymes, ce qui en dit long sur les possibilités qu'offrent les interactions quasiment illimitées entre nutriments. Les effets de ces interactions sur les enzymes qui métabolisent les médicaments et sur le système immunitaire s'appliquent également à d'autres systèmes complexes, comme le système hormonal, l'équilibre acido-basique et le système neurologique[6].

Les exemples cités ici ne représentent qu'une fraction infinitésimale du nombre total d'interactions qui se produisent à chaque instant dans notre corps. Il est à l'évidence imprudent de penser que nous pouvons étudier les effets d'un unique nutriment ou médicament sans se soucier des autres facteurs chimiques qui peuvent les modifier. Ces exemples devraient également nous rendre extrêmement hésitants à « surdoser » des nutriments isolés d'aliments entiers. Notre organisme a évolué pour consommer des aliments entiers et est tout à fait capable de gérer les associations et les interactions des nutriments qu'ils contiennent. Toutefois, donnez à un organisme 10 000 mg de vitamine C et rien ne va plus.

L'ABSURDITÉ DE LA PRÉCISION RÉDUCTIONNISTE

Même dans cette discussion sur la variabilité de l'absorption des nutriments, vous avez peut-être remarqué que je suivais une ligne un brin réductionniste. J'ai examiné la variabilité de nutriments uniques : leurs quantités variables dans les aliments et sur leur site d'action dans l'organisme. Comme nous l'avons vu, consommer deux nutriments en même temps a des incidences sur leur utilisation respective. Cette variation devient infiniment plus complexe et incertaine quand un grand nombre de nutriments est consommé simultanément (ce qu'on appelle « manger de la nourriture »). Nous ne parlons pas ici de seulement trois ou quatre nutriments qui s'influencent les uns les autres et affectent les divers systèmes de l'organisme ; nous parlons de tous les éléments actifs d'un aliment entier. Il est tout simplement impossible de savoir combien de substances chimiques sont consommées dans un seul morceau de nourriture, ni lors d'un repas, ni au cours d'une journée entière. Des centaines de milliers ? Des millions ? Cette complexité augmente de façon quasi illimitée.

Si nous avions dû compter sur notre cerveau pour savoir quoi manger, en quelles quantités et avec quelles associations, pour éviter la malnutrition ou la maladie, la race humaine aurait disparu depuis longtemps. Heureusement, notre tâche est bien plus simple. Quand on consomme les bons aliments, dans des quantités qui nous rassasient sans pour autant nous goinfrer bêtement, notre organisme métabolise naturellement les nutriments contenus dans ces aliments pour nous donner exactement ce dont nous avons besoin.

Notre organisme contrôle attentivement les concentrations de nutriments et de leurs métabolites, de façon à ce que les quantités disponibles sur leurs sites d'action dans le corps restent dans des fourchettes très étroites. Pour certains nutriments, il est impératif que ces concentrations restent dans ces limites pour nous éviter de sérieux problèmes de santé et même la mort. En résumé, le corps est capable de réduire les concentrations extrêmement variables des nutriments dans les aliments pour atteindre des concentrations beaucoup plus stables dans nos tissus, en distinguant ce qui est nécessaire de ce qui est excessif.

Un bon moyen de mettre les choses en perspective est d'examiner les valeurs de « référence » de quelques nutriments dans notre plasma sanguin, illustrées par la figure 5.3. Vous avez sans doute déjà vu ces valeurs sur vos résultats d'analyse sanguine chez le médecin. Basées sur les analyses sanguines de personnes vraisemblablement en bonne santé, ces valeurs sont généralement considérées comme « normales ». Mais voyez comme ces valeurs varient peu – un écart de 1,1 à 2,3 – comparées aux variations des nutriments dans les aliments – de 5 à 10.

Nutriment	Valeurs de référence	Écart
Sodium	135-145 mmol/L	1,07
Potassium	3,5-5,0 mmol/L	1,43
Chlorure	340-370 mg/dL	1,09
Calcium (ionisé)	1,03 mmol/L	1,23
Fer	9-21 µmol/L	2,33
Cuivre	11-24 µmol/L	2,18
Magnésium	0,6-0,8 mmol/L	1,33
Protéines totales	60-78 g/L	1,30
Vitamine A (rétinol)	30-65 µg/dL	2,17

Figure 5.3. Valeurs de référence pour un bilan sanguin[7]

Pour résumer, votre corps surveille et ajuste constamment les concentrations de nutriments dans les aliments que vous consommez de façon à transformer leur énorme variabilité en fourchettes plus étroites, nécessaires pour être en bonne santé.

ATTRAPER UNE BALLE

Je sais, on dirait bien que notre corps a du pain sur la planche. Mais c'est pour ça qu'il a été conçu. C'est ce qu'il fait de mieux. Et il le fait sans qu'on intervienne – sans même qu'on en ait conscience.

Pensez à un geste simple, comme attraper une balle qu'on vous a lancée. Avez-vous idée à quel point ce processus est compliqué ? Tout d'abord, vos yeux doivent remarquer l'objet et l'identifier comme étant une balle, et non, disons, un essaim de frelons ou un ballon rempli de vaseline. Puis vos yeux, comme des jumelles, se mettent à envoyer une quantité vertigineuse de données à votre cerveau pour l'aider à déterminer la taille et la vitesse de la balle. Même si vous étiez mauvais en géométrie au lycée, votre cerveau calcule sa trajectoire parabolique. Même si vous avez été recalé en cours de physique, votre cerveau calcule la masse, l'accélération et la force de la balle. Et pendant que votre cerveau traite toutes ces informations, il communique également avec les nerfs qui contrôlent votre bras et votre main, avec les muscles qui stabilisent votre dos, votre cou et vos jambes, ainsi qu'avec le système parasympathique qui peut avoir besoin de vous calmer (vous venez de voir un projectile foncer droit sur vous !).

Votre corps est stupéfiant. Il est capable de jongler avec ces myriades de données et d'orchestrer une réponse parfaitement synchronisée : votre bras se tend et votre main se referme sur la balle. Maintenant, imaginez que quelqu'un insiste pour dire que la bonne manière d'apprendre à faire cela était d'avoir recours aux maths et à la physique. De mesurer et de calculer la vitesse, la trajectoire parabolique, la vitesse du vent et tout le reste. Des cursus scolaires sur « l'art d'attraper une balle » verraient le jour ; les pédagogues se disputeraient au sujet des méthodes qui fonctionnent le mieux. Environ 1 % des étudiants excelleraient dans ce domaine, tandis que la grande majorité d'entre nous se baladerait en se prenant des balles sur la tête, incapables de les attraper même si notre vie en dépendait. À chaque fois qu'on tomberait sur une culture où tout le monde serait capable d'attraper une balle, les scientifiques étudieraient la physiologie de la population, les matériaux utilisés pour fabriquer les balles, et leurs politiques publiques sur le sujet, dans l'espoir de percer le mystère de l'attrapage de balles et de trouver un « remède ».

Se concentrer sur les différents nutriments, leur identité, leur teneur dans les aliments, leurs concentrations dans les tissus et leurs mécanismes biologiques revient à utiliser les maths et la physique pour attraper une balle. La nature n'a pas évolué de cette manière, et cela complique inutilement la nutrition. Notre corps a recours à d'innombrables mécanismes, situés de manière stratégique le long de nos voies digestives, d'absorption, de transport et métaboliques, de façon à assurer sans effort des concentrations bonnes pour la santé dans les tissus – pas besoin de consulter une base de données. Mais tant que nous laisserons le réductionnisme orienter nos recherches et notre compréhension de la nutrition, la bonne santé restera hors de notre portée.

3

La recherche réductionniste

On peut tout faire par petits pas mesurés, mais il faut parfois avoir le courage de faire un grand saut. Un abîme ne se franchit pas en deux petits bonds.

David Lloyd George

Jusqu'ici, nous avons vu que la compréhension scientifique et gouvernementale de la nutrition est enracinée dans le paradigme réductionniste et que cela affecte la vision que le public a de la nutrition. Nous avons également vu que, si on y regarde de près, la nutrition est un phénomène holistique que le cadre réductionniste ne peut suffire à expliquer. Elle est trop complexe, et trop de variables entrent en jeu.

Dans ce chapitre, j'aimerais me pencher sur les différences qui existent entre les recherches scientifiques réductionnistes et holistiques, pour montrer que la vision réductionniste du monde n'est pas suffisante lorsqu'il s'agit de comprendre et de manipuler le système éminemment complexe qu'est le corps humain.

LA SCIENCE RÉDUCTIONNISTE ET LA CAUSALITÉ

Comme nous l'avons vu au chapitre 5, le réductionnisme traite la science comme une équation mathématique. Il cherche la relation de cause à effet et, plus la recherche est ciblée, mieux c'est. Le Saint Graal de la recherche, c'est la capacité d'affirmer avec certitude que A cause B. Une fois ce fait établi, si vous voulez réduire ou éliminer B (un cancer du foie par exemple), il suffit de chercher des moyens de réduire ou d'éliminer A (disons l'aflatoxine), ou de bloquer le processus par lequel A cause B.

La science réductionniste part du postulat que le monde fonctionne de manière linéaire – selon une causalité simple. Que veux-je dire par là exactement ? Les conditions nécessaires pour prouver que A cause B sont triples :

1. A précède toujours B ;
2. B suit toujours A ;
3. Il n'existe aucun C qui pourrait également causer B.

Pas beaucoup de marche de manœuvre ici. Et, assurément, aucune place pour les interactions désordonnées, imprévisibles et complexes. Aucune place pour reconnaître des systèmes trop compliqués à définir. Aucune place à l'incertitude, d'aucune sorte. Voilà pourquoi l'industrie du tabac a réussi à amener des scientifiques à dire que fumer ne causait pas le cancer du poumon : tous les fumeurs ne développent pas de cancer du poumon et tous les cancers du poumon ne sont pas imputables à la cigarette. Dans un univers réductionniste, la phrase : « Fumer ne cause pas le cancer du poumon » est tout à fait exacte. Mais elle est terriblement inappropriée quand il s'agit de comprendre concrètement les effets profonds du tabagisme sur le cancer du poumon, et donc de convaincre les gens d'arrêter de fumer.

Dans la vision réductionniste à causalité simple, l'univers, en fin de compte, est aussi mécanique qu'une horloge. Certains philosophes des sciences réductionnistes ont été jusqu'à affirmer que le libre arbitre n'existait pas, puisque nos pensées, nos émotions et nos impulsions ne sont que le résultat de réactions chimiques ayant elles-mêmes été provoquées par d'autres réactions chimiques, et ainsi de suite, en remontant jusqu'au Big Bang lui-même.

Le psychologue Abraham Maslow l'a intelligemment fait remarquer : « Tout ressemble à un clou pour qui ne possède qu'un marteau. » Et si votre seule façon de voir part du principe que le monde fonctionne par causalité simple, vous verrez de la causalité simple partout, même où elle n'existe pas : on voit le monde non pas tel qu'il est, mais tel qu'on l'espère. Naturellement, les recherches réductionnistes produisent des résultats réductionnistes. Il ne peut en être autrement. L'inverse est également vrai : comme la recherche réductionniste part du principe que le monde fonctionne par causalité simple, si on n'arrive pas à trouver de causalité simple dans un sujet de recherche, cela peut seulement vouloir dire qu'on ne s'y prend pas de la bonne manière, ou qu'on n'a pas suffisamment de puissance d'observation ou informatique pour la découvrir. Le seul moyen de voir la miraculeuse complexité de la nature, c'est de nous permettre de le faire.

Or, chercher la complexité est tâche bien plus ardue. La causalité simple est bien plus facile à mesurer et donne bien plus de réponses satisfaisantes (bien qu'inefficaces), puisque, peu importe combien le système et ses interactions sont complexes en réalité, un bon scientifique réductionniste supposera toujours qu'un seul facteur parmi les centaines, les milliers ou les milliards dans le système est nécessaire et suffisant pour causer le résultat final qu'il étudie. Les fumeurs développent plus souvent un cancer ? Cela ne prouve rien aux yeux des réductionnistes tant que vous n'isolez pas la substance chimique dans la cigarette qui provoque invariablement le cancer. Que les effets de la cigarette soient atténués par le mode de vie et la nutrition, ou que la cigarette soit un plaisir occasionnel ou une addiction coupable, la recherche réductionniste ferme inébranlablement les yeux sur ces complexités.

Pourtant, d'une certaine manière, chercher la complexité est en réalité plus simple que chercher une causalité stricte. Le réductionnisme a beau travailler à partir de modèles de causalité simples, ces derniers fournissent souvent des résultats inattendus et inexpliqués, ce qui finit par suggérer des solutions complexes et déroutantes (et parfois totalement invraisemblables). À l'inverse, le holisme part de modèles de causalité complexes, de manière à suggérer des solutions simples. (Impossible de faire plus simple que : « Résolvez la plupart de vos problèmes de santé en mangeant plus d'aliments entiers d'origine végétale » !)

En d'autres termes, la recherche réductionniste requiert souvent d'inventer de *nouvelles* complexités – en particulier des méthodes d'analyse et d'explication plus compliquées. Ça me rappelle une vieille blague : un producteur de lait n'arrive pas à faire produire suffisamment de lait à ses vaches. Il demande conseil à l'université du coin, laquelle envoie une équipe de professeurs, dirigée par un physicien théoricien. Après des semaines de recherches intensives, l'équipe retourne à l'université, où elle réfléchit aux solutions possibles. Le physicien finit par revenir à la ferme avec une réponse à ce problème de production. Mais il commence sa démonstration par un avertissement : « Cette solution requiert des vaches sphériques dans un vacuum. » Le travail de ce physicien, comme celui des nutritionnistes réductionnistes, implique beaucoup de théorie pour une solution qui ne marche pas dans le monde réel. (Pas étonnant qu'une des définitions du mot « théorique » soit « qui relève d'une hypothèse, qui est du domaine de la spéculation, sans rapport avec la réalité » !)

Comme j'ai grandi dans une vraie exploitation laitière, étudier des vaches sphériques dans un vacuum ne m'est jamais venu à l'esprit ! Quand j'ai fait mon entrée dans le monde universitaire, je voulais consacrer mes recherches à l'ahurissante complexité de la biochimie. Cela représentait un défi à mes yeux. Qu'avait-on à gagner à tenter de la simplifier dans le seul but de la faire entrer dans un cadre théorique ?

Je ne veux pas que vous pensiez que la science est entièrement embourbée dans le réductionnisme. La physique des particules par exemple a poursuivi, puis abandonné, le rêve réductionniste de trouver la « monade », la particule élémentaire indivisible.

Les physiciens ont d'abord découvert les atomes. Puis les grandes particules subatomiques que nous avons apprises à l'école : les protons, les électrons et les neutrons. Puis les choses ont commencé à devenir bizarres. Les neutrinos, les quarks, les muons, les bosons, les fermions – tous ont été décrits comme étant la particule élémentaire, jusqu'à ce que la théorie ou l'observation montre une nouvelle division. Plus les physiciens regardaient ça de près, plus la matière solide semblait être principalement de l'espace vide avec une minuscule particule en son centre. Aujourd'hui, les physiciens les plus pointus voient simplement la matière comme une forme d'énergie dense. Ce n'est pas un hasard si on surnomme le boson de Higgs, découvert récemment, la « particule de Dieu ». Les physiciens des particules ont compris que tous les modes d'observation, même le plus réductionniste, étaient fondés sur un holisme global.

De nombreux physiciens s'émerveillent de l'autosimilarité entre les atomes, les cellules, les planètes, les galaxies et l'univers entier (l'autosimilarité entre différents niveaux est l'une des principales caractéristiques d'un système holistique). Et l'émergence de la théorie quantique au XXe siècle a porté un coup au paradigme réductionniste en introduisant une part d'incertitude dans ce qui était censé être des événements purement mécaniques. Dans ses écrits, Stephen Hawking, physicien théorique et auteur à succès, a émis l'idée que des particules subatomiques remontent dans le temps. Cet effet, connu sous le nom de causalité inversée (ou rétrocausalité), suggère que certains effets peuvent précéder leurs causes. Si ça, ce n'était pas porter un coup fatal au réductionnisme causal !

Malgré tout, de nombreux scientifiques ont toujours les pieds bien ancrés dans l'univers newtonien du XVIIe siècle – en particulier ceux (comme les chercheurs en nutrition) qui sont en charge d'étudier la santé et les maladies humaines.

COMMENT SAVONS-NOUS CE QUE NOUS SAVONS ?

Les scientifiques peuvent parler philosophie toute la journée, ce qui compte vraiment, ce sont les preuves. Ce qui soulève la question suivante : que considère-t-on comme une preuve ? Quelles manières de chercher des réponses sont considérées comme de la bonne ou de la mauvaise science ? Quelles méthodes sont appropriées à tel ou tel sujet de recherche ?

Les réponses à ces questions sont elles-mêmes un brin subjectives, bien que la science se considère comme une activité objective et impartiale. Elles dépendent en grande partie des questions posées, mais aussi de la manière dont on cherche ces réponses. Les épidémiologistes (les scientifiques qui étudient les facteurs influant sur la santé et les maladies humaines) font référence aux différentes manières dont on étudie les questions scientifiques avec un terme plus formel : des « plans d'étude ». Ces derniers forment un continuum, qui va du holisme le plus global au plus profond réductionnisme. Nous allons examiner certains d'entre eux : nous nous pencherons sur leurs différences et sur le genre de preuves qu'ils rassemblent, ainsi que sur la manière dont ils affectent les conclusions qu'on tire des recherches qu'ils engendrent – en particulier en matière de nutrition.

Origine n° 1 des preuves holistiques : l'étude écologique (ou d'observation)

Une manière d'identifier le meilleur régime alimentaire pour l'homme, évidente aux yeux de tous sauf des réductionnistes fondamentalistes, est de passer en revue et de comparer des populations qui existent déjà pour étudier leur alimentation et leur état de santé. Les épidémiologistes appellent ce genre d'études des études écologiques ou d'observation. Leurs principales caractéristiques comprennent l'observation sans intervention et l'examen de faits observables, comme la consommation alimentaire et les taux de maladie, sans tenter de prouver que l'un cause l'autre. À la place, les chercheurs se contentent de prendre note des caractéristiques du régime alimentaire et des maladies des populations telles qu'elles sont. Si une étude écologique examine l'alimentation et les taux de maladie dans une population donnée pendant un laps de temps déterminé, comme un instantané, elle est dite transversale. La taille de la population à l'étude peut varier, d'une petite communauté de quelques centaines de personnes à un pays entier.

Les résultats que produisent les études écologiques montrent des associations entre des variables, non des relations causales. Ces associations sont souvent présentées comme des corrélations entre facteur et résultat, dont la pertinence biologique et l'importance présumée sont déterminées statistiquement. Ce pourquoi ce genre d'étude est aussi dit de « corrélation ».

Étant donné que les données collectées lors de ces études sont des moyennes pour des populations entières, il n'est pas possible d'en faire des extrapolations individuelles. Si on essaie de trouver une relation de causalité dans les données, on commet une erreur connue sous le nom de « biais écologique ». Par exemple, on peut observer chez plusieurs populations qu'une plus forte concentration de voitures, signe d'une société plus riche, est en corrélation avec un risque plus élevé de cancer du sein, également présent dans les sociétés les plus aisées. En conclure que les voitures engendrent le cancer du sein, ou dire aux femmes qui craignent ce cancer d'éviter de conduire des voitures, n'aurait aucun sens. Cela suggère plutôt que les deux ont quelque chose en commun qui justifie des études plus approfondies. La force d'une étude écologique est sa capacité à faire apparaître certains schémas significatifs et à comparer les succès relatifs de différents modes de vie. Mais comme on ne peut pas tirer de conclusions sur les causes spécifiques dans ce type d'études, les réductionnistes considèrent qu'il présente des faiblesses.

Notre projet en Chine (la principale étude décrite dans *L'Enquête Campbell*) était précisément une étude de ce type : écologique, transversale. En nous basant sur différents types de preuves, nous découvrîmes que plus la consommation de produits d'origine animale était forte dans différentes régions de Chine, plus l'incidence de nombreuses maladies et leur taux de mortalité (parmi lesquelles différents types de cancer, des maladies cardiaques, les AVC, et bien d'autres) étaient élevés. Pourtant, les critiques clamèrent que nous ne pouvions pas affirmer qu'un régime à base de plantes faisait baisser les taux de maladie en nous fondant sur cette corrélation, car notre plan d'étude n'était pas assez discriminant pour l'affirmer.

D'un côté, ils ont raison, mais, de l'autre, ils ont tort. Selon la philosophie réductionniste, d'un point de vue technique, dire qu'on ne peut pas affirmer qu'un régime AEOV diminue le risque de maladie est correct – tout comme on ne pourrait dire que conduire des voitures provoque le cancer du sein. Mais si on y regarde de plus près, l'analogie ne tient plus. Nous ne comparions pas un facteur (conduire) à un résultat (le cancer du sein). Nous examinions la nutrition qui, nous l'avons vu, est un ensemble de processus et d'interactions étonnamment complexe. La nutrition ne peut en aucun cas être réduite à un seul facteur. J'ai construit l'étude en Chine sur l'hypothèse que les effets de la nutrition sur la santé étaient holistiques, non réductionnistes. En d'autres termes, savoir si une plus grande quantité de vitamines C prévenait le rhume ne m'intéressait pas : je voulais déterminer, d'un point de vue holistique, si un régime alimentaire particulier engendrait de meilleurs résultats que les autres en matière de santé. Une manière d'y arriver était d'étudier les individus dans un écosystème donné – la population rurale de Chine – qui avaient une alimentation très différente de celle des populations occidentales. Utiliser cette population nous permit de prendre en considération un grand nombre de facteurs de mode de vie et d'états de santé, suffisamment variés pour avoir une vue d'ensemble – l'éléphant, pas seulement la trompe ou la défense. Nous pûmes étudier des hypothèses selon lesquelles certains groupes d'aliments sont associés à des maladies qui partagent les mêmes bases biochimiques. Ce qui nous permit ensuite de chercher si ces groupes d'aliments avaient quelque chose en commun qui pourrait causer ou prévenir ces maladies et y remédier.

Origine n° 2 des preuves holistiques : le biomimétisme

Une autre manière holistique d'en apprendre davantage sur notre alimentation « idéale » est d'observer nos plus proches cousins dans le règne animal – les gorilles et les chimpanzés – pour voir ce dont ils se nourrissent, stratégie connue sous le nom de biomimétisme. Sur des dizaines de milliers d'années, les régimes alimentaires des primates n'ont pas beaucoup évolué, contrairement à ceux des hommes. Nous pouvons donc supposer que les choix alimentaires instinctifs d'un primate ont des incidences positives et durables sur sa santé. De même, les primates à l'état sauvage n'ont pas subi l'influence des publicités pour les fast-foods ni de la propagande gouvernementale : par conséquent, leurs instincts sont sans doute plus fiables que les nôtres. En outre, dans la nature, les primates ne prennent pas de médicaments et ne subissent pas d'opérations chirurgicales pour traiter les effets d'une mauvaise alimentation : si un groupe de primates ne mangeaient pas sainement, ils deviendraient probablement trop malades ou trop obèses pour survivre et se reproduire.

Selon Janine Benyus, l'auteur de *Biomimétisme*, les premiers hommes se sont probablement servis de cette stratégie de recherche holistique pour distinguer les plantes comestibles des toxiques. Après tout, il semble logique du point de vue de l'évolution de laisser quelqu'un vous servir de goûteur !

Bien que non probante, l'observation animale peut servir de point de départ à nos propres recherches alimentaires. Par exemple, le simple fait de remarquer que les chimpanzés et les gorilles ont de bons os et des muscles forts en mangeant un régime AEOV contredit l'idée que les êtres humains ont besoin de beaucoup de protéines animales pour développer et conserver leur masse musculaire. Et, bien sûr, nous pouvons évoquer les plus gros animaux terrestres au monde, les éléphants et les hippopotames, que leurs régimes 100 % à base de plantes ne semblent ni affaiblir ni rendre rachitiques.

Pour résumer, le biomimétisme repense l'idée de la nutrition : ici, les êtres humains sont considérés comme une espèce parmi d'autres. Observer les animaux qui nous ressemblent peut nous permettre de voir l'alimentation sous un nouveau jour, ce qui serait impossible en observant les habitudes alimentaires humaines, qui ont été influencées par les technologies, de l'agriculture à la réfrigération, en passant par le traitement. En outre, le biomimétisme identifie les champs de recherche actuels où nous pouvons être dans l'erreur (en jetant le doute), tout en suggérant ceux qui appellent des recherches réductionnistes plus approfondies.

Origine n° 3 des preuves holistiques : la biologie évolutionnaire

Une troisième approche holistique est celle de la biologie évolutionnaire, dans laquelle on examine notre physiologie et son évolution pour déterminer ce que notre corps peut ingérer et transformer. On peut par exemple observer la longueur de notre système digestif, le nombre et la forme de nos dents, notre position verticale, la forme de nos mâchoires et le PH de nos estomacs, parmi de nombreuses autres caractéristiques, et comparer ces éléments aux carnivores et herbivores connus. (On remarque d'ailleurs que nous partageons presque toutes les caractéristiques des herbivores, mais que nous n'avons quasiment rien en commun avec les carnivores.) Ce faisant, on peut se servir de la rétro-ingénierie pour découvrir les différents aliments que notre corps a été « conçu » pour manger.

Type d'analyse des preuves réductionnistes n° 1 : les expériences prospectives

Le plan d'étude réductionniste le plus estimé (et, par conséquent, le mieux subventionné et le plus répandu) est prospectif, ce qui signifie que les informations sont recueillies en temps réel et que les effets sont observés au moment où ils se produisent. Dans sa forme la plus simple, un groupe de sujets (le groupe expérimental) subit une intervention, mais l'autre groupe (le groupe de contrôle), non. La référence en matière de recherche réductionniste est une forme d'expérience prospective appelée « essai randomisé contrôlé ». Les sujets sont répartis de manière aléatoire (randomisation) dans le groupe expérimental ou le groupe de contrôle. En théorie, cette répartition au hasard élimine les effets d'éventuelles variables de confusion en les distribuant de manière homogène entre les groupes. Si vous vous demandez si le fait d'être un gros fumeur peut influer sur les résultats d'une intervention, la répartition aléatoire se sert du pouvoir des statistiques pour attribuer cette variable de manière homogène entre les groupes, la rendant en théorie non pertinente.

Les essais randomisés contrôlés sont souvent réalisés en double aveugle : ni le chercheur ni le sujet ne sait si le sujet reçoit l'intervention testée. Dans un essai clinique de médicament par exemple, personne ne sait si le comprimé que prend le patient est la vraie substance ou le placebo. De cette manière, les patients ne vont pas mieux simplement parce qu'ils croient prendre un médicament miracle*, et les chercheurs ne traitent pas inconsciemment les sujets qui prennent le placebo différemment de ceux qui prennent le composé actif.

Les plans d'étude de ces expériences prospectives sont considérés comme « irréprochables », car ils déterminent plus précisément les détails et minimisent le désordre et les « interférences » du monde extérieur. Cela permet aux chercheurs d'isoler les effets de l'intervention qui les intéresse. L'isolement d'une seule variable (X) est censé donner au chercheur le droit de dire que « X cause Y » : Y est un résultat qui se produit après X et ne se produit pas sans X.

C'est très pratique dans les cas où il est logique d'isoler un unique facteur, comme lorsqu'on doit évaluer l'innocuité et l'efficacité d'un nouveau médicament. Mais même dans le cas d'essais de médicaments, il y a un compromis inhérent entre ce genre de certitude dans un environnement contrôlé et son applicabilité dans le monde réel, désordonné et plein d'interférences. Plus l'expérience est contrôlée, moins elle est conforme à la réalité.

Alors qu'étudier des substances chimiques isolément permet d'obtenir de bons résultats, ces méthodes de recherche ne peuvent pas fournir de modèles prédictifs pour les interactions complexes comportant différentes relations de cause à effet – en d'autres termes, la *vie*.

---

* L'effet placebo (par lequel l'état de santé des patients s'améliore parce que ces derniers croient en leur guérison) est l'une des interventions avérées les plus puissantes jamais étudiées. Certains chercheurs pensent que 30 % des effets d'une intervention sont attribuables à la « prophétie autoréalisatrice » : les patients vont mieux car ils croient prendre un médicament puissant.

Type d'analyse des preuves réductionnistes n° 2 : les études de cas-témoins

Un autre plan d'étude fréquemment utilisé, et considéré comme moins discriminant par les chercheurs réductionnistes que les expériences prospectives, est l'étude de cas-témoins. Les cas – des individus qui ont une maladie par exemple – sont comparés aux contrôles – des individus du même sexe, du même âge, etc., qui ne sont pas atteints de cette maladie : les chercheurs se concentrent sur les différences entre les modes de vie des deux groupes qui pourraient avoir influé sur leur état de santé. Les études de cas-témoins examinent en général les influences qui ne peuvent pas être imposées aux gens, ni dans la pratique ni d'un point de vue éthique : le régime alimentaire, les habitudes de vie et l'exposition aux toxines sont des exemples courants. Il est impossible de forcer la moitié des sujets d'une étude à prendre tous leurs repas au McDonald's par exemple, mais on peut trouver des gens qui choisissent eux-mêmes de le faire et voir ce qu'il leur arrive.

Les études de cas-témoins peuvent être rétrospectives : les chercheurs se servent alors d'observations déjà recueillies pour expliquer des maladies. Elles peuvent également être prospectives : des cohortes de sujets avec différents modes de vie et régimes alimentaires sont étudiés pour voir ce qu'il va leur arriver. Dans les deux cas, comme les sujets ne sont pas répartis dans ces cohortes de manière aléatoire, il est impossible de prouver que ce sont précisément ces différences qui ont engendré ces résultats. Le problème est le suivant : les personnes qui ont une caractéristique en commun en partagent probablement d'autres. Il est impossible de dire quelle(s) caractéristique(s) ont été les agents actifs entraînant les différentes issues. Les chercheurs ont donc recours à un genre de procédure statistique pour se débarrasser de ce problème : les « ajustements sur les facteurs de confusion ».

Voici comment fonctionne l'ajustement statistique sur les facteurs de confusion. Imaginez que vous étudiiez le lien entre cancer du sein et graisses alimentaires. Vous commencez avec deux groupes, l'un composé de femmes à qui on a diagnostiqué un cancer du sein (les cas), et l'autre composé de femmes à qui on n'en a pas diagnostiqué (les contrôles). Vous les questionnez sur leurs habitudes alimentaires pour déterminer si les cas consomment plus de graisses alimentaires que les contrôles. Mais il y a un problème : chez les femmes atteintes d'un cancer du sein, le pourcentage de graisses dans leur masse corporelle est plus élevé. En supposant qu'il y ait un lien entre graisses alimentaires et graisses corporelles, quelle est la relation de cause à effet ici ? Les graisses alimentaires engendrent-elles le cancer du sein ? Ou les femmes qui ont tendance à l'obésité sont-elles également plus susceptibles de développer un cancer du sein ?

Plus on s'autorise à poser de questions et plus on envisage d'interactions possibles, plus on se retrouve confronté au pire cauchemar des réductionnistes. Ces femmes atteintes d'un cancer du sein et qui ont un pourcentage de graisses corporelles plus élevé ont peut-être une prédisposition génétique à la fois à l'obésité et au cancer du sein : par conséquent, se soucier de la quantité de graisses que consomment les femmes qui n'ont pas cette prédisposition génétique est peut-être inutile. D'autres variables peuvent exister, auxquelles nous n'avons même pas pensé : peut-être que les femmes plus grosses font moins d'exercice, ou sont plus déprimées à cause de préjugés sociétaux et que c'est ce facteur qui a provoqué le cancer du sein. Ou peut-être sont-elles plus grosses car elles sont déprimées et qu'elles ont tendance à manger plus et à faire moins d'exercice. Ou peut-être sont-elles plus grosses car elles sont moins bien informées au sujet de l'alimentation saine, ce qui est parfois en corrélation avec un moins bon accès aux soins médicaux, ce qui est en corrélation avec des revenus peu élevés, ce qui est en corrélation avec un moins bon accès aux produits frais, ce qui est en corrélation avec le fait de vivre dans des quartiers avec de plus fortes concentrations de toxines environnementales.

Pour parer à cette incertitude, les réductionnistes ont recours aux statistiques : les mathématiques leur permettent de garder ces sources potentielles de pollution des données « constantes » et de faire disparaître leurs effets comme par enchantement – ils comparent en réalité de petits segments de chaque groupe pour lesquels les variables de confusion sont presque les mêmes. Bien sûr, ce n'est faisable qu'avec les variables de confusion auxquelles on pense et qu'on peut mesurer d'une manière ou d'une autre. Aucune étude n'a des moyens illimités, ni ne peut durer indéfiniment : il y aura donc toujours des variables de confusion potentielles qui ne seront pas neutralisées d'un coup de baguette magique statistique.

Or, plus nous (les scientifiques) essayons de démêler le réseau d'influences qui entoure un état de santé, moins les « résultats » d'une étude deviennent utiles. Imaginez, dans l'exemple du cancer du sein, que nous effectuions un « ajustement » sur toutes les autres influences auxquelles on peut penser, si bien que les deux seules variables qui restent sont les taux de cancer du sein et d'obésité. Si nous déclarons que les femmes obèses semblent développer plus de cancers du sein, la recommandation pour prévenir ce cancer se limite automatiquement au fait de « perdre du poids ». Dès lors, n'importe quelle méthode prétendant faire perdre du poids devient une forme de prévention contre le cancer du sein. Les substituts de repas prêts à boire, les régimes pauvres en glucides, les cures de jus de citron, ou n'importe quelle autre sottise, seront désormais associés à une bonne santé, sans tenir compte du vrai mécanisme derrière le lien entre obésité et cancer du sein. Supposez que l'augmentation des taux de cancer du sein et d'obésité soit fonction d'une alimentation hautement transformée contenant beaucoup de produits d'origine animale et pas assez d'aliments entiers à base de plantes. Pour les nombreuses femmes qui suivent ce schéma de traitement (perdre du poids), le message : « Maigrissez par tous les moyens pour prévenir le cancer du sein » pourrait se traduire par des choix alimentaires qui feraient augmenter, et non diminuer, le risque de cancer.

C'est comme si vous remarquiez que les gens heureux ont tendance à sourire plus que les gens malheureux et que vous inventiez un appareil qui force à sourire pour guérir la dépression. Oui, le sourire tend à montrer qu'on est heureux. Oui, il existe une corrélation entre le fait de sourire et le bonheur. Oui, il est possible que vous rappeler de sourire plus souvent puisse influer sur votre humeur. Mais isoler le sourire et ne pas tenir compte des autres facteurs qui peuvent contribuer au bonheur et à la dépression est complètement ridicule.

Ces exemples vous semblent invraisemblables ? Nous évoquerons en détail au chapitre 11 une conséquence concrète de ce genre de recherches rigoureusement réductionnistes quand nous parlerons du battage autour des compléments alimentaires. Les chercheurs ont eu recours à l'ajustement statistique pour conclure que certains nutriments n'étaient pas seulement des indicateurs de bonne santé, mais la raison, sans tenir compte des autres facteurs entourant ces nutriments, comme s'ils n'importaient pas, ou n'existaient carrément pas. Les conséquences de cette erreur de jugement ne se résument pas à une perte d'argent pour les consommateurs de vitamines ; dans certains cas, elles sont allées jusqu'à des maladies graves, et mêmes des décès prématurés.

RECHERCHE HOLISTIQUE CONTRE RECHERCHE RÉDUCTIONNISTE

La raison pour laquelle les moyens holistiques d'étudier la réalité essuient les tirs de nombreux scientifiques contemporains, c'est qu'ils donnent une impression de flou, d'imprécision. Ils n'identifient pas de relation causale si bien que rien n'est totalement irréfutable, répétable et mesurable à la cinquième décimale près, comme c'est le cas avec la méthode expérimentale réductionniste.

Par définition, le réductionnisme cherche à éliminer tous les facteurs « de confusion » : toutes les variables qui, outre la substance à l'étude, pourraient influencer l'issue. Mais comme la nutrition est un phénomène holistique, l'étudier comme si elle n'était qu'une variable n'a tout bonnement aucun sens. Étudier la nutrition comme si elle était un médicament à usage unique ne tient pas compte de ses interactions complexes.

Tout l'intérêt du holisme réside dans le fait qu'on ne peut pas extraire un facteur et ignorer tout le reste. Il est évident que l'adiposité corporelle, les graisses alimentaires, le niveau d'éducation, la dépression, la situation socio-économique et bien d'autres caractéristiques sont en corrélation, et interagissent ensemble, ainsi qu'avec les différents systèmes de notre organisme. Les ajustements statistiques ont beau prétendre partager la réalité en petits paquets bien ordonnés, ils n'expliquent absolument pas la réalité sous-jacente.

Il est impossible d'étudier un phénomène holistique au moyen des seuls modes de recherches réductionnistes sans sacrifier au passage la réalité et la vérité.

UN NOUVEAU PARADIGME DE RECHERCHE NUTRITIONNELLE

Au mieux, l'épidémiologie tire des conclusions de différents types de plans d'étude, tout comme un groupe de spécialistes de l'éléphant aveugles met en commun ses résultats pour améliorer sa compréhension de l'animal entier. Malheureusement, seules les études réductionnistes sont prises au sérieux et largement subventionnées, si bien que le champ entier de l'épidémiologie est considérablement biaisé en faveur de la philosophie réductionniste. Vous ne donneriez pas un microscope électronique à une personne qui étudie les éléphants en vous attendant à ce qu'elle vous dise tout de la personnalité ou des structures sociales de ces animaux ? Le seul moyen de trouver des réponses holistiques, c'est de nous laisser la possibilité de les voir.

Les critiques réductionnistes avancent que notre étude en Chine était faible du point de vue expérimental, car elle n'a pas démontré les effets indépendants d'agents uniques, ni obtenu de résultats applicables aux individus. Comme j'espère l'avoir démontré dans ce chapitre, cette critique est erronée. Il est inutile de connaître les effets d'agents uniques sur la santé, car la nature ne fonctionne pas ainsi. La nutrition a un effet holistique sur la santé ; effet qu'on rate à coup sûr et qu'on interprète mal quand on se concentre sur des nutriments isolés. Notre projet en Chine (si on l'évalue d'un point de vue holistique, comme le voulait notre plan d'étude) a fourni des éléments de preuves exceptionnels sur la relation de cause à effet entre alimentation et maladie, en révélant des associations fortes entre consommation alimentaire et état de santé.

Pour les tests de médicaments, l'étude la plus instructive est l'essai randomisé contrôlé. Mais dans le cas de la nutrition, le plan d'étude le plus instructif est l'étude holistique : une étude qui nous permette de voir que des choix alimentaires simples peuvent influer sur des interactions d'une complexité inimaginable, et nous permettre d'être en excellente santé.

4

La biologie réductionniste

Les explications vont toujours dans un sens, de la complexité à la simplicité, en particulier vers ce qui est nettement moins humain.

T. H. Jones

Nous venons de voir qu'un plan d'étude réductionniste produit des réponses réductionnistes et ne tient pas compte de la vraie nature de la complexité biologique. Il est désormais temps de nous délecter de cette extraordinaire complexité, en particulier en matière de nutrition.

Dans ce chapitre, je veux vous présenter une vieille amie : une enzyme appelée l'oxydase à fonction mixte (OFM). C'est elle qui m'a converti au holisme[1]. Vous expliciter la fonction des enzymes, ces molécules étonnamment complexes et puissantes responsables de toutes les réactions chimiques qui se produisent dans notre corps, est le meilleur moyen auquel je peux penser pour vous montrer la complexité des effets de la nutrition sur la santé – et l'insuffisance du modèle réductionniste de recherche scientifique pour l'aborder.

MON HISTOIRE AVEC L'OFM : LES CACAHUÈTES ET LE CANCER DU FOIE

Comme je l'ai mentionné en introduction, mon premier projet de recherche en qualité de professeur à Virginia Tech, en 1965, consistait à analyser des échantillons de cacahuètes pour y déceler la présence d'aflatoxine (AF), une substance chimique provoquant le cancer*. Produite par une moisissure, l'*Aspergillus flavus*[2], il avait été récemment démontré que l'AF était un carcinogène très puissant chez les rats de laboratoire[3]. Sur la liste des aliments préférés des Américains, les cacahuètes figurent en haut du classement, avec le lait et la côte de bœuf. Les cacahuètes nous occupent les mains dans les soirées ; le sandwich préféré des Américains est à base de beurre de cacahuètes et de confiture. La possibilité que la moisissure de cacahuète produise un carcinogène était donc une idée effroyable. L'autre aspect troublant de ces découvertes était que les quantités d'AF requises pour provoquer le cancer du foie chez les rats semblaient être exceptionnellement basses, ce qui faisait sans doute de l'AF le carcinogène chimique le plus puissant jamais découvert, du moins pour les rats[4].

Mon équipe avait pour tâche d'en apprendre davantage sur les conditions climatiques et géographiques qui favorisaient la croissance de l'*Aspergillus flavus*. Nous étudiâmes plusieurs plantes, mais nous concentrâmes plus particulièrement sur les cacahuètes.

Peu de temps après, Charlie Engel, qui m'avait recruté à Virginia Tech, me demanda de l'aider à développer le programme de nutrition infantile aux

* Dans ce chapitre, j'utilise le terme AF pour décrire tout le groupe des aflatoxines, mais mon travail se concentrait principalement sur l'aflatoxine B1, la plus courante et la plus cancérogène du groupe.

Philippines, en collaboration avec le ministère de la Santé de Manille – projet financé par l'Usaid (Agence des États-Unis pour le développement international). L'un de nos principaux objectifs était d'identifier une source de protéines pour les enfants pouvant être produite localement et à bas prix. La solution évidente, du moins à nos yeux, aurait dû être les cacahuètes. Elles sont riches en protéines, la plupart des enfants en raffolent, et elles poussent très facilement, sous différents climats et dans différents cadres. Il n'y avait qu'un problème : l'aflatoxine.

Avant que nous puissions cultiver des cacahuètes pour régler le déficit protéique, il nous fallait comprendre et résoudre le problème de la possible contamination par l'AF. Comme j'avais déjà de l'expérience avec l'AF, on me chargea de cette mission. Après avoir mis en place et équipé un laboratoire d'analyse à Manille, je commençai à étudier les principales sources alimentaires contenant de l'AF avec mes collègues des Philippines. Les cacahuètes étaient-elles la principale source de contamination ? Qu'en étaient-ils des autres aliments ? Les personnes qui consommaient des aliments contaminés par l'AF développaient-elles vraiment plus souvent un cancer du foie ? Si c'était le cas, que pouvions-nous faire pour éliminer l'AF, ou neutraliser ses effets néfastes, de façon à pouvoir nous servir des cacahuètes comme source de protéines économique pour les plus pauvres ?

Nous commençâmes par récupérer des produits à base de cacahuètes au marché. Les arachides décortiquées, le produit le plus cher acheté par les personnes aisées (nos premiers échantillons provenaient d'un cocktail à l'ambassade américaine !) étaient saines, contenant peu ou pas d'aflatoxine. À l'inverse, le beurre de cacahuètes, un produit moins coûteux consommé dans les centres urbains comme Manille, était fortement contaminé. Les 29 échantillons de beurre de cacahuètes que nous recueillîmes contenaient tous de l'AF, avec une moyenne de 500 parties par milliard (ppb)[5], mais avec des taux exceptionnellement hauts pouvant aller jusqu'à 8 600 ppb[6]. Ces résultats étaient alarmants car, à l'époque, la *Food and Drug Administration* (FDA) avait fixé la limite à 30 ppb pour l'alimentation humaine (limite revue à la baisse par la suite, car il fut démontré que des taux inférieurs s'avéraient aussi très toxiques et provoquaient le cancer chez les rats, les truites arc-en-ciel et les très jeunes canetons[7]).

Pour découvrir les raisons de cette énorme différence entre les taux d'AF dans les arachides entières et dans le beurre de cacahuètes, j'allai visiter une fabrique de beurre de cacahuètes avec un commissaire de la FDA. La réponse sautait aux yeux. Dans l'usine, les arachides entières, dans leur coquille, étaient placées à une extrémité d'un tapis roulant, qui passait devant une ligne d'ouvriers ; au bout du tapis roulant, les arachides tombaient dans un broyeur puis dans un grand chaudron. Comme les cacahuètes passaient devant les ouvriers, ces derniers triaient sur le volet les graines destinées à l'apéritif, laissant les autres tomber dans le broyeur et le chaudron pour faire du beurre de cacahuètes. Les bonnes cacahuètes, appétissantes, allaient dans les bocaux pour l'apéritif ; les mauvaises, dans la cuve à beurre de cacahuètes. Par « mauvaises », j'entends les graines décolorées, souvent desséchées – les plus susceptibles d'être contaminées par la moisissure. Après les avoir testées, nous apprîmes que ces graines contenaient des concentrations d'aflatoxine allant jusqu'à deux millions de parties par milliard, ce qui signifiait qu'une seule graine contaminée pouvait gâter toute une cuvée de beurre de cacahuètes et faire s'envoler les taux d'AF, bien au-delà de la limite autorisée*.

Avec un financement supplémentaire de l'Institut national de santé, je fis alors un rapide examen des consommateurs potentiels d'AF et découvris que, tout comme aux États-Unis, aux Philippines, c'étaient les enfants qui mangeaient le plus de beurre de cacahuètes. Comme je partais du principe que tous les beurres de cacahuètes vendus dans le commerce étaient contaminés, mes confrères et moi nous rendîmes chez l'habitant pour demander aux différentes familles si elles mangeaient régulièrement du beurre de cacahuètes et, si c'était le cas, si nous pouvions leur acheter un pot à demi vide pour analyser son taux d'AF. Nous demandions également aux mères d'estimer quand le beurre de cacahuètes avait été consommé, et en quelle quantité, dans les dernières vingt-quatre à quarante-huit heures : à partir de ces renseignements, j'estimai la consommation réelle d'AF. Nous recueillîmes également des échantillons d'urine de chaque membre de ces familles, de façon à pouvoir y mesurer les métabolites de l'AF comme marqueurs fiables de l'ingestion d'AF lors de futures études de suivi**.

J'avais donc des estimations à la fois de la consommation et de l'excrétion d'AF et pus démontrer que les métabolites de l'AF n'apparaissaient que dans les échantillons d'urine des individus qui consommaient le beurre de cacahuètes contaminé par l'AF[8]. Nous découvrîmes également que les consommateurs d'aliments

* Conseil pratique si vous voulez éviter l'AF : quand vous décortiquez des cacahuètes pour votre propre consommation, jetez celles qui sont décolorées et desséchées.

** En général, on estime mieux la consommation d'AF avec des échantillons d'urine qu'en demandant aux gens ce qu'ils ont mangé. Les gens oublient, sous- ou surestiment les quantités et, parfois, « améliorent » l'alimentation de leur famille pour impressionner l'enquêteur, problème plus que courant dans les études alimentaires.

contaminés par l'AF excrétaient des métabolites d'AF dans leurs urines qui s'avérèrent cancérogènes[9] chez les animaux testés*.

L'OFM, L'AF ET LE CANCER

Tout au long de cette période de recherche, je continuai à croire, comme d'autres chercheurs, que l'aflatoxine pouvait être un carcinogène puissant pour l'homme. Mais je compris également qu'il n'avait pas encore été démontré que ce carcinogène très puissant pour les animaux l'était également pour l'homme – du moins pas de manière indépendante. Par exemple, nous savions à l'époque que la souris, contrairement au rat, n'était pas sensible à la cancérogénicité de l'AF[10] : si ces deux espèces très proches répondaient à l'AF de manière totalement différente – une sensible, l'autre résistante –, on pouvait raisonnablement penser que l'homme pouvait lui aussi être résistant. Il était évident que nous avions encore beaucoup à apprendre sur le lien entre AF et cancer : concernait-il l'homme et, si oui, quel était le mécanisme de causalité[11] ?

En me penchant sur ces questions, je commençai par supposer que l'enzyme OFM était impliquée, car des données suggérant son lien avec l'AF et le cancer avaient déjà été publiées par un groupe de recherche en Angleterre[12]. Ce dernier avait démontré que c'était l'OFM qui convertissait l'aflatoxine non pas en un mais en plusieurs produits moins cancérogènes, qui étaient excrétés par le lait et les urines. Plus l'OFM était performante (plus elle était « active »), plus l'AF était détoxiquée, ce qui suggérait qu'augmenter l'activité de

* C'est le Dr Russell Sinnhuber, de l'université d'État de l'Oregon, qui se chargea de ces tests.

l'OFM pouvait faire diminuer le risque de cancer du foie.

À peu près à la même époque, des chercheurs découvrirent que certains agents, comme les médicaments, pouvaient modifier l'activité de l'OFM – l'accélérer, la ralentir ou la modifier d'autres manières[13]. Dans mon laboratoire, nous découvrîmes qu'une augmentation des protéines alimentaires faisait augmenter l'activité de l'OFM[14]. Nous pensâmes donc que nous pourrions peut-être utiliser les protéines pour faire augmenter l'activité de l'OFM et stopper net le cancer.

Puis je tombai sur le rapport indien datant de 1968 mentionné au chapitre 3, qui montrait ce qui semblait être le contraire : à savoir qu'une consommation plus élevée de protéines alimentaires faisait *augmenter* le développement des tumeurs provoquées par l'aflatoxine[15]. Ça ne pouvait pas être vrai ! Les protéines, le nutriment préféré de tous, pouvaient causer le cancer ? Et la protéine qu'ils avaient utilisée était la caséine, la principale protéine de la boisson la plus saine qui soit : le lait de vache. Je devais en apprendre davantage sur ce résultat : le reproduire, ou montrer qu'il était dû au hasard.

Au même moment, je découvris un fait tout aussi troublant à propos du cancer du foie chez les enfants philippins : il était beaucoup plus fréquent, non pas chez les enfants qui consommaient des quantités élevées d'AF, mais chez les enfants des familles les plus aisées, ceux qui mangeaient plus de protéines et plus de protéines de viande, de « qualité supérieure ». Le lien entre protéines et tumeurs de l'étude indienne et celui que nous établissions aux Philippines entre protéine animale et cancer commençaient à bouleverser mon monde. Une plus forte consommation de protéines prévenait-elle ou causait-elle le cancer ?

Il était possible que la clé pour résoudre cette énigme soit l'OFM, cette enzyme surprenante qui était désormais impliquée à la fois dans l'initiation du cancer du foie par l'AF et dans la détoxication et l'élimination de l'AF par l'organisme. Que se passait-il ? Les protéines alimentaires accéléraient-elles la conversion de l'AF par l'OFM en métabolites non toxiques et solubles dans l'eau ? Ou activaient-elles l'AF en métabolites néfastes et cancérogènes ? Ou les deux ? Nous soupçonnions que nous venions de découvrir bien plus qu'un simple moyen de neutraliser ou de promouvoir le cancer du foie causé par l'AF. Nous émîmes l'hypothèse que l'OFM pouvait être un facteur clé pour activer ou désactiver le cancer, et ce pas seulement dans le foie, mais peut-être aussi dans d'autres tissus du corps humain.

Cet effet paradoxal des protéines suggérait ce que nous finîmes par découvrir : l'OFM réagit aux aliments que nous mangeons au quotidien. Certains régimes alimentaires transformaient l'OFM en arme très efficace contre le cancer ; d'autres l'amenaient à produire des sous-produits cancérogènes.

Pour comprendre comment c'est possible, nous devons nous pencher sur la nutrition et la manière dont elle influe sur les enzymes en général. Nous allons non seulement résoudre le paradoxe de l'OFM et de l'AF, mais aussi voir que la vision réductionniste de la nutrition, elle, ne le peut pas – et donc qu'elle rate l'arme la plus puissante à notre disposition dans la lutte contre le cancer.

LA BASE BIOCHIMIQUE DE LA NUTRITION

Si vous avez étudié la biologie au lycée, vous avez probablement passé du temps à mémoriser certaines parties d'un tableau de respiration aérobie, connu sous le nom de cycle de Krebs. Ce tableau vous a sans doute amenés à penser que la nutrition était un processus très linéaire – si vous ne vous êtes pas endormis avant ! Les cellules de l'organisme extraient de l'énergie des apports en glucides (hydrates de carbone), en lipides (matières grasses) et en protéines, produisent une myriade de métabolites utiles, et libèrent du dioxyde de carbone et de l'eau. Les flèches qui relient les différentes étapes du processus semblent figées, comme si les étapes décrites se passaient toujours exactement de la même manière, partout, à chaque fois et dans toutes les conditions. Bien que ce modèle soit utile pour comprendre les bases, il n'est pas conforme à la réalité. La nutrition est bien plus complexe que ce qu'un diagramme statique laisse entendre.

En général, les nutriments ne suivent pas une seule voie prévisible après être entrés dans les billions de cellules du corps. Dans la plupart des cas, l'itinéraire potentiel qu'un nutriment peut emprunter une fois qu'il est entré dans l'organisme se divise, directement ou indirectement, en plusieurs voies de métabolisation (les métabolites), chaque voie pouvant à nouveau se diviser en nouvelles voies. En outre, à mesure que ces voies se développent, elles peuvent entraîner différentes sortes d'activités ou de fonctions, comme la mobilisation d'énergie ou la réparation de cellules endommagées. Les voies dominantes finissent par déterminer en grande partie si nous sommes en bonne santé ou malades. Néanmoins, comprendre le métabolisme ne se résume pas à suivre un nutriment le long des différentes voies indépendantes qu'il emprunte. À mesure que ces voies se divisent, elles semblent s'intégrer les unes aux autres, à l'infini.

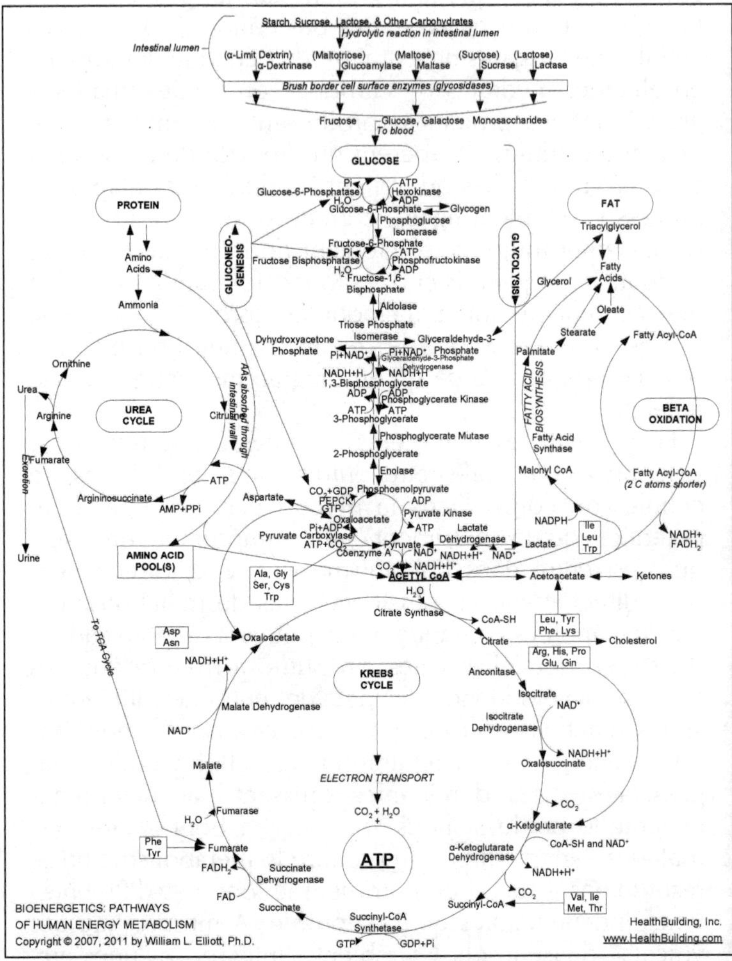

Figure 7.1. Schéma représentant le métabolisme du glucose et d'autres voies métaboliques[16]

Des schémas représentant ces labyrinthes métaboliques ornent les murs de nombreuses structures de recherche ; le tableau du cycle de Kerbs de votre lycée n'est qu'une version très simplifiée d'une partie de l'un de ces schémas. Je travaille dans la recherche depuis suffisamment longtemps pour avoir vu naître l'une des plus complexes de ces cartes, dont l'élaboration commença il y a de nombreuses années : le réseau de réactions du métabolisme du glucose qui produit de l'énergie, représenté à la figure 7.1. (Ce schéma, qui montre parfaitement bien la complexité du métabolisme intermédiaire, est l'œuvre du Dr William L. Elliott [HealthBuilding.com].) La première version de ce schéma me fut très utile quand j'enseignai la biochimie dans les années 1960 et 1970 au département de biochimie et de nutrition de Virginia Tech. Dans un cursus de biochimie basique, il me fallut une bonne douzaine de cours simplement pour décrire les séries de réactions qui conduisaient du glucose au cycle de Kerbs circulaire au bas du schéma, qui représentait principalement l'extraction de l'énergie du glucose.

Compliqué, non ? Or, le schéma que j'utilisais en cours ne faisait qu'effleurer la surface de ce que nous savons aujourd'hui sur la voie métabolique du glucose. Avec le temps, d'autres groupes de réactions métaboliques ont été ajoutés à ce premier schéma, dont des segments sur le métabolisme des protéines, des graisses et des acides nucléiques. En peu de temps, tant de réactions y figuraient, et la taille de la police était devenue si petite pour une feuille de format raisonnable, qu'il était devenu évident qu'on ne pouvait plus rien ajouter si on voulait pouvoir lire le schéma à l'œil nu. Les cartographes du métabolisme se mirent à créer des atlas entiers sur le métabolisme cellulaire : ce qui avait été de simples réactions méritait désormais plusieurs pages de diagrammes pour rendre compte des nouvelles découvertes.

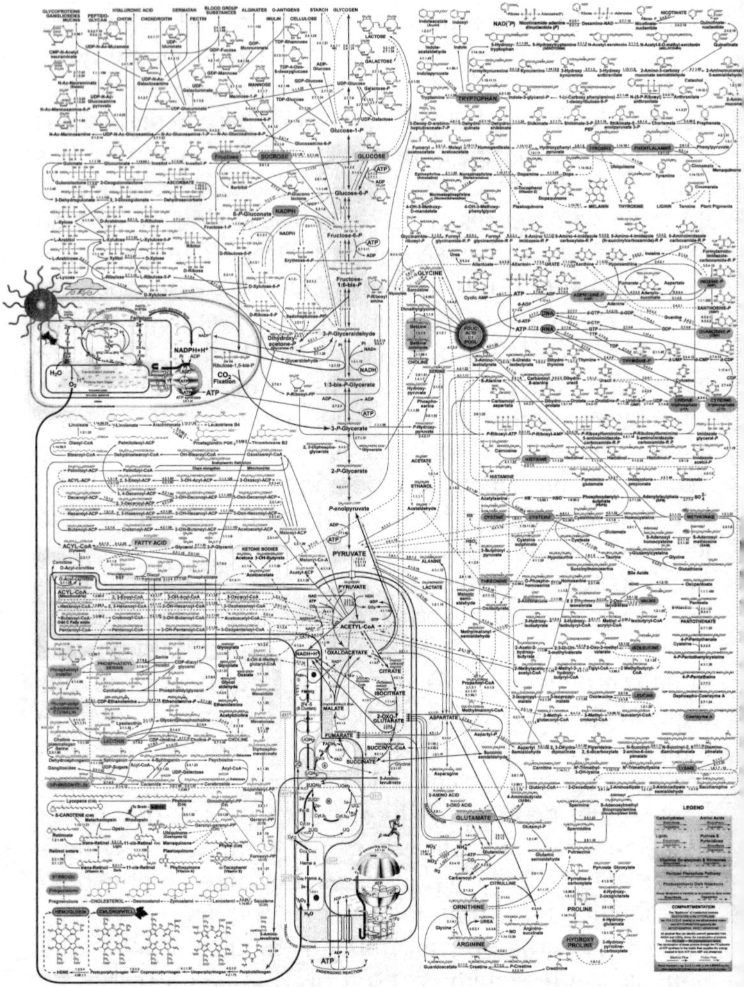

Figure 7.2. Schéma approfondi représentant le métabolisme du glucose et d'autres voies métaboliques

(pour plus de lisibilité, ce tableau est disponible sur le site des Éditions des Arènes)

Ces schémas exhaustifs devinrent de plus en plus spécialisés, et fragmentés d'une manière qui symbolise graphiquement comment le réductionnisme, en cherchant à obtenir des informations toujours plus petites et plus spécifiques, perd l'ensemble de vue. Des chercheurs passèrent des années, et même des décennies, à travailler sur seulement une ou deux réactions. Peu à peu, des sous-schémas de sous-schémas de sous-schémas y furent insérés – à mesure que nous approfondissions nos connaissances sur le métabolisme cellulaire et devenions de moins en moins capables de voir l'intelligence et le pouvoir du système entier.

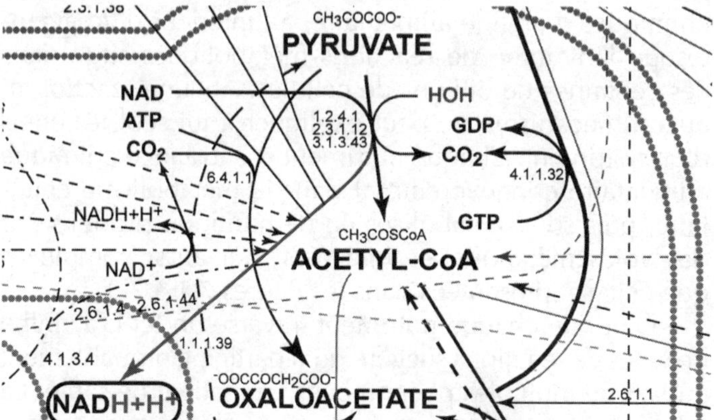

Figure 7.3. Sous-schéma agrandi de la figure 7.2

La locution *reductio ad absurdum*, ou raisonnement par l'absurde, a la même racine que le terme « réductionnisme ». Vous vous rappelez le schéma complexe montrant le métabolisme du glucose (figure 7.1) ? Vous pouvez en voir une version mise à jour à la figure 7.2.

Des scientifiques sont allés encore plus loin. La figure 7.3 montre la complexité d'une toute petite partie de ce schéma, agrandie pour plus de visibilité.

Et le schéma métabolique le plus complet représenté à la figure 7.2 n'est qu'une partie infinitésimalement petite de toutes les réactions qui se produisent dans chacune de notre centaine de billions de cellules.

J'ai insisté sur cette complexité du métabolisme pour vous montrer qu'il est absolument impossible de comprendre totalement la manière dont notre corps réagit aux aliments qu'on consomme et aux nutriments qu'ils contiennent. Expliquer la fonction d'un nutriment par seulement une ou deux de ces réactions n'est pas suffisant. Une fois consommés, les nutriments interagissent les uns avec les autres et avec d'autres substances chimiques d'origine alimentaire, à l'intérieur d'un gigantesque labyrinthe de réactions métaboliques situé dans ces centaines de billions de cellules. Aucune réaction ni aucun mécanisme ne peut expliquer à lui seul les effets d'un nutriment. Chaque nutriment et substance chimique alimentaire connexe entrent dans le métabolisme cellulaire, puis sont métabolisés en de multiples produits par des voies métaboliques intégrées tout aussi complexes que celles représentées dans les figures 7.1 à 7.3.

Le fait que chaque nutriment traverse un tel labyrinthe de voies de réactions suggère qu'il participe probablement aussi à de multiples phénomènes en matière de santé. La relation entre un nutriment et une maladie que suggère le réductionnisme, bien qu'extrêmement populaire, est tout bonnement inexacte. Chaque substance nutritive qui pénètre dans ce système complexe de réactions a des répercussions qui peuvent s'étendre loin dans le pool métabolique. Et, à chaque bouchée de nourriture que nous avalons, des dizaines et sans doute des centaines de milliers de substances chimiques alimentaires entrent plus ou moins en même temps dans ce pool métabolique.

LE MÉTABOLISME ET LES ENZYMES

Le *métabolisme* est l'ensemble de toutes les réactions chimiques dans l'organisme qui assurent le maintien de la vie. Quand on pense aux billions de réactions qui se produisent à chaque instant, on peut se demander comment il nous reste suffisamment d'énergie dans le corps pour faire quoi que ce soit d'autre. Après tout, chacune de ces réactions chimiques requiert de l'énergie. Et puisque l'une des principales fonctions du métabolisme est de produire l'énergie nécessaire au fonctionnement physiologique, il est crucial que l'énergie produite soit plus importante – largement – que celle dépensée pour la produire. Heureusement, notre organisme a développé des molécules dont la tâche principale consiste à faire baisser de manière significative l'énergie requise pour ces réactions chimiques. Ces molécules, ce sont les *enzymes*.

J'ai déjà évoqué les enzymes, pour expliquer pourquoi il est impossible de comprendre totalement une partie hors du système (le tout) dans lequel elle s'inscrit – idée qui va devenir plus évidente encore maintenant que nous allons nous pencher sur leur rôle dans l'organisme. Les enzymes sont de grosses molécules protéiques, présentes dans chacune de nos cellules, qui, par une série de réactions, transforment une chose (disons une molécule de sucre), appelée un *substrat*, en une autre (disons une substance chimique proche du glucose dont le corps se sert pour synthétiser les graisses), appelée un *produit* ou un *métabolite*. Représentez-vous les enzymes comme de grandes usines totalement automatisées. Imaginez que vous introduisiez une petite bûche (le substrat) à une extrémité de l'énorme bâtiment et que vous recueilliez à l'autre bout un joli saladier en bois (le produit). Bien sûr, vous pourriez transformer la bûche en saladier à la main, mais cela demanderait bien plus de temps et de travail. L'usine rend la transformation nettement plus efficace. Les enzymes font la même chose à l'intérieur des cellules : elles convertissent les substrats en produits, très rapidement et en consommant très peu d'énergie. Les réactions dont sont responsables les enzymes (dans le jargon des biologistes, elles *catalysent* les réactions) se produisent rarement, si ce n'est jamais, sans l'aide d'une enzyme. Si cela arrive, la vitesse de réaction – la vitesse à laquelle la réaction se produit – est considérablement diminuée, contrairement à quand une enzyme y prend part, et la quantité d'énergie requise est bien plus élevée.

Comparées aux autres molécules, les enzymes sont très grosses. Une enzyme peut être 10 000 à 20 000 fois plus grosse que le substrat qu'elle transforme – d'où l'image de l'usine et de la bûche. La figure 7.4 montre la conversion d'un substrat (A) en un produit (B). Mais la plupart des réactions ne se produisent pas de manière isolée. Elles entraînent d'autres réactions, comme celle de la figure 7.4 où B (désormais le substrat) est converti en C (le nouveau produit). L'enzyme 1 convertit A en B, tandis que l'enzyme 2 convertit B en C.

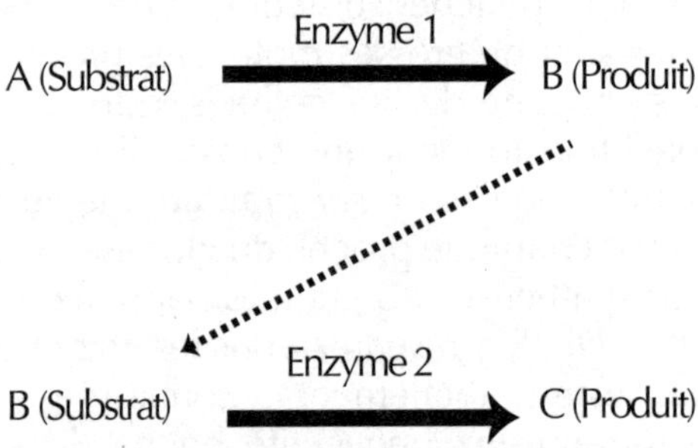

Figure 7.4. Réaction enzymatique simple

Toute enzyme peut agir avec plus ou moins de puissance, en fonction de l'offre (la concentration de substrat) et de la demande (la quantité de produit déjà dans la cellule). Tout comme les lignes de production peuvent aller plus ou moins vite en fonction de l'approvisionnement en matières premières et de la demande en produits finis, les enzymes ajustent la vitesse à laquelle elles convertissent le substrat en produit (dans le jargon scientifique, on appelle ça son « activité »). En réalité, une enzyme peut même inverser les réactions pour retransformer un produit en substrat. En résumé, les enzymes contrôlent si les réactions se produisent ou non, et, si oui, à quelle vitesse et dans quel sens.

Lorsqu'elles se forment, les enzymes apparaissent comme des chaînes linéaires d'acides aminés, distribués en séquences par l'ADN. Mais comme les acides aminés ont des affinités chimiques et physiques les uns avec les autres, la chaîne se replie sur elle-même (comme le montre la figure 5.7), créant une forme en trois dimensions, comme le ferait un très long collier de perles magnétiques.

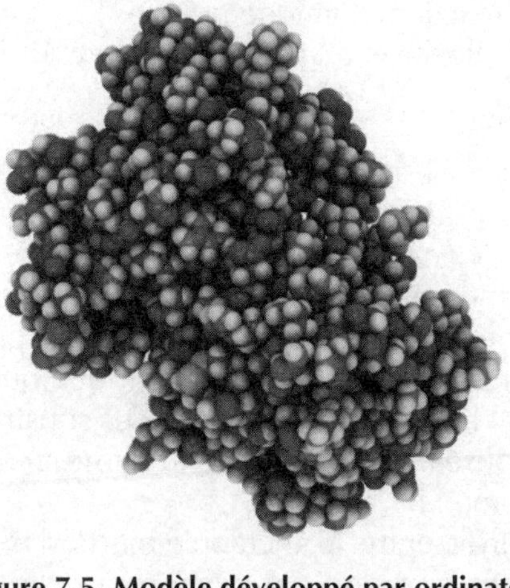

Figure 7.5. Modèle développé par ordinateur d'une ADP-ribose cyclique hydrolase (CD38)

Ce repliement permet aux enzymes de varier leur activité : elles peuvent changer de forme. Ce changement de forme est crucial, car il modifie les propriétés chimiques et physiques de l'enzyme et influe sur sa capacité à ajuster les vitesses de réaction. De nombreux scientifiques qui étudient les enzymes s'extasient devant la vitesse extraordinaire à laquelle les enzymes se configurent elles-mêmes pour exécuter leurs tâches. Voici un exemple type d'entrée de dictionnaire, tiré de la *New World Encyclopedia* :

> Pour qu'une enzyme fonctionne, elle doit se plier en une structure tridimensionnelle bien précise. Comment un repliement aussi complexe peut se produire reste un mystère. Une petite chaîne de 150 acides aminés formant une enzyme peut se replier selon une multitude de configuration : si elle testait 1 012 configurations différentes par seconde, il lui faudrait environ 1 026 ans pour trouver la bonne. [...] Pourtant, une enzyme dénaturée peut se replier en quelques fractions de seconde, puis réagir dans une réaction chimique précise. [...] Cela témoigne d'une complexité et d'une harmonie extraordinaires dans l'univers[17].

Pour tenter de décrire l'indescriptible, l'auteur cite des chiffres pour une molécule hypothétique relativement petite (« enzymatiquement » parlant !). La rapidité à laquelle une enzyme réagit est phénoménale (passant d'une chaîne linéaire souple à une boule précise prête à accomplir sa mission en seulement quelques fractions de seconde). La diversité chimique des substrats pouvant être métabolisés par une seule enzyme active est tout aussi phénoménale.

Le lien étroit entre le métabolisme des nutriments et le monde des enzymes est inhérent à cette discussion. Les réactions catalysées par une enzyme, en nombre infini et infiniment interconnectées, sont contrôlées par les nutriments et leurs composés apparentés, eux aussi en nombre infini. Bien que les nutriments contrôlent les enzymes, les enzymes agissent également *sur* les nutriments, pour fabriquer des produits à l'infini, qui sont ensuite utilisés dans le corps, mais aussi pour le bon fonctionnement de l'organisme.

LE PARADOXE DE L'OFM

Ce qui nous ramène, enfin, à l'OFM et à son rôle dans la formation du cancer.

Inévitablement, j'ai dû résumer, tronquer et simplifier nos recherches et nos découvertes – le sujet est tout bonnement trop vaste et trop technique pour pouvoir l'expliciter en un seul chapitre. Après tout, mon but ici n'est pas de faire de vous des spécialistes de l'OFM. En partageant avec vous mes cinquante années de recherche sur l'OFM, j'espère plutôt vous aider à mieux comprendre comment les protéines animales influent sur la formation du cancer et en quoi la complexité de l'OFM atteste de la nature holistique, et non réductionniste, de la nutrition et de la santé.

L'OFM est une enzyme particulièrement complexe qui métabolise de nombreuses substances chimiques, dont certaines sont naturellement présentes dans l'organisme et d'autres n'ont jamais été rencontrées par le corps auparavant. Essentiellement mais pas exclusivement située dans le foie, l'oxydase à fonction mixte métabolise, entre autres, des hormones de type stéroïdien (par exemple, des hormones sexuelles comme les œstrogènes et les androgènes, ou des hormones du stress), des acides gras (à savoir, les précurseurs de nombreuses substances chimiques qui renforcent les systèmes neurologique et immunitaire) et le cholestérol (impliqué dans les maladies cardio-vasculaires et la formation des membranes cellulaires), en substances plus proches de l'état dans lequel l'organisme finira par les utiliser. L'OFM détoxique également les substances chimiques exogènes, les rendant rapidement excrétables dans l'urine.

Au tout début de ma carrière de chercheur, on m'a appris que l'AF (comme les autres carcinogènes) était convertie par l'OFM en un métabolite moins toxique excrété dans les urines et les fèces, comme le montre la figure 7.6.

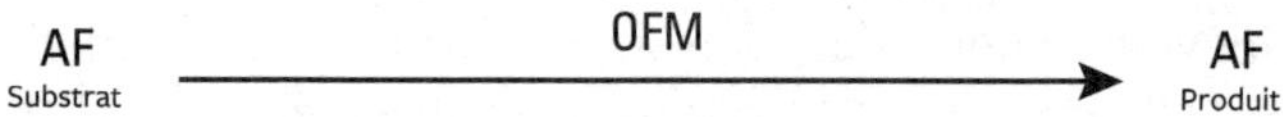

Figure 7.6. Modèle présumé de la conversion de l'AF par l'OFM

Or, ce modèle était à l'évidence trop simpliste. Tout d'abord, les chercheurs indiens précédemment mentionnés, qui avaient découvert en 1968 qu'un régime riche en protéines (20 %) faisait augmenter les tumeurs du foie initiées par l'AF chez les rats[18], avaient déjà montré que cette même alimentation riche en protéines faisait en réalité diminuer la toxicité immédiate de l'AF lorsqu'elle était administrée à très fortes doses[19]. Ces résultats constituaient un paradoxe que le modèle traditionnel du métabolisme de l'AF n'expliquait pas.

Soupçonnant que l'OFM était la clé pour résoudre ce paradoxe, mon laboratoire commença par établir qu'un régime riche en protéines faisait augmenter l'activité de l'OFM chez les rats[20], ce qui signifiait que plus le rat consommait de protéines alimentaires, plus vite l'AF (plus précisément son substrat apparenté, l'AFB1) était détoxiqué. Ce résultat était logique, mais allait à l'encontre de l'observation des chercheurs indiens[21] :

qu'un régime riche en protéines faisait *progresser* le cancer.

Nous envisageâmes alors la possibilité que l'OFM produise deux genres de métabolites : l'un moins toxique que l'AF et facilement excrété, et l'autre plus toxique que l'AF et provoquant le cancer. Mais pourquoi une enzyme ferait-elle une chose si étrange et contradictoire ? Même si cela semblait bizarre, c'était une réelle possibilité : pendant longtemps, avant ça et avant que l'OFM ne soit découverte, les scientifiques pensaient que de nombreux carcinogènes chimiques n'initiaient le cancer qu'après avoir été « activés » par les enzymes. Qu'une substance chimique comme l'AF produise un métabolite plus toxique semblait donc tout à fait possible.

Une autre réponse à ce mystère fut apportée au début des années 1970, quand les professeurs Jim et Betty Miller, deux éminents chercheurs en cancérologie de l'université du Wisconsin, en collaboration avec un jeune collègue, Colin Garner, en obtinrent la preuve : la production par l'OFM d'un métabolite détoxiqué de l'AF implique la formation d'un métabolite intermédiaire extrêmement réactif qui initie le cancer[22]. En d'autres termes, l'OFM produit deux métabolites à partir de l'AF : un détoxiqué et excrété, et un autre qui est activé pour initier le cancer. C'est comme si un arbre entrait dans l'usine, était transformé en matraque pendant une fraction de seconde, avant d'être converti en saladier, sa forme finale.

On appelle ce métabolite intermédiaire un « époxyde ». Il n'existe *a priori* que pendant quelques millisecondes. Malheureusement, ces millisecondes semblent suffire pour lui permettre de se fixer à l'ADN cellulaire et entraîner une mutation capable d'initier une série d'événements conduisant au cancer.

Le schéma de la réaction remis à jour, où apparaît cet époxyde intermédiaire, est représenté à la figure 7.7.

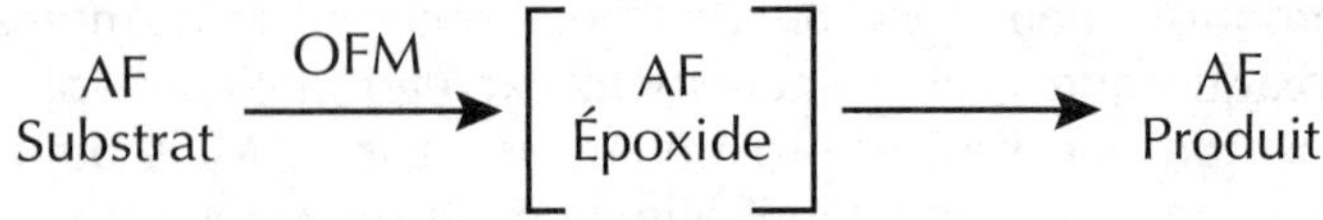

Figure 7.7. Conversion de l'AF par l'OFM, remise à jour avec le produit intermédiaire

Cette découverte nous permit de comprendre comment une forte consommation de protéines alimentaires faisait progresser le cancer mais diminuer la toxicité aiguë de l'AF, comme l'avaient montré les chercheurs indiens : lorsqu'une alimentation riche en protéines accroissait l'activité de l'OFM, elle faisait également augmenter le nombre de métabolites intermédiaires provoquant le cancer et le nombre de métabolites finaux, moins toxiques.

Une autre de nos découvertes fut capitale pour expliquer ce paradoxe : il s'avère que l'AF est relativement toxique en elle-même, sans avoir à être activée : elle bloque la respiration cellulaire, ce qui entraîne la mort des cellules[23]. Lorsqu'une alimentation riche en protéines fait augmenter l'activité de l'OFM, elle détoxique l'AF qui provoque la mort des cellules – ce qui, sorti de son contexte, semble être un effet positif. Mais en même temps, elle fait augmenter la production de l'époxyde qui peut initier le cancer – ce qui est clairement un effet négatif.

Notre schéma de la réaction, une nouvelle fois remis à jour pour résumer les effets de ces métabolites de l'AF (le métabolite moins toxique et l'époxyde carcinogène) en présence d'une alimentation riche en protéines, apparaît à la figure 7.8.

Selon nous, cela expliquait bien notre paradoxe, mais il restait des questions sans réponses. La première était : pourquoi le corps produit-il un époxyde initiateur de cancer en premier lieu ? Et, surtout : comment un processus qui transforme un sous-produit de moisissure naturel mais dangereux en une substance tout aussi dangereuse causant le cancer se développe-t-il au départ ?

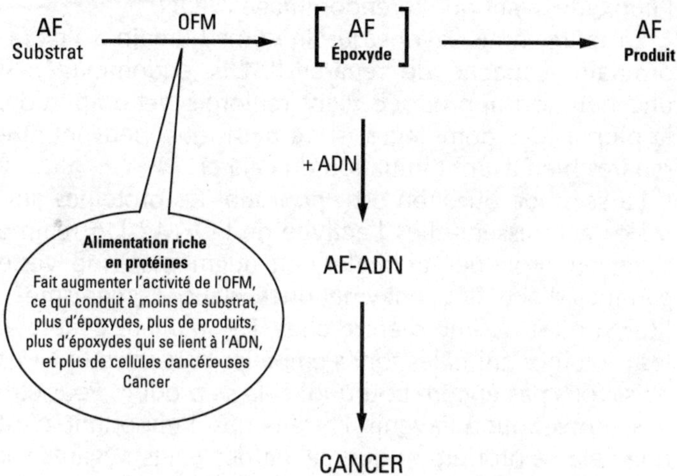

Figure 7.8. Version finale révisée de la conversion de l'AF par l'OFM

Je n'ai toujours pas la réponse à cette question. Mais il semble logique que le corps soit prêt à tolérer le risque d'un éventuel cancer à l'avenir pour tenter de répondre à la menace imminente que représente l'AF : la mort des cellules. Bien qu'il soit imparfait, ce compromis s'est avéré positif du point de vue de l'évolution, ou du moins neutre – s'il avait été mauvais pour la survie et la reproduction humaines, il n'aurait pas perduré jusqu'à aujourd'hui. Cela laisse penser que le corps a sans doute un mécanisme d'autocorrection pour prévenir les dommages permanents dus à l'époxyde. L'époxyde a une durée de vie particulièrement courte – il n'existe que quelques fractions d'une milliseconde –, ce qui ne laisse pas beaucoup de temps pour que des dommages se produisent. Il s'avère également que l'eau, avec l'aide d'une autre enzyme présente pendant le processus (l'époxyde hydrolase), peut se lier à l'époxyde pour former des produits inoffensifs pouvant être excrétés – éliminant l'époxyde avant qu'il n'endommage l'ADN.

En outre, nous savons que le corps humain a l'extraordinaire capacité de réparer l'ADN endommagé. Si une nutrition appropriée vient renforcer cette aptitude, la plupart des dommages, si ce n'est tous, peuvent être réparés bien avant l'initiation du cancer.

La seconde question est : pourquoi les protéines animales accroissent-elles l'activité de l'OFM ? Un régime riche en protéines animales fait augmenter une vaste gamme d'activités enzymatiques dans l'organisme : l'OFM n'est qu'une d'entre elles. De manière générale, les protéines animales font s'emballer l'organisme. Nous ne savons pas encore pourquoi cela se produit. Peut-être le saurons-nous à l'avenir. Entre-temps, l'important, c'est que cela se produit, et que cela a des effets négatifs sur notre santé.

CE QUE L'OFM M'A APPRIS

Vous avez peut-être remarqué au sujet de mes premières recherches sur le lien entre l'aflatoxine et le cancer du foie qu'elles se concentraient sur une unique réaction catalysée par l'OFM : elles étaient donc très réductionnistes, même si j'ai également pris en compte d'autres réactions réductionnistes, qui pouvaient ou non avoir été importantes pour le développement du cancer du foie. Me concentrer sur une seule enzyme (l'OFM), qui était censée catalyser une unique réaction, impliquant un seul substrat (l'AF) et une seule issue (le cancer du foie), était extrêmement naïf. Mes recherches ultérieures pour trouver le mécanisme expliquant l'effet des protéines alimentaires sur le cancer se révéleraient bien plus complexes qu'une simple réaction dépendant de l'OFM. Mais c'est cette phase de recherche sur l'OFM qui m'a forcé à ouvrir les yeux sur l'ahurissante complexité biologique du corps, que je n'avais jusque-là pas comprise.

Passons en revue quelques exemples de la complexité que présente l'OFM. Premièrement, la structure de l'OFM est elle-même très complexe. Elle est constituée de trois composants principaux – système bien plus complexe qu'une enzyme à base d'une unique protéine. Lors de nos recherches, nous avons étudié les contributions de chacun de ces composants à l'activité enzymatique globale, en les isolant et en les reconstituant selon différentes combinaisons[24]. Nous avons également étudié ces combinaisons sous l'influence d'une alimentation à base de protéines alimentaires[25]. Chaque combinaison montrait une activité de l'OFM différente – un vaste continuum d'une complexité infinie. Avec un petit coup de pouce ici ou là d'une substance chimique, l'OFM et d'autres molécules enzymatiques peuvent changer de forme et, par conséquent, modifier leur vitesse de réaction – tout cela dans des laps de temps si courts qu'il est impossible de les documenter ou de les estimer.

Deuxièmement, l'OFM n'est qu'une enzyme dans une série d'enzymes, qu'on comprend mieux si on l'envisage comme un système : modifier l'activité d'une enzyme de cette série influence presque toujours les autres enzymes de cette série. Quand un substrat génère un produit, il peut par exemple provoquer la synthèse d'une autre enzyme en aval pour l'assister dans les réactions suivantes, et/ou renvoyer un signal en amont à l'enzyme qui a initié la première réaction pour qu'elle ralentisse le processus. Dans la catalyse de l'aflatoxine, comme mentionné plus haut, l'époxyde hydrolase permet à l'époxyde généré par l'OFM de se lier à l'eau[26]. Par la suite, le métabolite détoxiqué de l'aflatoxine peut se lier à toute une variété de produits pour accélérer leur excrétion[27]. Les enzymes et leurs réactions sont considérablement et inévitablement interdépendantes.

Troisièmement, l'OFM métabolise des substances chimiques, endogènes comme exogènes, extrêmement variées. Plus étonnant, elle peut même rapidement s'adapter pour métaboliser des substances chimiques synthétiques jamais vues dans la nature auparavant ni jamais rencontrées par le corps. C'est comme si l'OFM était une usine capable de se reconfigurer elle-même, instantanément, fabriquant des saladiers à un moment et, la seconde d'après, des charpentes – un exploit vraiment remarquable.

L'HOMÉOSTASIE : LA BASE DE LA SANTÉ

En science de la nutrition, on parle de l'« homéostasie », la capacité de l'organisme à œuvrer continuellement pour maintenir un équilibre stable et fonctionnel. C'est vrai à l'intérieur des systèmes du corps, de l'équilibre électrolytique à la température corporelle en passant par l'équilibre acido-basique, mais aussi entre ces systèmes. Et cet équilibre fragile est ce que nous appelons la santé.

À l'intérieur des cellules, l'homéostasie est en grande partie dirigée par une batterie d'enzymes très réactives – des dizaines de milliers d'enzymes, travaillant de concert dans une centaine de billions de cellules, communiquant toutes les unes avec les autres. Et les ressources qu'elles utilisent pour maintenir l'homéostasie – pour maintenir la santé – sont les aliments que nous mangeons. Voilà pourquoi la nutrition, envisagée de manière holistique, est le facteur clé de la santé. Quand on mange les bons aliments, notre corps tend naturellement vers l'homéostasie. Pas besoin de passer par des tonnes d'interventions réductionnistes, on est tout simplement « en bonne santé », en dépit de – ou, plus vraisemblablement, en raison de – la complexité inhérente à la chimie de l'organisme.

L'OFM catalyse des substances chimiques si nombreuses et variées qu'elle est particulièrement vulnérable aux changements dans notre alimentation. Même des changements relativement modestes entraînent des différences notables, comme mon équipe en a été témoin quand nous avons essayé de déterminer son effet sur le cancer. Quand on mange les bons aliments, l'OFM nous rapproche de l'homéostasie. Dans le cas contraire, elle peut contribuer à la maladie. Et l'OFM n'est qu'une enzyme parmi les 100 000 ou plus qui prennent part au fonctionnement du corps humain ; les substances chimiques dont nous avons parlé ici ne sont que quelques-uns des substrats, métabolites intermédiaires et produits – dont le nombre total est impossible à estimer – qui interagissent dans notre organisme au quotidien.

Mon travail sur l'OFM m'a aidé à voir que chacun d'entre nous est un système extraordinairement dynamique, système qui se modifie à chaque nanoseconde de notre vie, à une vitesse incroyable et selon un ordre précis, à la manière d'une symphonie. Avoir découvert et nommé certaines des enzymes et autres « outils » métaboliques dont le corps se sert pour organiser et contrôler son comportement ne rend pas cette symphonie moins remarquable. Et cette complexité biologique doit être reconnue comme la pierre angulaire de notre approche de la santé. Malheureusement, la science réductionniste est tellement obnubilée par le fait de réussir à nommer les différents éléments de cette complexité qu'elle ne tient pas du tout compte des liens entre eux, liens qui sont au cœur de l'homéostasie et de la santé.

5

La génétique contre la nutrition (partie 1)

Le gène de la timidité vient d'être isolé par les généticiens. Ils l'auraient découvert depuis longtemps s'il ne s'était pas caché derrière les autres.

Jonathan Katz

En toutes choses, il vaut mieux espérer que désespérer.

Johann Wolfgang von Goethe

Dans le chapitre précédent, nous avons vu que le réductionnisme échoue, en théorie comme en pratique, devant l'impressionnante complexité de nos systèmes enzymatiques. Nous avons également vu que les interventions réductionnistes ne sont en général pas nécessaires, à condition de manger les bons aliments, puisque la biochimie du corps nous conduit naturellement vers l'homéostasie. Mais au lieu de porter leur attention sur la nutrition et de reconnaître qu'il est inutile de tenter d'agir sur l'activité enzymatique, les chercheurs réductionnistes ont concentré leurs efforts en amont, sur le patron utilisé pour fabriquer ces extraordinaires enzymes : l'acide désoxyribonucléique, ou ADN.

La médecine génétique est l'ultime fantasme des réductionnistes. Elle esquive la vision d'ensemble et les facteurs complexes qui influent sur la santé et la maladie, pour se concentrer sur des millions et des millions de minuscules éléments déterministes, en ne laissant aucune place au flou et à l'aléatoire. Elle laisse les scientifiques désigner un morceau d'ADN et déclarer : « Voilà pourquoi vous avez un cancer du pancréas ! » Malgré tous les éléments qui remettent en question le lien direct entre gènes et cancer (et la plupart des maladies chroniques), les généticiens désignent désormais des morceaux d'ADN et affirment : « Voilà pourquoi vous aurez probablement un cancer du pancréas dans les quarante prochaines années ! » Ils jubilent à l'idée de bientôt pouvoir identifier, isoler et « réparer » ce gène défectueux, et vaincre la maladie une bonne fois pour toutes.

Ces cinquante dernières années, comprendre, cartographier et manipuler notre ADN est devenu l'obsession des chercheurs. Cette obsession (nous allons le voir dans les deux prochains chapitres) a porté un sérieux coup, économiquement comme philosophiquement, à l'idée qu'on se fait de notre santé et de notre capacité à l'influencer.

METTRE FIN À LA MALADIE

Malgré des décennies de déceptions, la plupart d'entre nous croient toujours à la belle promesse de la médecine moderne : un monde sans maladies ni décès prématurés, un paradis dans lequel nous n'aurons plus à craindre des fléaux comme le cancer, les maladies cardiaques ou le diabète.

Pour comprendre pourquoi nous y croyons, il suffit de repenser aux remarquables avancées de la science médicale au XXe siècle. En 1900, la médecine n'était pas en mesure de guérir de manière fiable les maladies infectieuses, d'effectuer des transplantations d'organes, de maintenir les gens en vie sous respirateur, de soigner l'insuffisance rénale grâce à la dialyse, ni d'examiner le corps en profondeur grâce au scanner et à l'IRM. La liste des avancées médicales récentes nous pousse à croire que nous avons fait des progrès ahurissants. Dès lors, pourquoi ne pas supposer que nos futures découvertes seront encore plus remarquables ? Étant donné que l'informatique et les autres technologies progressent, il est tout à fait logique de penser qu'un jour toutes ces découvertes et inventions nous feront sortir de notre bêtise et nous sauveront de la plupart des maladies – si ce n'est de toutes – qui affligent toujours l'humanité.

L'establishment médical a attisé la flamme de notre amour pour le progrès scientifique et s'en est délecté. Après tout, c'est notre foi collective dans cette belle promesse qui a financé la guerre contre le cancer, entre autres. Et la culture populaire a entériné l'image du chercheur héroïque et altruiste sur la piste du « remède » contre le cancer.

Le problème, c'est que l'establishment médical n'a pas remporté de vraies victoires depuis longtemps. La technologie a progressé à vitesse grand V, mais les technologies qui améliorent réellement notre état de santé sont difficiles à trouver. Alors que les taux de mortalité ont brusquement baissé au début du XXe siècle principalement grâce à la découverte de l'hygiène*, aucune

* L'importance de l'hygiène médicale était connue des sages-femmes depuis des siècles, mais n'a réellement fait son entrée dans l'establishment médical qu'après que Louis Pasteur, Robert Koch, Edward Jenner et d'autres ont démontré l'existence des microbes et des mécanismes de contagion. Voici un autre écueil du réductionnisme : tant que les scientifiques n'ont pas les moyens d'isoler et de mesurer les choses, ils insistent sur le fait que ces choses n'existent pas et ne peuvent pas exister. Tous ceux qui disent le contraire sont ignorants ou superstitieux.

des avancées high-tech hors de prix de ces cinquante dernières années n'a eu un effet notable sur les taux globaux de mortalité et de maladie dans les pays industrialisés. Et, tandis que la médecine est bien mieux équipée aujourd'hui pour sauver la vie de quelqu'un après un événement grave comme un accident de voiture ou une crise cardiaque qu'il y a cinquante ans, on ne sait toujours pas mieux prévenir les maladies dégénératives chroniques (comme les maladies cardiaques et le cancer), souvent appelées « maladies d'affluence », que dans les années 1950.

Pourtant, nous attendons toujours qu'un nouveau cavalier de la médecine sur son cheval blanc vole à notre secours : le comprimé, le vaccin, la technologie, l'intervention qui nous rendra résistants aux maladies et nous guérira, non seulement des maladies elles-mêmes, mais de la peur que nous en avons, car elles semblent frapper au hasard.

C'est ce caractère (en apparence) aléatoire qui nous effraie le plus. Je me souviens des retombées médiatiques quand Jim Fixx, l'auteur du best-seller de 1977, *The Complete Book of Running*, est mort d'une crise cardiaque à l'âge de 52 ans*. Les médias ont fait part de son décès avec une sorte de fatalisme teinté d'ironie : c'était la preuve que la mort nous rattraperait tous, peu importe que notre mode de vie soit sain.

Ce que nous attendons vraiment de la science, c'est qu'elle mette fin à l'aléatoire. Nous voulons comprendre pourquoi la maladie frappe certaines personnes, et pas d'autres. Nous voulons savoir comment nous protéger des fléaux que nous avons nous-mêmes nommés. Bref, nous voulons bannir l'imprévisible.

---

* Jim Fixx est considéré comme le pape du jogging et du fitness modernes. Ayant perdu énormément de poids en faisant de l'exercice, il incita des millions d'Américains à se mettre au jogging (N.D.T.).

Rappelez-vous, dans un univers réductionniste, il n'y a pas de place pour l'imprévisible. En théorie, dans un univers qui n'est que l'expression mécanique de lois physiques, tout devrait pouvoir être connu. Si on ne peut pas prédire qui aura un cancer du pancréas ou une maladie cardiaque, c'est tout simplement parce qu'on n'a pas encore recueilli suffisamment de données. On n'a pas encore d'outils suffisamment sensibles ou puissants pour percer ce mystère apparent. Mais n'ayez crainte ! Ça arrive ! En fait, on est sur le point de les découvrir ! Le problème, c'est qu'on est « sur le point de les découvrir » depuis une quarantaine d'années.

LA GÉNÉTIQUE, UN TREMBLEMENT DE TERRE

Ces dernières années, une discipline s'est imposée comme celle qui résoudra tous nos problèmes de santé et nous apprendra tout ce que nous ne savons pas encore. Je veux bien sûr parler de la révolution génétique qui a commencé au début des années 1950 et qui, depuis, n'a cessé de prendre de l'ampleur (et de récolter des financements). On pourrait avancer que nous vivons désormais à l'ère de la génétique. La cartographie du génome humain et le séquençage des gènes sont le nec plus ultra de la technologie médicale. L'ADN est le code maître, non ? Toute notre histoire et notre destinée tracées dans un schéma incroyablement long et complexe. Tous les secrets de notre développement et de notre tempérament sont contenus dans la double hélice de l'ADN : notre apparence et nos fonctions physiques, notre personnalité, notre prédisposition à diverses maladies. À mesure que la puissance et la vitesse informatiques augmentent, on perce de nouveaux secrets. Bientôt, comme un article du *New York Times* l'a proclamé le 7 mars 2012, le coût du séquençage des gènes sera aussi faible que celui d'un simple test sanguin, avec « des conséquences énormes pour la longévité humaine[1] ». Les scientifiques des start-up de la Silicon Valley qui font pression pour un séquençage rapide et bon marché partent du principe que, jusqu'ici, c'est un manque de données qui a limité l'amélioration de la santé humaine. La déclaration de Larry Smarr, directeur de l'Institut des technologies de l'information et de la communication de Californie et membre du comité consultatif scientifique de Complete Genomics (l'un des pionniers du séquençage de l'ADN dans la Silicon Valley), illustre parfaitement cette conviction : « Pendant toute l'histoire de l'humanité, les hommes n'ont pas été en mesure de lire le logiciel qui les faisait vivre. Une fois la transition d'un environnement pauvre en données à un environnement riche en données effectuée, tout change[2]. »

Ces champions de la génétique se considèrent comme les pionniers d'une nouvelle ère de connaissances – plus précisément, de connaissances réductionnistes. Les gènes, du point de vue de ces militants progénétique, ne sont qu'un logiciel humain. Tout comme un bon programmeur peut lire un code et prédire avec exactitude ce que le programme va faire, nous finirons par être capables d'observer les gènes et de prédire les maladies précises que nous développerons, et peut-être même les émotions que nous ressentirons.

Le problème, c'est que nous ne le pouvons pas. Les gènes nous disent ce qu'il peut se passer, mais pas si ce sera effectivement le cas, ni comment. La fascination grandissante pour la technologie génétique et l'augmentation de son financement ne sont qu'une autre impasse médicale, une autre voie sans issue réductionniste qui ne nous permettra pas davantage de prévenir et d'inverser les maladies chroniques.

LA COMPLEXITÉ GÉNÉTIQUE CONTRE LE RÉDUCTIONNISME

Tout comme la nutrition, la génétique est une discipline d'une complexité inimaginable, mais le public n'en a pas conscience. La majeure partie de la population tend à penser que les gènes sont des entités relativement fixes, responsables de notre apparence, de notre fonctionnement et de notre comportement. La réalité est autrement plus intéressante.

Quand je vivais à la ferme, mes frères, Jack et Ron, et moi avions chacun une « moissonneuse-batteuse automotrice » – une grosse machine que nous conduisions à travers champs pour récolter le blé (c'était notre manière d'aider notre père à gagner de l'argent pour nos études universitaires). À l'époque, les moissonneuses étaient aussi complexes d'un point de vue mécanique que toutes les autres machines sur le marché. J'ai oublié combien de courroies et de poulies ma machine comportait, mais je me rappelle parfaitement les 103 embouts de graissage que je devais remplir chaque matin. À mes yeux, c'était une merveille d'ingénierie, complexe mais parfaitement ordonnée. Or, ces moissonneuses n'étaient rien comparées aux chefs-d'œuvre d'ingénierie à venir : des avions toujours plus gros, d'énormes paquebots, des radios parlantes en couleur (à savoir, les télévisions), des satellites et des stations spatiales, des outils et systèmes de communication, du matériel de laboratoire extrêmement sophistiqué et, maintenant, des ordinateurs partout. Des machines fascinantes, sorties d'esprits brillants ! Toutefois, aussi impressionnants que soient la complexité et l'agencement de ces prouesses d'ingénierie et de technique, ils font pâle figure à côté des univers microcosmiques de la génétique moléculaire.

PETITE LEÇON DE GÉNÉTIQUE

Comme vous devez l'avoir appris en cours de biologie, l'ADN est un long fil composé de deux brins antiparallèles enroulés en double hélice. Chaque brin est formé par l'alternance de molécules de sucre et de phosphate (qu'on voit sous forme de rubans sur la figure 8.1).

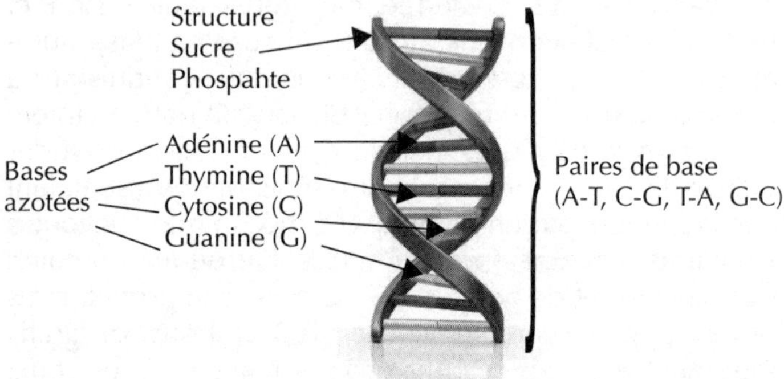

Figure 8.1. Une molécule d'ADN

Suspendues à ces brins se trouvent quatre bases azotées, agencées, ou séquencées, dans un ordre précis, chacune d'elles étant fixée à une unité de désoxyribose du fil. Ces bases sont l'adénine (notée A), la thymine (T), la guanine (G) et la cytosine (C) : elles sont empilées à l'intérieur de la double hélice et leur plan est perpendiculaire à l'axe. Elles font donc face à leurs bases partenaires sur l'autre brin. Les liaisons hydrogènes entre les bases d'un brin et celles de l'autre brin maintiennent les deux brins unis. Les A qui font face aux T sur chaque brin ont une affinité chimique et forment donc des

« paires de bases » ; les G et les C forment aussi de telles paires.

La molécule d'ADN est étonnamment longue et abrite ces quatre bases dans une séquence qui est propre à toute personne ayant jamais vécu sur terre. Ces bases agissent comme les lettres d'un alphabet qui forment des mots : elles sont donc capables de générer une énorme quantité d'informations*.

Cette chaîne d'ADN unique renferme vingt-trois paires de chromosomes situées dans le noyau de chacune des 100 billions de cellules de notre corps (qui, chacune, sont si petites qu'elles pourraient s'asseoir confortablement sur une tête d'épingle). Nos cellules se servent de l'ADN comme d'un programme pour savoir comment fonctionner. Les bases sur les vingt-trois paires de chromosomes (environ trois milliards de bases au total) sont regroupées en agrégats (environ 25 000), nommés gènes. Et chacun de ces gènes, qui peut contenir de 100 bases

---

* Vous pouvez avoir l'impression que quatre lettres, qui ne peuvent former que deux types de paires de bases (A-T ou G-C), ne fournissent pas beaucoup de possibilités de mots, mais un brin de seulement deux paires de bases peut former seize séquences différentes, tandis qu'un brin comprenant quatre paires de bases peut former jusqu'à soixante-quatre séquences. En outre, en théorie, chaque paire de bases peut être utilisée dans une séquence un nombre illimité de fois. Imaginez par exemple huit à dix A de suite, suivis par un ou plusieurs T, un C et plusieurs G. Les combinaisons possibles sont quasi illimitées. Si cela ne vous impressionne pas, imaginez un peu ça : il existe environ trois milliards de bases (milliards, pas millions) sur chaque molécule d'ADN. Si ces bases n'étaient situées qu'à un millimètre d'écart le long de cette chaîne, elle ferait près de 3 000 km de long – plus de 6 600 fois la hauteur de l'Empire State Building ! Leur ordre peut paraître aléatoire, mais ne l'est pas. Figurez-vous quelques dizaines de bases (sur trois milliards) comme des perles sur un collier de longueur normale. Maintenant, imaginez que vous laissiez tomber les perles, pour former une pile, que vous les mélangiez, puis que vous essayiez de les remettre exactement dans le même ordre. Si cela vous semble impossible pour quelques dizaines, imaginez un peu pour trois milliards !

à plusieurs millions, finit par participer à la formation d'une protéine unique.

Toutefois, ces gènes ne se traduisent pas directement en une protéine. Ils le font grâce à la formation d'ARN (acide ribonucléique) messager (figure 8.2), sorte de copie d'un brin d'ADN.

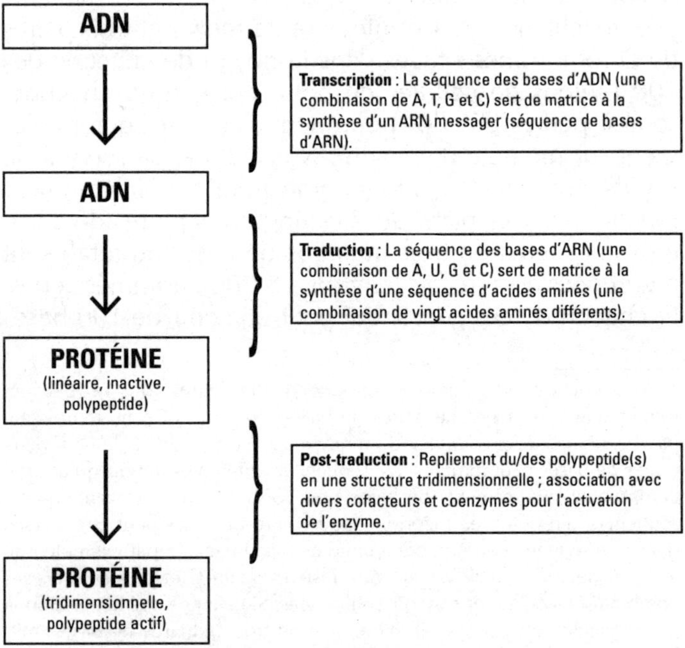

Figure 8.2. Processus de transformation de l'ADN en protéines actives (enzymes)

À son tour, la séquence d'ARN sert de code pour la sélection des acides aminés (une vingtaine d'acides aminés sont utilisés dans la production d'une protéine humaine, chacun possédant une structure chimique unique) qui, une fois assemblés en une longue chaîne, forment les protéines. Néanmoins, il n'existe pas de système de correspondance stricte entre une base sur la chaîne d'ARN et un acide aminé. Des séquences de trois bases sont utilisées, chacune définissant un ou plusieurs acides aminés. Comme il y a quatre bases, il existe 64 différentes possibilités de séquences de triplets, ou codons (un acide aminé peut être représenté par plusieurs codons).

Quand la recherche génétique n'en était qu'à ses balbutiements, les scientifiques croyaient en l'hypothèse d'« un gène/une protéine », dans laquelle chaque gène était responsable d'exprimer une unique protéine. S'il y avait 25 000 gènes, cela signifiait qu'il existait 25 000 protéines. Toutefois, des études récentes dans ce domaine ont montré que cette hypothèse était trop simpliste. Par exemple, plusieurs gènes peuvent participer à la fabrication d'une même protéine, car certaines protéines sont constituées de plus d'un brin d'acides aminés, chacun de ces brins d'acides aminés étant produit par un gène distinct. Le nombre de protéines et de combinaisons potentielles est impossible à estimer. Une telle complexité dépasse l'entendement humain.

Et voici un autre mystère. En dépit du fait que chacune de nos cellules contient exactement la même matrice génétique que toutes les autres cellules de notre corps, elles accomplissent des tâches très diverses. Une cellule du foie est très différente d'une cellule nerveuse ou d'une cellule sur la paroi interne de l'intestin, de par sa forme et sa fonction. Leurs différences structurelles et fonctionnelles ne dépendent que des segments de bases ADN choisis pour l'expression à l'intérieur de chaque cellule. Cette sélection des bases à utiliser parmi les trois milliards qui existent est une formidable démonstration du travail de la nature.

Pour résumer : des segments relativement courts de séquences de bases d'ADN, appelés gènes, sont transcrits en séquences d'ARN équivalentes, traduites à leur tour en séquences d'acides aminés utilisées pour fabriquer les protéines. Ces protéines fournissent alors la structure et la fonction des cellules, agissant comme des enzymes, des hormones et des unités structurelles. C'est à travers l'activité de ces protéines que l'ADN accomplit sa destinée.

Cet accomplissement de la destinée – l'expression des gènes, comment ils font ce qu'ils font – se produit à travers une série de processus extraordinairement complexes, mais précisément ordonnés. Afin d'étudier et de comprendre ces processus, les chercheurs aiment les simplifier en se représentant des étapes ou événements en apparence distincts, se produisant les uns après les autres, comme une rangée de dominos qui tombe. Cette simplification est utile car elle permet d'étudier et de visualiser plus facilement les détails de chaque étape, mais elle n'est pas totalement fiable. En réalité, ces étapes ou événements sont étroitement interconnectés et communiquent les uns avec les autres, en un flot d'activités quasiment homogènes et profondément intégrées.

Chaque étape de ce processus peut être influencée par la biochimie du corps, l'alimentation, l'activité physique, la médication, l'humeur et toutes les autres variables possibles et imaginables. Et ce n'est pas tout : les prétendues « étapes » de l'expression génétique s'influencent également les unes les autres, transmettant des informations en amont et en aval, dans une série de boucles infiniment complexes. Ces flux d'événements communiquent entre eux de différentes manières, à chaque étape (d'une formidable complexité) du processus, comme nous l'avons vu au chapitre 7 pour les séries d'enzymes (elles-mêmes un type de protéines).

En outre, tout changement dans le taux d'activité peut avoir plus d'une cause. Par exemple, les quantités de protéines synthétisées à partir de l'ADN fluctuent en fonction des besoins en protéines à différents moments. Quand une protéine est en quantité suffisante, sa formation est ralentie. Mais le ralentissement du taux de synthèse des protéines peut être contrôlé de différentes manières. Le taux de transcription de l'ADN en ARN et/ou le taux de synthèse des protéines peuvent tous les deux être modifiés.

Voilà le système avec lequel on joue aujourd'hui, comme s'il s'agissait d'une machine fabriquée par l'homme. C'est vrai, on a cartographié le génome humain*. Mais cette cartographie n'est que la première étape. On a beau affubler les gènes de noms cryptiques, cela ne signifie pas pour autant qu'on sait comme par magie ce que ces noms signifient, ni comment des structures comme la personnalité, les préférences, les prédispositions – ou les maladies – en découlent… en supposant que ce soit possible.

LE RÊVE DU GÉNÉTICIEN

En dépit de l'inimaginable complexité de la génétique, les généticiens s'obstinent à défendre et à poursuivre le programme de recherches génétiques comme étant l'avenir des soins de santé. Pour les réductionnistes, la complexité ne fait que nous inviter à consacrer plus de temps et d'argent à ce problème. Tout ce dont on a

---

* À vrai dire, on a un peu triché : 95 % de notre matériel génétique, que les scientifiques ne comprennent pas encore, a été désigné comme de l'ADN « poubelle » (ou non codant) et glissé sous le tapis. Les généticiens ont très récemment commencé à prendre au sérieux la possibilité que cet ADN « poubelle » contienne en réalité des informations importantes que l'homme n'a pas encore réussi à décoder.

besoin, c'est d'un traitement plus rapide, de programmations plus sophistiquées ou de plus de recherches…

Les généticiens sont persuadés que nous percerons le mystère de l'origine génétique des maladies d'ici dix à vingt ans – si ce n'est plus tôt. Une fois fait, cela entraînera une révolution en matière de soins de santé. Connaître l'identité et la fonction des gènes impliqués dans la formation et le traitement des maladies nous permettra de perfectionner le développement des médicaments[3] et de faire des économies sur les tests cliniques des nouveaux produits. On développera des médicaments qui cibleront soit des maladies spécifiques, soit (comme cela a récemment été annoncé) des individus dont les gènes détermineront la réponse probable aux médicaments. De cette manière, les effets secondaires des médicaments seraient minimisés et les coûts des essais cliniques réduits. En réalité, le Projet génome humain – l'ambitieux projet de recherche mené par le gouvernement américain qui a cartographié les 20 000 à 25 000 gènes humains de 1990 à 2003 – soutient qu'un processus de développement des médicaments plus rationalisé aurait « le potentiel de réduire considérablement le nombre de décès et d'hospitalisations qu'on estime liés à une mauvaise réponse aux médicaments – soit 100 000 décès et deux millions d'hospitalisations chaque année aux États-Unis[4] ».

Mais ce n'est que le début des points positifs. Voici mot pour mot des informations trouvées sur le site Internet du gouvernement, qui reflètent l'enthousiasme « officiel » de ce dernier :

- « Des connaissances approfondies sur la prédisposition à une maladie précise permettront un suivi attentif, et les traitements pourront être entrepris à la phase la plus appropriée pour maximiser leurs effets[5]. »

- « Les vaccins développés à partir du matériel génétique […] promettent de présenter tous les avantages des vaccins existants sans les risques[6]. »
- « Le coût et les risques des essais cliniques seront réduits en ne ciblant que les personnes capables de répondre à un médicament[7]. »
- Tous ces avantages, entre autres, « favoriseront une nette diminution du coût des soins de santé[8] ».

Le Dr Francis Collins, directeur des NIH (Instituts nationaux de la santé), qui, avec le Dr J. Craig Venter, a dirigé le remarquable séquençage du génome humain et a été à la tête de l'Institut américain de recherche sur le génome humain, évoque souvent, et avec grand enthousiasme, les promesses de la recherche génétique. Il imagine un temps où les caractéristiques des profils ADN uniques des individus ne permettront pas seulement de définir les risques de maladies, mais aussi de créer des programmes de prévention et des traitements personnalisés. Comme chaque homme est unique, il envisage une prévention et des stratégies de traitement personnalisées pour chaque individu. Une approche globale ne peut pas convenir à tout le monde, selon Collins et ses collègues.

Ces promesses semblent enthousiasmantes. On dit d'elles qu'elles marquent l'entrée dans un tout nouveau paradigme de la pratique médicale : la génétique, pièce maîtresse de la médecine du futur ! Il ne fait aucun doute que de nombreux résultats promis par la génétique seront très positifs. Je ne suis pas en train de dire que la recherche génétique est une totale perte de temps. Je trouve même que le Projet du génome humain est fascinant du point de vue scientifique. Il était impossible qu'une espèce aussi curieuse que la nôtre ne s'intéresse pas à une telle complexité, avec la technologie adaptée. Et il est certain que les interventions génétiques seront bénéfiques aux 0,01 % de la population qui sont atteints des rares maladies engendrées par des gènes défectueux.

Malgré tout, elles ne régleront pas le problème de fond : la santé défaillante de notre société. Ce que je désapprouve, c'est que l'on se concentre sur la génétique, à la quasi-exclusion de tout le reste. Aujourd'hui, des centaines de milliards de dollars sont dépensés chaque année aux États-Unis pour des tests et des séquençages génétiques, sans pour autant nous aider à résoudre la crise de notre système de santé. Les milliards de dollars que notre société investit dans la génétique n'aideront qu'une toute petite partie de la population, et ce à un prix exorbitant.

Quand nous aurons fait disparaître 90 % des maladies humaines grâce à la nutrition et mis fin au gouffre financier que représente le système de santé réductionniste pour notre économie, nous pourrons nous permettre le luxe des tests et des séquençages génétiques. Dans l'immédiat, nous avons des choses bien plus urgentes à faire, qui bénéficieraient à un pourcentage bien plus grand de la population. Nous sommes actuellement confrontés à une crise sans précédent du système de santé, qu'on pourrait qualifier de « tempête parfaite ». Quand la tempête fait rage, on ne redécore pas l'entrée : on cloue des planches aux fenêtres.

Ou peut-être suis-je seulement jaloux ? Je vous laisse juge. Après tout, alors que cette nouvelle ère de la génétique surgissait à l'horizon, elle précipitait la chute de celle de la nutrition.

LE DÉCLIN DE L'ÈRE DE LA NUTRITION

En 1955, j'étais en première année d'école vétérinaire à l'université de Géorgie : mon professeur de biochimie était fasciné par la découverte récente de la double hélice de l'ADN et ses implications possibles. J'étais moi aussi subjugué par cette prouesse de la recherche biochimique et médicale – c'était exactement ce que je pensais être ma tasse de thé. Quand le professeur Clive McCay de l'université Cornell m'envoya un télégramme pour me proposer (sans que je n'ai rien demandé) de laisser tomber la médecine vétérinaire pour aller étudier ce nouveau champ de la « biochimie » à Cornell (duquel la discipline émergente de la génétique faisait alors partie), je sautai sur l'occasion. Dans mon programme de recherche à Cornell, je combinais officiellement la nutrition comme matière principale et la biochimie comme secondaire. Rétrospectivement, je me rends compte que j'assistais non seulement à l'émergence d'une nouvelle discipline, mais aussi à un profond bouleversement de la vision que la science avait de la santé humaine.

Du début des années 1900 au début des années 1950, les chercheurs en nutrition étaient à l'avant-garde de la lutte pour l'amélioration de la santé humaine. À l'aube du XXe siècle, les scientifiques et les professionnels de la médecine avaient commencé à étudier les causes de maladies comme le béribéri, le scorbut, la pellagre et le rachitisme, entre autres. Ces maladies semblaient avoir un lien avec la nourriture, mais le mécanisme exact n'était pas clair. Les chercheurs finirent par identifier des nutriments spécifiques et émettre l'hypothèse qu'un apport insuffisant de ces nutriments pouvait être la cause de ces maladies. Vers 1912, le mot « vitamine » fit son apparition pour faire référence à une substance présente dans la nourriture, en toutes petites quantités, dont on pensait qu'elle était indispensable au maintien de la vie.

Au cours des années 1920 et 1930, les chercheurs en nutrition identifièrent un certain nombre de vitamines et d'autres nutriments, dont les vitamines qu'on désigne par des lettres, de A à K. Ils étudièrent également les acides aminés, les composantes de base des protéines assemblées à partir de la matrice de l'ADN, afin de déterminer comment leur séquence et leur disposition dans les chaînes polypeptidiques influaient sur les propriétés des protéines indispensables à la vie. En 1948, des scientifiques affirmèrent avec certitude avoir découvert la dernière vitamine, la vitamine B12. Ils avaient observé qu'il était possible d'élever des rats de laboratoire en ne les nourrissant que de versions synthétisées chimiquement de ces nouveaux nutriments. Maintenant que les particules élémentaires de la nutrition avaient été découvertes et répertoriées, les scientifiques de la nutrition pensaient qu'il était inutile de consommer des aliments entiers. Les besoins en nutriments des êtres humains pourraient être entièrement couverts grâce à des pilules, et la faim et la nutrition seraient désormais choses du passé.

Évidemment, quand j'ai commencé mon programme de recherche à l'université Cornell en 1956, nos cours étaient en grande partie consacrés aux fascinantes découvertes de cette période de la recherche nutritionnelle. Mais l'excitante nouvelle de la découverte des nutriments imprégnait déjà l'imaginaire populaire depuis des années. Je me rappelle que, quand j'étais enfant, ma mère nous donnait, à mes frères et sœurs et à moi, des cuillerées d'huile de foie de morue car elle contenait de la vitamine A (je me souviens encore du goût de cette huile… pouah !). Et je revois encore ma tante expliquer à ma mère avec grand enthousiasme qu'un jour nous n'aurions plus besoin de manger d'aliments entiers car leurs principaux ingrédients se trouveraient sous forme de pilules ! Fini le jardin potager de ma mère ! (Autant dire que cette dernière n'a pas vraiment apprécié ce commentaire…) Au milieu de tous ces nutriments, la protéine se taillait une belle réputation, d'une ampleur considérable. Dans notre ferme laitière, nous étions persuadés que le lait était particulièrement bon pour l'homme : c'était une source de protéines de qualité supérieure, qui favorisait le développement des muscles et renforçait les os et les dents. La nutrition en tant que discipline scientifique avait le vent en poupe, même si, déjà à l'époque, elle se concentrait principalement sur la découverte et les activités des nutriments individuels.

Ironie de la chose, c'est la nature réductionniste de la nutrition qui a permis à la génétique, discipline bien plus réductionniste, de la remplacer pour répondre à la question : « Pourquoi tombons-nous malades ? » Toutes ces céréales enrichies et tous ces comprimés multivitaminés ne nous transformaient pas en nation de décathloniens et de vigoureux octogénaires. La nutrition en tant que science réductionniste était dans l'impasse. Et la génétique se proposa gentiment de la remplacer.

LE DÉBAT NATURE/CULTURE

La lutte de pouvoir entre la nutrition et la génétique ressemble de près au vieux débat opposant l'inné et l'acquis. Notre « nature » à la naissance – nos gènes – prédétermine-t-elle les maladies que nous développerons plus tard ? Ou notre état de santé et les maladies sont-ils le produit de notre environnement, comme la nourriture que nous consommons ou les toxines auxquelles nous sommes exposés – notre « culture » ? Le débat entre nature et culture (ou, plutôt, une vaste foire d'empoigne) fait rage depuis des millénaires, sous plusieurs formes, au moins depuis qu'Aristote a décrit l'esprit humain comme une *tabula rasa,* ou ardoise vierge à remplir par la seule expérience, par opposition à l'idée dominante selon laquelle l'homme naît avec des « natures essentielles ».

La plupart des chercheurs en santé s'accordent à dire que ni la nature ni la culture ne déterminent seules les maladies que nous développons, si c'est le cas. Les deux y contribuent. Le débat tourne autour de la question suivante : *dans quelle proportion* chacune y contribue-t-elle ? Mais la vérité, c'est qu'il est presque impossible de chiffrer les contributions relatives des gènes et du mode de vie, et encore moins celle de la nutrition.

Cette incertitude est devenue évidente à mes yeux lorsque, de 1980 à 1982, je comptai parmi les treize membres d'un comité d'experts de l'Académie nationale des sciences qui préparait un rapport sur l'alimentation, la nutrition et le cancer[9], le premier rapport officiel du genre. Entre autres choses, nous devions estimer la proportion de cancers causée par l'alimentation contre celle causée par tout le reste (génétique, toxines environnementales et mode de vie), et en déduire le nombre de cancers pouvant être prévenus par la nourriture que nous consommions.

Estimer la proportion de cancers prévenus par l'alimentation intéressait vivement ceux d'entre nous qui travaillaient sur ce projet car, comme l'avaient rapporté les médias un an auparavant, un rapport[10] élaboré pour l'*Office of Technology Assessment* du Congrès américain (ou Agence d'évaluation des technologies, aujourd'hui fermée) par deux éminents scientifiques de l'université d'Oxford, sir Richard Doll et sir Richard Peto, avait avancé l'idée que 35 % de tous les cancers pouvaient être prévenus par l'alimentation. Cette estimation étonnamment haute devint vite un sujet politiquement sensible, surtout qu'elle était encore plus élevée que les 30 % de cancers qu'on estimait évitables en ne fumant pas. La plupart des gens n'avaient aucune idée du fait que l'alimentation pouvait être aussi importante.

La mission de notre comité – proposer notre propre estimation des cancers évitables grâce à l'alimentation – s'avéra impossible. On me chargea d'écrire la première ébauche de l'évaluation des risques et je compris rapidement que cet exercice avait peu de sens, si ce n'est aucun. Il était impossible d'estimer avec certitude le nombre de cancers pouvant être prévenus grâce à l'alimentation :

donner un chiffre exact aurait été trompeur. Nous fûmes également confrontés au dilemme suivant : comment résumer les effets combinés des différents facteurs qui influent sur le risque de cancer ? Qu'allions-nous faire par exemple si le fait de ne pas fumer pouvait prévenir 90 % des cancers du poumon (actuellement notre estimation la plus plausible), une bonne alimentation, 30 % (il existe des preuves allant dans ce sens), et éviter la pollution de l'air, 15 % ? Ajouter ces chiffres et en conclure que 135 % des cancers du poumon pourraient être évités ?

Prenant conscience de ces deux difficultés plus ou moins opposées (une trop grande précision et un cumul des risques impossible), notre comité refusa d'inclure des estimations précises de la réduction du risque de cancer grâce à une alimentation saine. Nous savions également que le précédent rapport préparé pour l'Agence d'évaluation des technologies[11] n'avait pas donné de chiffre précis sur les cancers évitables grâce à l'alimentation : les 35 % cités dans les médias n'étaient que le fruit d'un manque de rigueur journalistique. En réalité, les auteurs du rapport avaient enquêté dans les milieux compétents de l'alimentation et de la santé et trouvé que les estimations variaient beaucoup, de 10 à 70 %. Le chiffre apparemment fixe de 35 % était tout sauf probant. Il avait principalement été suggéré comme une moyenne raisonnable dans cette fourchette, parce qu'une fourchette de 10 à 70 % n'aurait fait que troubler le public et le dissuader de prendre au sérieux les effets de l'alimentation sur le développement du cancer. C'était une fourchette trop large, dans laquelle les partis pris personnels pouvaient entrer en jeu.

Je reste persuadé que la décision de notre comité de ne pas estimer l'ampleur d'un risque aussi insaisissable était sage. Aujourd'hui encore, certains affirment à tort, et avec bien trop d'assurance, qu'un tiers de tous les cancers sont évitables grâce à l'alimentation, en se basant sur ce rapport de l'université d'Oxford. Les chiffres précis sont souvent surinterprétés, en particulier par ceux qui ont des motivations personnelles ou professionnelles. Et, des décennies plus tard, les milieux de la recherche sur l'alimentation et la santé n'arrivent toujours pas à s'accorder sur un chiffre précis.

Le problème, c'est que le risque n'est pas vraiment une réalité objective. Il change constamment, en fonction de nos connaissances. Par exemple, les chaînes de télévision qui diffusent les matchs de base-ball des Washington Nationals avaient pour habitude d'afficher une statistique qu'elles appelaient les « chances de gagner ». Si les Nationals menaient 5 à 2 à la fin de la quatrième manche, leurs chances de remporter ce match étaient de 79 %. Mais, si l'équipe adverse marquait un point au début de la cinquième manche, ces chances pouvaient tomber à 65 %. Un grand chelem* des Nationals dans la huitième manche ferait à nouveau augmenter leurs chances, peut-être jusqu'à 97 %. Mais un rally** héroïque au début de la neuvième manche pourrait annuler cette avance et changer à nouveau la donne. Bien sûr, le problème, c'est qu'il est impossible de déterminer précisément les chances de gagner pendant toute la durée du match. Chaque lancement de balle, chaque coup de batte, chaque changement de la couverture nuageuse ou baisse de l'humidité relative peut jouer sur le score final. Selon ce que le statisticien qui a programmé l'algorithme a choisi d'inclure ou d'ignorer, le chiffre peut changer des dizaines de fois par seconde.

Comme un bookmaker cherche à quantifier précisément les risques pour parier sur l'issue d'un match de base-ball, les individus soucieux de leur santé et de celle de leurs proches cherchent à se rassurer avec des pourcentages précis. Ils veulent savoir avec certitude comment

---

* Coup de circuit réussi par un joueur alors que les bases sont pleines (N.D.T.).

** Fait de marquer un ou plusieurs points en une manche (N.D.T.).

rester en bonne santé et éviter les maladies chroniques. Mais ils n'ont pas besoin de chiffres globaux faussement « exacts », qui ne veulent rien dire pour des cas particuliers. Ce n'était pas le nombre de cancers évitables grâce à l'alimentation qu'il fallait retenir de notre rapport, mais le fait que l'alimentation était un facteur prédominant.

Alors, que faire si on ne peut se servir ni d'une estimation précise, ni d'une large fourchette d'estimations possibles ? On invente ? Je suis convaincu que la plupart des gens se contentent de croire ce qu'ils ont envie de croire sur les causes et la prévention du cancer, en fonction de leur avis sur le débat nature/culture. En l'absence d'une réponse fiable à la question de la prévention du cancer, ils se rabattent sur leurs préjugés en la matière.

L'ESPOIR (LA NUTRITION) CONTRE LE DÉSESPOIR (LES GÈNES)

Que ce soit conscient ou non, notre position sur ce continuum influe sur ce que l'on pense en matière de santé et de maladie, et ce plus qu'on ne l'imagine. Nous contentons-nous d'accepter les cartes qu'on nous distribue, ou envisageons-nous la possibilité que nous pouvons être maîtres de notre destin ? Si notre état de santé est principalement prédéterminé par nos gènes, il n'y a aucun intérêt à essayer de vivre sainement. Mais si nos choix se révèlent être des atouts que nous pouvons jouer pour battre les cartes qu'on nous a distribuées à la naissance, alors nous avons une raison de faire tout notre possible pour être en bonne santé, et le rester.

La plupart des chercheurs en médecine penchent du côté de la nature dans la dichotomie entre nature et culture et affirment que c'est avant tout la génétique qui est à la base de la maladie. Ils croient à tort que la génétique nous permettra de mieux diagnostiquer et prédire les risques de maladie, en découvrant des gènes défectueux ou des anomalies de l'ADN qui peuvent entraîner la maladie. Ces convictions sont fondées sur une théorie assez populaire dans les sciences de la santé, appelée « déterminisme génétique ». Selon cette théorie, on peut tracer une ligne causale plus ou moins droite entre les gènes et leurs conséquences sur la santé. En d'autres termes, les gènes agissent de manière plus ou moins indépendante, et continuent de « faire leur boulot » sans que l'environnement et le mode de vie n'influent beaucoup sur eux. La figure 8.3 montre très simplement ce processus.

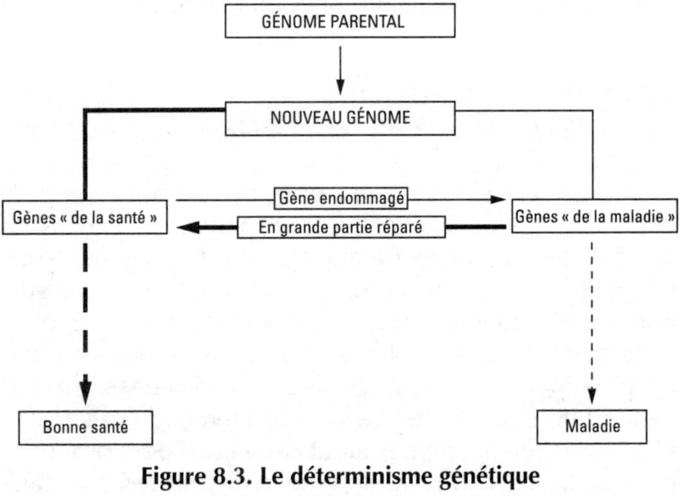

Figure 8.3. Le déterminisme génétique

L'état de santé est avant tout déterminé par des gènes « de la santé » et des gènes « de la maladie », nés du nouveau génome et des gènes endommagés non réparés produits au cours de la vie.

Toutefois, il existe un autre système de pensée, que j'appelle le « déterminisme nutritionnel », dans lequel la nutrition contrôle l'expression des gènes pour influer sur l'état de santé, en activant les « gènes de la santé » et en éliminant les « gènes de la maladie », comme le montre la figure 8.4. C'est le système de pensée auquel j'adhère, en me basant sur mes recherches et celles menées par d'autres.

Évidemment, il existe des facteurs non nutritionnels, liés au mode de vie, qui peuvent contrôler l'expression des gènes. Il existe aussi, bien sûr, des maladies relativement rares, comme la maladie de Tay-Sachs ou d'autres, qui sont entièrement d'origine génétique et pour lesquelles la nutrition, au mieux, peut atténuer certains de leurs symptômes – et encore. La nutrition n'est pas une panacée : aucun régime ne peut faire repousser un membre amputé. Malgré tout, je pense que les apports nutritionnels sont le principal facteur dans l'expression des gènes et que, dans la grande majorité des cas, la quasi-totalité du temps, une bonne nutrition a bien plus d'impact que n'importe quoi d'autre – y compris l'intervention génétique la plus complexe et la plus coûteuse.

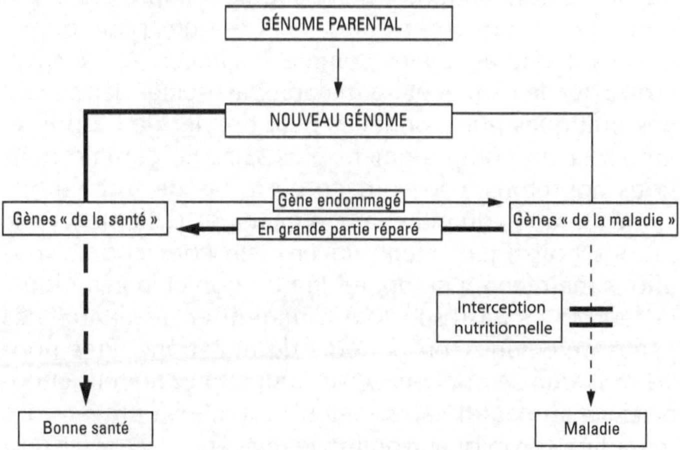

Figure 8.4. Le déterminisme nutritionnel

L'évolution de l'état de santé commence avec les gènes « de la santé » et ceux « de la maladie », mais les pratiques nutritionnelles contrôlent leur expression. Une bonne nutrition bloque l'expression des gènes « de la maladie », laissant les gènes « de la santé » nous rendre en bonne santé.

Les gènes sont le point de départ de notre état de santé ; ils sont la partie « nature » de l'équation. Mais c'est la nutrition et d'autres facteurs liés au mode de vie, la partie « culture », qui contrôlent si ces gènes sont exprimés et comment ils le sont. La culture (à savoir, la nutrition) a bien plus d'influence sur l'état de santé que la nature (les gènes).

Croire au déterminisme génétique sous-entend que notre état de santé futur est déjà prédestiné à notre naissance et que, en vieillissant, nous ne faisons que nous déplacer d'une maladie « repère » à une autre en fonction du code génétique dont nous avons hérité lors de notre conception. Cela renforce l'impression que nous ne pouvons rien faire, ou presque, pour prévenir des maladies graves comme le cancer. À l'inverse, croire que le cancer et les maladies associées dépendent des pratiques nutritionnelles peut donner de l'espoir et entraîner un comportement plus sain. Et, comme nous nous apprêtons à le voir, ce n'est pas de la méthode Coué : une quantité phénoménale d'éléments de preuve holistiques vient étayer cette conviction. Nous allons maintenant comparer la nutrition et la génétique, et leur capacité respective à minimiser et réparer nos gènes défectueux ou porteurs de mutations. Puis nous verrons que se concentrer sur une approche réductionniste de la maladie affecte notre capacité à prévenir les maladies chroniques comme le cancer.

6

La génétique contre la nutrition (partie 2)

Le plus triste aspect de la vie en ce moment est que la science rassemble les connaissances plus vite que la société rassemble la sagesse.

Isaac Asimov

Nous tombons tous malades. La plupart du temps, ce n'est pas bien grave. Pour reprendre les mots de Lewis Thomas, physicien et écrivain : « Le plus grand secret des médecins, seulement connu de leur femme, mais caché au public, c'est que la plupart du temps, les choses s'améliorent d'elles-mêmes. En réalité, souvent, tout va mieux le lendemain matin. » Notre organisme s'occupe assez rapidement de n'importe quelle maladie, pas besoin d'intervention (en particulier si on mange un régime AEOV). Si ce n'est pas le cas, on consulte un médecin ou, si c'est très grave, on se rend à l'hôpital. Ce sont des aspects normaux de la vie moderne, que la plupart d'entre nous tiennent pour acquis. Pourtant, la majorité des gens ne comprend pas vraiment les maladies, ni d'où elles viennent : pourquoi nous tombons malades, et quel rôle joue notre ADN dans la maladie.

D'OÙ VIENNENT LES MALADIES ?

Comme nous l'avons rapidement évoqué au chapitre 8, les gènes sont le point de départ de la santé comme de la maladie. Ils sont à l'origine de toutes les réactions biologiques qui aboutissent à notre forme et nos fonctions corporelles – ce que nous appelons la vie. Certains de nos gènes provoquent des réactions qui entraînent une bonne santé. D'autres, la maladie.

La grande majorité de nos gènes est bénéfique pour la santé – sinon, on ne vivrait pas bien longtemps. Ce sont les gènes qui forment nos cellules, nos organes et nos os ; qui régénèrent la peau après une coupure ou une égratignure ; qui donnent un goût sucré aux pommes et un goût amer aux baies d'argousier. Néanmoins, un petit nombre d'entre eux sont responsables des maladies.

Toutes les maladies commencent avec les gènes et les combinaisons de gènes. Ce que nous appelons « maladies » sont les dernières étapes des interactions entre nos gènes et certains éléments de notre environnement, par l'intermédiaire de notre organisme. Nous attrapons la grippe par exemple parce que nos gènes produisent certains symptômes en réponse à un microbe particulier. Nous saignons (et coagulons) quand nous nous coupons car nos gènes ont programmé cette réponse dans notre physiologie. Si nos gènes nous ont fait hémophiles, le saignement, une fois commencé, est plus difficile à arrêter. Cette interaction entre les gènes et l'environnement ne concerne pas que les maladies de courte durée, comme la grippe, et les affections, comme l'hémophilie. Nos gènes déclenchent aussi des maladies chroniques comme le cancer, les maladies cardiaques et le diabète en réponse aux stimuli environnementaux (notre régime alimentaire par exemple, surtout sur une longue période de temps).

Les gènes qui favorisent la santé nous viennent de nos parents. Mais d'où viennent ceux qui génèrent des maladies ? Il y a deux origines principales. Certains viennent de nos parents et de nos ancêtres les ayant précédés : ils sont présents dans notre germe initial, ou embryon. D'autres commencent par être des gènes favorisant la santé, puis sont endommagés par des mutations au cours de notre vie.

L'avis général veut que ces mutations soient principalement causées par des produits chimiques non naturels, synthétiques, qui polluent notre environnement ; nous avons déjà vu que les réactions d'oxydation dans nos cellules peuvent engendrer de telles mutations. Mais ces substances chimiques ne sont pas les seuls agents entraînant ce genre de dommages. De faibles quantités de certaines substances chimiques naturelles et d'autres aspects de notre environnement (le rayonnement cosmique, une exposition excessive aux rayons du soleil, de nombreuses substances chimiques présentes dans les plantes et les micro-organismes par exemple) peuvent faire la même chose. Ensemble, ces substances chimiques naturelles et non naturelles engendrent en continu des petits dommages génétiques, et ce tout au long de notre vie.

La bonne nouvelle, c'est que notre corps a appris comment réparer systématiquement de tels dommages. Nos cellules ont une capacité de réparation remarquable. Elles ont dû développer cette capacité, sinon nos ancêtres, exposés aux mêmes substances chimiques naturelles que nous le sommes aujourd'hui (et ayant bien moins accès aux soins médicaux !), n'auraient pas survécu suffisamment longtemps pour se reproduire. Mais ce processus de réparation n'est pas parfait. Un tout petit pourcentage des gènes endommagés au cours de notre vie n'est pas réparé et, à mesure que nos tissus se renouvellent, il peut donner naissance à plusieurs générations de cellules endommagées.

Cela peut paraître surprenant, mais ce petit pourcentage n'est peut-être pas une si mauvaise chose. Certains gènes mutés s'avèrent bénéfiques : ils contribuent à l'évolution humaine quand leurs porteurs survivent et se reproduisent en plus grand nombre que la population non mutée. L'évolution passe par les mutations. Toutefois, alors que ces dommages peu importants sont utiles à l'ensemble de l'humanité, ils peuvent être moins bénéfiques aux individus, car ces gènes mutés sont souvent à l'origine de maladies.

De fait, l'objectif des professionnels de la santé qui se concentrent sur les maladies chroniques causées par ces dommages à long terme est double : prévenir le plus de dommages possible, et traiter le plus d'effets possible de ces dommages (ce que nous appelons les maladies). Et la génétique n'est pas un bon moyen d'y parvenir, du moins aujourd'hui (mais sans doute jamais).

En tant que domaine de recherche, la génétique moderne s'attaque aux conséquences du petit pourcentage de gènes générateurs de maladies avec lesquels nous sommes nés, ainsi qu'à celles des gènes endommagés que nous contractons en chemin. Elle part du principe qu'un jour nous serons en mesure de localiser et d'identifier les gènes endommagés et d'utiliser ces informations pour diagnostiquer et traiter plus facilement les maladies. Toutefois, elle échoue quand il s'agit d'empêcher les gènes de s'endommager. Cette discipline présume que le génie génétique sera capable de prévenir les maladies en réparant et en remplaçant spécifiquement les gènes responsables des maladies : c'est le comble de l'hubris, compte tenu de l'inimaginable complexité de l'ADN.

LE DÉVELOPPEMENT DU CANCER

Le modèle explicatif longtemps utilisé par les chercheurs en cancérologie suppose que le cancer commence soit avec un gène hérité, soit avec un gène qui a été endommagé par un carcinogène ou un autre facteur au cours de la vie d'une personne, les différents cancers ayant différentes origines génétiques. Si le ou les gènes endommagés ne sont pas réparés ou éliminés, le dommage devient partie intégrante du code génétique de la cellule, et est transmis à chaque génération successive de cellules. Cette série de générations de cellules forme des amas de cellules, puis des masses tumorales, en théorie à un rythme plus rapide ou non réfréné. On présume ici que ce processus est figé et qu'il est quasiment impossible de l'inverser. Si la cellule et le gène endommagé se reproduisent, il n'y a rien à faire : le résultat est forcément le cancer. Plus de gènes endommagés signifie plus de tumeurs cancéreuses ; moins de gènes endommagés signifie moins de cellules cancéreuses (voir figure 9.1).

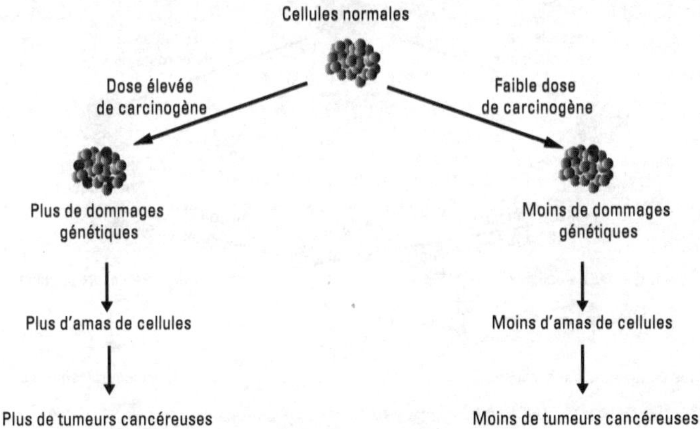

Figure 9.1. Modèle explicatif traditionnel du développement du cancer

Toutefois, des recherches ont montré que d'autres facteurs environnementaux entrent en jeu pour transformer un ADN endommagé en cancer. Quand je travaillais en laboratoire sur l'aflatoxine, un axe de recherche montra que, même quand nous avions prédisposé génétiquement une souris ou un rat à développer un cancer du foie (en endommageant intentionnellement ses gènes en l'exposant à l'hépatite B ou à une forte dose d'AF), le cancer ne se développait *qu'en présence d'une alimentation riche en protéines animales*. En d'autres termes, la nutrition prévaut sur l'environnement, même quand l'environnement est particulièrement nocif. Même avec un ADN endommagé, l'expérience ne s'était pas toujours soldée par un cancer (voir figure 9.2).

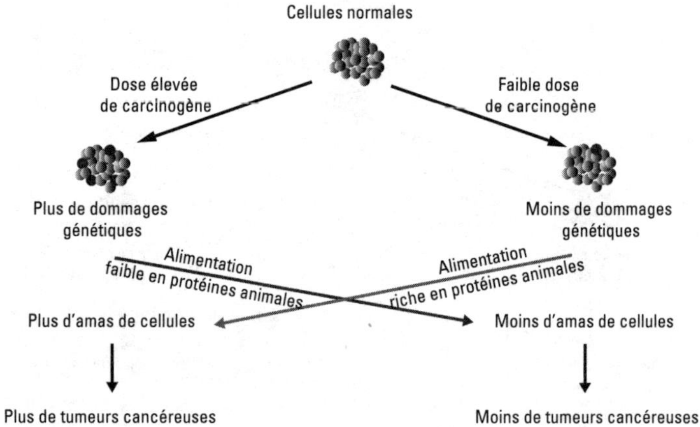

Figure 9.2. Modèle explicatif revu et corrigé du développement du cancer

Il existe également des éléments de preuve de sujets humains, approfondis dans *L'Enquête Campbell*, qui soutiennent l'idée selon laquelle les aliments que nous consommons et les éléments nutritifs qu'ils nous apportent sont bien plus déterminants pour le développement du cancer que notre bagage génétique[1]. Des études de population entreprises il y a quarante ou cinquante ans montrent que lorsque des personnes émigrent, elles « adoptent » le taux de cancer du pays dans lequel elles s'installent, même si leurs gènes restent identiques. Cela indique clairement qu'au moins 80 à 90 % – et plus probablement 97 à 98 % – de tous les cancers sont liés à l'alimentation et au mode de vie, non aux gènes. Par ailleurs, des comparaisons des taux de cancer chez des jumeaux montrent que, bien que ces deux membres d'une fratrie partagent le même ADN, la plupart du temps, ils ne développent pas les mêmes cancers. Si les seuls gènes menaient au développement de cette maladie, on s'attendrait à ce que des jumeaux souffrent du même cancer dans quasiment 100 % des cas. (Pour les rares jumeaux qui développent le même cancer, la similarité de leurs habitudes alimentaires pourrait en être responsable, du moins en partie.)

Pour résumer, une bonne nutrition ne se contente pas de prévenir les dommages ; elle influe sur la réponse de notre organisme face à des gènes déjà endommagés, atténuant souvent les symptômes de la maladie quand ils surviennent et les prévenant même complètement, parfois sans avoir besoin d'autres médicaments ni traitements. Lors de mes expériences sur des animaux en laboratoire, des changements dans l'alimentation pouvaient même inverser la progression du cancer. Et des chercheurs apportent aujourd'hui les preuves qu'une nutrition AEOV peut totalement désactiver les gènes responsables du cancer.

Tout cela porte à croire que le cancer ne fonctionne pas du tout comme le supposent les chercheurs en cancérologie – et, bien sûr, son fonctionnement a de profondes implications sur notre façon de procéder pour lutter contre.

LES ARMES DE LA LUTTE CONTRE LE CANCER

Plus je travaillais sur l'aflatoxine et l'alimentation, plus j'étais convaincu que l'AF n'était pas aussi mauvaise que la plupart des scientifiques le supposaient en matière de cancer du foie. Je commençais à me rendre compte qu'en l'absence d'un régime riche en protéines animales, aucune des « causes » acceptées du cancer n'était réellement aussi importante que ça. Ni la génétique, ni les carcinogènes chimiques comme l'AF, ni les virus. Or l'industrie du cancer, les chercheurs, les décideurs politiques, les médias et le public se concentrent presque exclusivement sur les gènes, les substances chimiques et les virus. La nutrition ne faisait même pas partie de la liste, bien que mes expériences et celles menées par d'autres eussent démontré que la nutrition était en quelque sorte le bouton « on/off » du cancer.

Notre stratégie offensive dans la guerre contre le cancer se résume surtout à deux méthodes principales de prévention : contrôler l'expression des gènes qui entraînent le cancer (en les remplaçant ou en les manipulant) et se débarrasser de toutes les substances environnementales qui peuvent entraîner des mutations génétiques. Au chapitre 8, nous avons vu pourquoi manipuler directement les gènes ne sera pas efficace. Mais débarrasser notre environnement des toxines n'est pas non plus la solution. Premièrement, c'est impossible. Même si nous pouvions éliminer toutes les toxines d'origine humaine de notre environnement (ce que j'encourage de tout mon cœur), la nature produira toujours de nombreux phénomènes mutagènes que nous ne pouvons ni réguler ni faire disparaître, comme la lumière du soleil ou le radon.

Deuxièmement, et plus important, l'effet de ces mutagènes environnementaux (des substances provoquant des mutations dans l'ADN) est en grande partie contrecarré par une bonne nutrition. Pourtant, ces découvertes n'ont pas arrêté le gouvernement, qui consacre bien plus de temps et d'argent à courir après les carcinogènes environnementaux censés causer le cancer en provoquant des mutations génétiques qu'à encourager une nutrition AEOV.

On ne peut pas faire un pas sans entendre parler d'une nouvelle cause potentielle de cancer à éviter : les produits chimiques toxiques, les virus, les téléphones portables, le soleil, etc. Récemment, un article du *New York Times* intitulé : « Peut-on encore jouer en toute sécurité ? » rapportait les craintes exprimées par de jeunes parents qui essaient de donner un bon départ dans la vie à leurs enfants. Nombre d'entre eux débarrassent leur maison du maquillage, du shampoing, des détergents, des bouteilles et des verres en plastique, des meubles stratifiés, et même des canards en caoutchouc[2].

De temps à autre, les médias s'emparent d'une histoire terrifiante inédite : un nouvel agent cancérogène se cache parmi nous. Le daminozide, un pesticide fréquemment utilisé sur les pommes. Les fours à micro-ondes. Les lignes électriques près des habitations. S'ensuivent souvent de vives inquiétudes de la part du public. Puis, histoire de mettre de l'huile sur le feu, on nous rappelle qu'il y a toujours plus de substances chimiques – certaines intentionnelles, d'autres non – dans nos environnements personnel et public (nourriture, eau, cosmétiques). Et, pour finir, on nous dit que seule une infime partie (peut-être 2 000) de ces substances chimiques (il en existe environ 80 000) a été testée pour sa cancérogénicité.

Les activistes sociaux dénoncent, à juste titre, les « clusters de cancer » : les zones géographiques où l'occurrence d'un type particulier de cancer est plus élevée que la normale, vraisemblablement à cause du rejet de produits toxiques ou d'autres pratiques répréhensibles qui affligent les communautés pauvres, mais pas leurs riches voisins. Pour envoyer ces productions toxiques aussi loin que possible, les communautés s'affrontent à coups de : « Où vous voulez, mais pas de ça chez nous ! » Des films comme *Erin Brockovich* et *Préjudice* nous convainquent d'acheter de l'eau en bouteille et d'installer des filtres à nos robinets de cuisine pour garder les polluants hors de nos maisons.

Ce matraquage permanent engendre un climat de peur généralisée, qui se traduit soit par la passivité (« J'abandonne, je ne peux rien y faire »), soit par l'obsession (« Enfermons-nous dans une bulle »). Mais, en fin de compte, aucune de ces deux attitudes ne fait grand-chose pour réduire le risque de cancer.

Je ne suis pas en train de dire qu'on ne doit pas tout faire pour empêcher de nouvelles attaques toxiques. Je suis bien placé pour le savoir : j'ai souffert de problèmes d'élocution pendant des dizaines d'années à la suite d'une exposition à la dioxine*. La dioxine est l'une des substances chimiques connues de l'homme les plus toxiques : j'ai participé à sa découverte en l'isolant de l'huile utilisée dans les aliments pour volailles quand j'étais chercheur postdoctoral au MIT, dans les années 1960[3]. Au niveau individuel, nous devons chercher à minimiser notre exposition aux carcinogènes mais, au niveau sociétal, nous devrions pécher par excès de prudence avant d'approuver et de faire circuler de nouvelles technologies et de disséminer des substances dans notre eau, notre air et notre sol.

---

* J'y ai été exposé bien avant d'avoir adopté un régime AEOV dans les années 1980.

Mais les tests de cancérogénicité sont devenus une industrie qui s'autoperpétue plus qu'un garde-fou pour protéger la santé publique. Depuis leurs débuts, peu après la découverte dans les années 1950 d'un agent chimique nocif contenu dans un aérosol utilisé sur les canneberges, ces tests se sont développés pour devenir un programme pesant 100 millions de dollars aujourd'hui. Estimer le coût total de ce programme est difficile, car il a des répercussions sur les programmes de réglementation et de lutte contre le cancer mais, d'après mon estimation, des dizaines de milliards de dollars ont été gaspillés. Et, bien que réduire les toxines environnementales soit un objectif louable, la démarche du gouvernement dans ce sens est inefficace et fallacieuse.

La principale arme gouvernementale dans la guerre contre les « trucs qui peuvent entraîner le cancer » – emblématique de notre démarche actuelle, qui nous fait perdre du temps et de l'argent – est le *Carcinogen Bioassay Program* (CBP, ou « programme d'évaluation biologique des carcinogènes »), un programme à plusieurs millions de dollars qui entreprend des recherches sur des centaines de substances chimiques pour tenter de découvrir celles qui causent le cancer chez l'homme.

LE CBP

En 1958, le gouvernement américain ajouta une clause au *Food and Additive Amendment* (ou « amendement sur les additifs alimentaires ») du *Food and Drug Act*, qui spécifiait qu'aucune substance chimique ne devait être ajoutée à nos aliments s'il avait été démontré qu'elle était cancérogène. Logiquement, le gouvernement eut besoin d'un moyen de déterminer quelles substances chimiques étaient cancérogènes. Un programme fut donc créé à cet effet. Connu sous le nom de

Carcinogen Bioassay Program (CBP), il semblait être une très bonne chose au premier abord : découvrir les substances nocives et les bannir de notre alimentation.

Mais il y a un problème : les hypothèses réductionnistes qui sous-tendent ce programme – de l'idée que les toxines environnementales entraînent inexorablement le cancer à la mauvaise conception des méthodes de recherche et d'évaluation du programme – remettent son utilité en question. Le CBP nous détourne des vraies causes de cancer, faciles à traiter, et nous dirige vers des facteurs secondaires, sur lesquels nous n'avons quasiment aucune prise. Il ne résout donc pas grand-chose et s'accapare des ressources qui pourraient être consacrées à des initiatives pouvant faire une vraie différence.

DES MÉTHODES DE RECHERCHE PROBLÉMATIQUES

Le CBP teste la capacité de substances chimiques suspectes à provoquer le cancer chez les animaux de laboratoire (rats et souris) au cours de leur vie (environ deux ans). Si suffisamment d'animaux développent un cancer quand on leur administre une substance chimique précise, cette dernière est classée parmi les carcinogènes. Si des éléments de preuve montrent une association statistiquement significative (bien que souvent contestée) avec l'homme, elle est classée parmi les carcinogènes humains. Parmi les exemples de carcinogènes humains identifiés par ce programme, on trouve la dioxine, le formaldéhyde, l'amiante, le DDT (un spray insecticide), les hydrocarbures aromatiques polycycliques (les HAP, présents dans les aliments fumés et les cigarettes), les nitrosamines (dans le bacon et les hot dogs), les polychlorobiphényles (les PCB, utilisés dans la fabrication des transformateurs électriques), le benzène (qu'on trouve dans les solvants, l'essence et la fumée de cigarette) et, bien sûr, le sujet de mes travaux en laboratoire, l'aflatoxine.

Lorsque le CBP sélectionne une substance chimique pour évaluer les risques de cancer, il entreprend des essais sur des animaux. Les chercheurs commencent par choisir l'animal testé (rat ou souris). Ils administrent ensuite le carcinogène présumé aux rongeurs, à des doses d'un millier à dix milliers de fois supérieures à celles auxquelles les hommes sont confrontés. Si un pourcentage significatif des animaux développe un cancer, la substance est classée parmi les carcinogènes.

Vous avez peut-être remarqué deux failles majeures dans cette logique. Premièrement, on présume que, si des doses très élevées d'une substance chimique provoquent le cancer, des doses bien plus faibles le feront aussi. On suppose que le cancer est toujours le résultat final, même s'il est moins fréquent, moins mortel, et qu'il se développe moins rapidement. Dans le jargon scientifique, on appelle ça l'« interpolation des observations ». C'est une démarche très incertaine, car nous ne savons pas vraiment si le lien direct observé à des doses exceptionnellement élevées continue d'être linéaire jusqu'aux doses bien moins élevées typiquement observées dans le cas d'exposition humaine. Et si la dose élevée revenait à se faire faucher par une voiture, et la faible par une Majorette ? Pour atteindre l'énorme dose de saccharine, un édulcorant artificiel non nutritif, qui a entraîné une très légère augmentation du cancer de la vessie chez les rats de laboratoire, un homme devrait boire 1 200 canettes de soda allégé en un jour. Totalement stupide, n'est-ce pas ? Je suis bien de cet avis. Sans oublier que, comme nous l'avons vu, le corps est capable de réparer la plupart des dommages engendrés par de faibles doses de substances chimiques naturelles.

Deuxièmement, cette méthode part du principe que deux espèces (par exemple, le rat et l'homme) auront le même genre de réaction. On appelle ça l'« extrapolation d'espèce à espèce ». Et c'est un énorme saut dans l'inconnu. Comme des lois interdisent les tests de carcinogènes sur l'homme (encore heureux !), on ne peut pas administrer du benzène ou des HAP à des sujets humains pour voir s'ils développent plus de cancers. Il nous faut donc partir du principe que ce qui est toxique pour le rat l'est également pour l'homme. Le problème, c'est qu'il s'avère que certaines substances cancérogènes pour le rat ne le sont même pas nécessairement pour les souris.

En 1980, j'ai publié un article dans *Federation Proceedings*, une importante revue, où je faisais part de mes inquiétudes au sujet de la logique sous-jacente à ce programme d'évaluation, en particulier l'hypothèse selon laquelle ce qui est toxique pour le rat l'est également pour l'homme. Pour étudier l'hypothèse de l'extrapolation d'espèce à espèce, j'ai comparé les résultats chez les souris à ceux des rats. À cette époque, on avait testé la cancérogénicité de 192 substances chimiques. Au total, 76 d'entre elles étaient cancérogènes, mais seules 37 (49 %) l'étaient pour les deux espèces. Ma conclusion fut la suivante : « Si la correspondance se limite à ça entre deux espèces très proches, comment peut-on s'attendre à une correspondance plus élevée entre une espèce d'animaux de laboratoire et l'espèce humaine, beaucoup plus éloignée ? » En d'autres termes, si moins de la moitié des substances cancérogènes affectaient à la fois les rats et les souris, il était probable qu'un nombre encore inférieur aurait le même effet sur l'homme.

En outre, comme le CBP se concentre exclusivement sur les substances chimiques d'origine humaine, il ne tient pas compte d'une source significative de cancérogénicité : les substances chimiques naturellement présentes dans l'environnement, comme l'AF. On n'a aucune prise sur la présence de ces substances dans notre environnement : elles y sont, un point c'est tout. Comme on ne peut pas les éliminer de notre alimentation grâce à de simples lois qui obligeraient les entreprises à les bannir, le CBP se voit obligé de faire comme si elles n'existaient pas.

Qu'est-ce que tout ceci signifie ? Qu'on ne peut pas se fier aux résultats du CBP, en dépit du temps, de l'énergie et de l'argent que le gouvernement a investis pour tester tous ces carcinogènes présumés. Au lieu de fournir des connaissances concrètes, le CBP nous laisse dans un état d'anxiété généralisée : « Tout est dangereux dehors, et on ne peut rien y faire ou presque. » Pas vraiment le genre de réflexions que ferait une population bien informée et investie !

LA « MISDIRECTION » CANCÉROGÈNE

En magie, on parle de « misdirection » quand un magicien tente de déconcentrer son public en détournant son attention de la principale action de son tour. Par exemple, pendant qu'il cache une carte au creux de sa main droite, il fait apparaître une fleur dans la gauche, ou demande à un volontaire de battre des cartes ou d'ouvrir une enveloppe. La technique du magicien n'a donc pas besoin d'être parfaite puisque, de toute façon, personne ne regarde sa main droite.

Le CBP est une grande entreprise de « misdirection », bien que non intentionnelle. On détourne notre attention de ce qui a un impact bien plus important sur le développement du cancer, d'après les éléments de preuve dont on dispose : une mauvaise alimentation. On se base sur la théorie dominante (mais erronée) selon laquelle, puisque les carcinogènes chimiques sont mutagènes, ils sont les premiers responsables du cancer. Dans ce modèle de cancer, la nutrition n'a pas, ou peu, d'importance. Comme on consacre toutes les ressources disponibles à des recherches réductionnistes visant à étudier les effets propres à certaines substances chimiques sur les rats, sans porter attention aux preuves de type holistique qui nous aideraient à déterminer si ces recherches sont utiles ou non, il ne reste pas beaucoup de main-d'œuvre ni d'argent pour examiner les autres causes du cancer et les solutions à apporter à ce problème. Nous l'avons vu, à mesure que les chercheurs produisent des résultats de moins en moins utiles et applicables, la recherche réductionniste tend à aller dans l'impasse.

Le CBP, qui se concentre sur une hypothèse ayant été réfutée et coûte chaque année des centaines de millions de dollars, a détourné notre attention des causes plus probables du cancer. Mais personne dans ce programme ne semble se soucier de son coût, ni, plus grave, du message trompeur qu'il envoie à un public apeuré et apparemment impuissant.

LES MENEURS DU CBP

Dans les années 1980 et 1990, j'étais l'une des rares voix qui s'élevaient pour crier : « Ne vous concentrez pas uniquement sur les carcinogènes chimiques. Penchez-vous sur la nutrition ! » Notre laboratoire continuait à fournir les preuves (d'après nos propres expériences sur les rongeurs et des enquêtes sur les populations humaines comme l'étude en Chine) que c'était l'alimentation, et non les gènes ou les carcinogènes, qui déterminait le développement du cancer.

Au début des années 1980, peu après mes premières présentations devant le personnel du prédécesseur du CBP, le *National Toxicology Program* (NTP, ou « programme national de toxicologie »), dans le *Research*

Triangle Park, en Caroline du Nord, mit en place un projet assez ambitieux dans son laboratoire dédié à l'évaluation des carcinogènes, en Arkansas. L'un des objectifs du projet était entre autres d'étudier le rôle de la nutrition dans le développement du cancer en conditions expérimentales. Le Dr Ron Hart fut chargé du projet et concentra son programme de recherche sur les effets de la consommation de calories sur le cancer lors d'une très longue série d'études réalisées sur des rongeurs. Au bout de quelques années, j'invitai le Dr Hart à donner un séminaire à Cornell pour qu'il nous fasse part des résultats de son étude. Il m'apporta un grand nombre de ses publications. Ses résultats étaient complets et sérieux mais, surtout, ils révélaient des principes nutritionnels similaires à ceux que nous avions trouvés pour les protéines. Ses recherches sur les calories, comme nos travaux sur les protéines et d'autres nutriments, démontraient clairement que c'est la composition nutritionnelle du régime alimentaire – et non les carcinogènes qu'il contient – qui détermine principalement l'occurrence du cancer.

À la même époque, mon laboratoire produisait également des preuves accablantes du potentiel cancérogène des nutriments comme les protéines animales et les graisses. Par exemple, comme je l'avais déjà fait remarquer dans l'article paru dans *Federation Proceedings* en 1980 en me basant sur les critères d'évaluation biologique fixés par le CBP, les protéines de lait de vache devraient être considérées comme cancérogènes : en consommer entraîne le cancer, et la maladie stoppe ou entre en rémission quand on cesse d'en consommer. À l'époque, je me basais à la fois sur les études menées par d'autres chercheurs sur les protéines alimentaires et le cancer entre 1942 et 1979, et sur nos premiers résultats obtenus en laboratoire (nous n'avions pas encore effectué les études les plus convaincantes établissant l'effet des protéines, en particulier les interventions expérimentales au cours desquelles le cancer était activé par les protéines de lait de vache et désactivé lorsqu'elles étaient réduites ou remplacées).

Dans cet article, je faisais également remarquer qu'il existait une manière plus fiable et moins coûteuse de tester le potentiel cancérogène des substances chimiques : le test d'Ames, développé par le professeur Bruce Ames à l'université de Californie, Berkeley. Avec une infime partie de l'argent requis pour ce programme de tests (environ 1 %, ou moins), nous pouvions évaluer la mutagénicité des substances chimiques et obtenir des résultats plus significatifs.

Pour résumer, dans le test d'Ames, on ajoute un carcinogène chimique présumé à un extrait de foie de rat, qu'on incube ensuite dans une boîte de Petri pour voir si des mutations se développent. Un test positif indique un risque potentiel de cancer et d'autres maladies initiées par la mutagénicité. Il est alors recommandé d'éviter ces substances et, si on découvre qu'elles sont capables de migrer dans notre nourriture, notre eau et notre air, d'arrêter complètement de les utiliser, si c'est possible.

Comme on pouvait s'y attendre, ma remise en question des méthodes du CBP ne m'a pas vraiment rendu populaire dans le milieu de la recherche oncologique de l'époque. Les agences qui avaient organisé le programme et investi des centaines de milliers de dollars n'étaient pas d'accord avec moi : ni sur les défauts que je trouvais au programme, ni sur le potentiel de la nutrition pour prévenir et traiter le cancer. En évoquant les pratiques nutritionnelles et l'occurrence du cancer dans la même discussion, c'était comme si j'avais jeté de l'essence sur un feu, en y ajoutant un soupçon de TNT. Il y a trois principales raisons à cela selon moi.

Premièrement, la communauté de la recherche est enfermée dans le paradigme selon lequel les carcinogènes chimiques sont les principales causes de cancer chez l'homme. Elle considère en outre que c'est avec des expérimentations sur les rongeurs qu'on identifie le mieux ces carcinogènes, en dépit de toutes les données indiquant que ces expériences sont des évaluateurs très médiocres de ce qui est cancérogène pour l'homme. Nous l'avons vu, quand les scientifiques commencent à travailler dans un paradigme, il devient très difficile pour eux de voir les éléments de preuve qui remettent ce paradigme en question – et encore plus d'y adhérer.

Deuxièmement, lier le cancer à une mauvaise nutrition revient à « blâmer la victime » – contrairement à l'attribution du cancer aux gènes et aux toxines environnementales. Si les gènes et les carcinogènes expliquent le cancer chez l'homme, alors son occurrence est due à quelque chose qu'on ne contrôle pas – à la fatalité. On a de la chance, ou on n'en a pas, c'est tout. Développer ou non un cancer ne relève en rien de notre responsabilité. Si un déséquilibre nutritionnel est plus important que les carcinogènes chimiques pour provoquer le cancer – si notre alimentation peut activer ou désactiver la maladie –, alors nous sommes en partie responsables. Être responsable n'est pas une mauvaise chose : la responsabilité est synonyme de pouvoir. Cela signifie qu'on a le pouvoir de contrôler notre santé, par nos simples choix alimentaires, au lieu de nous en remettre au hasard. Mais ce pouvoir n'est pas d'un grand réconfort pour ceux dont la famille ou les amis ont déjà succombé à la maladie.

Troisièmement, il y a trop d'emplois, de carrières et de structures en jeu. Les trois quarts des 75 000 spécialistes de pathologie expérimentale aux États-Unis (estimation que m'a donnée le directeur du programme d'évaluation toxicologique lors de mon séminaire en Caroline du Nord) prennent part à l'évaluation des résultats de ces tests sur les carcinogènes. Ces personnes n'ont aucun intérêt à entendre qu'elles sont dans l'erreur et que l'argent qu'on leur verse ne sert pas, ou peu, à améliorer la santé publique.

Ceux qui défendent avec ardeur le CBP ont tendance à croire que le cancer commence avec les gènes (et même qu'il progresse à cause d'eux) et que les carcinogènes chimiques sont les principaux agents des modifications génétiques. À l'inverse, l'influence de la nutrition est souvent considérée comme une idée de moindre importance car, au mieux, elle ne fait que modifier le développement du cancer : elle n'en est pas la cause. C'est vrai d'un point de vue technique, mais cela revient à dire que les graines de gazon « causent » la pelouse, mais que l'arrosage, le désherbage et la lumière du soleil ne font que modifier son développement. Oui, on a besoin des graines pour faire pousser la pelouse, tout comme des mutations génétiques sont nécessaires pour commencer à développer des lésions précancéreuses. Mais, comme vous le dira toute personne ayant déjà labouré un champ, si vous ne vous en occupez pas pendant une longue période de temps, les oiseaux et le vent se chargeront volontiers de l'ensemencer pour vous. De même, nous vivons dans un monde où les mutations cancérogènes sont nombreuses, dont beaucoup sont de sources naturelles, comme le soleil, les virus et les moisissures. À moins de vivre dans une combinaison de protection (dont le plastique contient probablement des agents mutagènes), on ne peut pas éviter ces carcinogènes, ni les mutations qu'ils engendrent. La méthode de prévention la plus efficace est de s'attaquer à ce qui détermine si, oui ou non, ces mutations évoluent en cancer : la nutrition.

LE CBP AUJOURD'HUI

Depuis le début, en dépit des preuves contraires, les principaux partisans du CBP nous servent toujours le même refrain, et un dialogue sérieux sur la nutrition parmi ces scientifiques n'est toujours pas à l'ordre du jour. Quand les partisans du CBP reconnaissent que la nutrition est importante, ils retombent dans le piège du réductionnisme en identifiant les nutriments de manière isolée. On considère toujours que les carcinogènes chimiques sont la principale cause de cancer, en particulier leurs effets sur les gènes.

Récemment, l'un de ses partisans de longue date, ainsi que deux activistes publics, ont même recommandé qu'on rallonge la durée du programme d'évaluation biologique sur les animaux déjà existant (passant de deux à trois ans). Ils ont suggéré qu'on y inclue l'exposition *in utero* (durant la grossesse), ainsi qu'une année supplémentaire, pour observer les petits dans l'espoir de découvrir davantage de carcinogènes chimiques. Dans leur article de 2008, pour se justifier en partie, ils déclarent que « l'évaluation biologique de la cancérogenèse des substances chimiques sur des animaux est depuis longtemps reconnue et acceptée comme un bon indicateur du risque potentiel de cancer chez l'homme », en citant principalement des publications de leur propre cercle[4]. Un autre auteur veut perfectionner et raccourcir la partie « évaluation biologique » de ce programme en examinant le prétendu « mode d'action » de chacun de ces carcinogènes potentiels[9]. Ces deux propositions de modification des tests requerraient d'énormes financements supplémentaires. Et on se concentre toujours sur les carcinogènes chimiques comme étant la principale cause du cancer chez l'homme.

Bien que les méthodes du CBP ne soient pas fiables et gaspillent de l'argent, fondamentalement, l'objectif de ce programme a malgré tout du bon (à condition de le restructurer et de faire des évaluations à court terme, pour une infime partie du coût actuel) : identifier et bannir certaines substances chimiques nocives. Ma vie aurait certainement été plus saine et moins pénible si je n'avais pas croisé la route de la dioxine ! Mais cela ne peut pas être notre seule arme, ni même la principale, dans la lutte pour prévenir le cancer car, si c'est le cas, nous continuerons à échouer.

7

La médecine réductionniste

On ne résout pas un problème avec les modes de pensée qui l'ont engendré.

Albert Einstein

Dans les chapitres précédents, j'ai démontré que le réductionnisme fausse la pratique scientifique, en particulier en ce qui concerne le fonctionnement de notre corps. Si les seules victimes étaient les manuels de biologie et les examens de fin d'année de chimie organique, ce serait triste, mais pas tragique. Le problème, bien sûr, c'est que la théorie scientifique et la vision que le public a de la science déterminent la manière dont notre société enseigne, finance et rémunère la pratique de la médecine. Dans le présent chapitre, nous allons voir que tout dans notre façon d'envisager et de traiter la maladie porte l'empreinte du réductionnisme.

J'ai commencé ce livre en développant l'idée que quelque chose clochait dans notre pratique de la médecine – que ce qu'on appelle le système de « soins de santé » aux États-Unis n'a en réalité pas grand-chose à voir avec la santé. Un nom plus à-propos serait le « système de soins de maladie », car il ne fait que répondre aux maladies, les gérer, produisant les résultats coûteux et décevants que nous avons fini par accepter, et même attendre, sans savoir qu'il existe une autre solution, bien meilleure. De nombreux experts médicaux et hommes politiques ont avancé des propositions visant à améliorer les soins de santé et réduire leurs coûts, mais la grande majorité d'entre elles reviennent à mettre un cautère sur une jambe de bois, au lieu de s'attaquer à la cause profonde du problème : son mode de fonctionnement réductionniste.

LE « SYSTÈME DE MALADIE »

Au chapitre 4, j'ai évoqué la parabole des aveugles et de l'éléphant. Imaginons que les aveugles soient en charge de la santé et du bien-être de l'éléphant. Ça donnerait quoi ?

De toute évidence, aucun des six hommes ne serait chargé de surveiller l'éléphant entier – cela serait impossible. Chacun se concentrerait sur sa zone « d'expertise » : la jambe, la défense, la trompe, la queue, l'oreille et le ventre. Si l'éléphant mangeait des cacahuètes moisies et commençait à développer un cancer du foie, aucun d'eux ne le remarquerait, puisque aucune des parties qu'il était chargé de surveiller ne serait encore suffisamment affectée. Ce n'est que lorsque le cancer atteindrait un stade critique que ses symptômes deviendraient visibles : tout d'abord, une perte d'appétit que le « médecin de la trompe » remarquerait ; puis des troubles intestinaux que le « médecin de la queue » sentirait sûrement ; enfin, une fièvre que le « médecin des oreilles » détecterait et mesurerait.

Les aveugles, limités par leur vision de l'éléphant comme étant un ensemble de parties individuelles, sans rapport les unes avec les autres, ne sont pas en mesure de déceler ni de traiter les causes profondes qui précèdent les symptômes. Par la force des choses, leurs traitements répondront à des problèmes déjà apparus, au lieu de les prévenir. C'est aussi la principale caractéristique de notre système de maladie : la réactivité.

Comme les aveugles distinguent les symptômes mais pas les causes, ils traitent ces symptômes comme s'ils étaient le seul problème. Le médecin de la trompe pourrait caraméliser les cacahuètes moisies pour tenter de stimuler l'appétit de l'éléphant. Le médecin de la queue, incapable d'intervenir sur le fonctionnement de son système gastro-intestinal, se contenterait de mettre une grande couche équipée d'un filtre à charbon à la pauvre bête et expliquerait que la médecine moderne n'a pas vraiment de remède pour ce genre de choses. Le médecin des oreilles traiterait peut-être la fièvre avec des blocs de glace et déclarerait l'éléphant « guéri » dès que la température des oreilles serait redevenue normale. Il en va de même avec notre système de maladie : il se concentre sur le traitement des symptômes comme si ces derniers étaient les causes profondes de la maladie. Par conséquent, il tend à privilégier des interventions qui ignorent totalement les causes réelles, rendant très probable la réapparition des symptômes.

Puisque nos spécialistes réductionnistes de l'éléphant ne tiennent pas compte du système entier, qu'on appelle « éléphant », ils ne peuvent pas recourir aux moyens de traitement naturels ayant évolué en même temps que ces animaux, comme les feuilles de certains arbres que les éléphants mangent pour se faire vomir. À la place, ils inventent des traitements spécifiques ciblant les symptômes observés, provoquant souvent de nouveaux problèmes ailleurs. Cela est également représentatif de notre système de maladie réductionniste : on compte sur des substances chimiques qui n'existent pas dans la nature, qui interviennent strictement sur un petit sous-ensemble de réactions biochimiques tout en produisant inévitablement des « effets secondaires » néfastes.

Passons maintenant de la métaphore à la médecine et examinons comment chacune de ces caractéristiques induites par le réductionnisme se manifeste dans notre système de maladie.

La réactivité

Dans le cas des accidents soudains et traumatiques qui nous envoient aux urgences, la réactivité a du sens. On ne s'amuse pas à mettre des plâtres et des minerves aux gens, par prévention, au cas où ils auraient un accident de moto à l'avenir. Mais si on y réfléchit, tout le système est aussi réactif que les urgences. On pratique la « médecine » sur des personnes qui ont un problème, quand on vient de leur diagnostiquer une affection ou une maladie. On apprend aux patients à n'aller chez le médecin que lorsqu'ils vont mal.

Comme je l'ai dit, cela a du sens dans le cas de blessures traumatiques, qui surviennent brutalement, de manière inattendue. On ne peut pas régler un problème qui n'est pas encore survenu. Mais la médecine aux États-Unis est presque exclusivement réactive. Le corps médical traite toutes les maladies et leur progression comme si elles aussi nous tombaient dessus sans prévenir. Comme si un jour on allait bien et, le lendemain, on avait un cancer. Ou un jour nos artères sont en parfait état et, le lendemain, on se retrouve au bloc pour un triple pontage.

Nous savons que c'est stupide. Le temps qu'un processus biologique ait progressé au point de présenter des symptômes cliniques, il est déjà à l'œuvre depuis des semaines, des mois ou, plus généralement, des années. Malgré tout, le corps médical, avec ses recommandations réductionnistes et ses visites de dix minutes chez le médecin avec ticket modérateur, n'encourage pas les patients à optimiser leur état de santé avant que la maladie ne se déclare. « Attendez d'être vraiment malade » ferait une excellente devise pour les médecins et les hôpitaux du système actuel. « Nous ne pouvons rien faire pour vous tant que vos symptômes ne dépassent pas le stade infraclinique et ne se manifestent pas sous forme de douleurs, d'une perte de fonction, ou d'un résultat d'analyse particulièrement inquiétant. En attendant, restez calme et continuez à manger le régime américain standard. »

Traiter les symptômes, pas les causes sous-jacentes

Aux urgences, il est logique de commencer par retirer le volant encastré dans la cage thoracique de la victime et de remettre en place les éventuelles côtes brisées. Ce n'est pas le moment de s'occuper du texto qu'elle envoyait en conduisant, ni de l'alcool qu'elle avait consommé, ni du mauvais tracé de la bretelle de sortie à l'origine de l'accident. Cela peut attendre que l'état du patient soit stabilisé. De même, lorsque quelqu'un arrive à l'hôpital à cause d'une crise cardiaque, d'un AVC ou d'un coma diabétique, la première chose à faire est de traiter les symptômes les plus graves pour que le patient passe la nuit.

Mais la médecine s'arrête aux symptômes. À quelques rares exceptions près, on ne traite pas les causes de la maladie ; on traite ses effets. Et on se convainc du fait que ces effets individuels sont eux-mêmes des causes. Vous faites de l'hypertension ? On ferait mieux de réduire votre tension artérielle avec un antihypertenseur, car l'hypertension entraîne des maladies cardiaques. Ça ne nous intéresse pas de savoir pourquoi votre tension est élevée. Vous avez un cancer ? Irradions la tumeur, faisons une chimio. On s'en fiche si la tumeur est le résultat d'une alimentation trop riche en produits animaux. (Comme nous l'avons vu aux chapitres 8 et 9, la génétique réductionniste veut que nous croyions que rien *n'aurait* pu être fait – que le cancer est inévitable, car il est inscrit dans nos gènes.) Vous avez fait une crise cardiaque ? Posons des stents dans vos artères pour que votre sang coule plus facilement à l'avenir. L'origine profonde de cette artère obstruée n'a aucune importance. En pratique, la médecine se concentre presque exclusivement sur le traitement des symptômes, considérant que cela résout l'ensemble du problème.

Vous voyez à quel point c'est stupide et contre-productif ? En se concentrant sur les symptômes, on continue à ignorer les vraies causes du problème, et on rend très probable le fait que les symptômes reviennent en force. Si votre pelouse devenait marron parce que vous aviez oublié de l'arroser, vous ne la repeindriez pas en vert en pensant régler le problème, si ? Or, c'est trop souvent le raisonnement de l'establishment médical.

Prescrire des traitements spécifiques et réductionnistes qui empirent la situation

De toute évidence, mettre une couche de peinture verte sur votre pelouse ne résoudra pas le problème du manque d'eau à la racine. Mais, en fonction de la peinture utilisée, cette « solution » peut aussi faire empirer les choses. Les peintures standard contiennent du formaldéhyde, des composés organiques volatils (COV), du mercure, du cadmium, du plomb et du benzène. Ces substances chimiques peuvent tuer les vers de terre et les bactéries qui contribuent à la santé du sol. Les COV peuvent libérer des gaz qui nuisent aux oiseaux qui mangent les insectes. Vous le voyez, traiter le symptôme de cette pelouse marron en ne s'attaquant qu'à ce seul symptôme – sa couleur marron – indépendamment de son environnement holistique ne résout non seulement pas le problème, mais l'aggrave.

Comme nous l'avons vu, la médecine occidentale privilégie les traitements spécifiques pour chaque maladie. Plus les effets positifs d'un médicament sont ciblés, moins ils sont généraux, plus on estime ce médicament. Souvent, les médicaments sont élaborés pour agir chimiquement sur des événements précis qui surviennent au cours du développement de la maladie et impliquent peut-être une enzyme, une hormone, un gène ou un produit génique* clé. (Les médicaments de chimiothérapie illustrent de manière spectaculaire ce ciblage extrêmement précis : ils sont tout spécialement conçus pour perturber une étape très spécifique de la formation de la maladie[1], comme si toutes les autres étapes qui y contribuent n'avaient pas d'importance.) Cette précision et cette spécificité sont en général considérées comme la marque de la bonne science. Or, comme vous le savez si vous avez déjà regardé au bas d'une publicité pour un nouveau médicament, elles s'accompagnent de tout un tas d'effets secondaires très désagréables, souvent potentiellement mortels. Tout comme la peinture toxique, les médicaments qui ciblent des nodules spécifiques dans le processus pathologique ont tendance à causer d'énormes dégâts dans d'autres parties du corps.

S'en remettre à des médicaments non naturels

À l'origine, la plupart des médicaments venaient des plantes. Pendant des millénaires, les hommes (et les animaux) ont su que certaines plantes avaient des propriétés biologiques potentiellement utiles pour traiter

---

* Un produit génique est une biomolécule résultant de l'expression d'un gène (N.D.T.).

des maladies. Partout dans le monde, les guérisseurs traditionnels utilisaient les plantes de manière holistique pour rééquilibrer le corps de leurs patients. Pour eux, ces plantes avaient un « esprit » qui incarnait et canalisait les propriétés curatives.

Du point de vue de la médecine moderne, cette approche est fondamentalement problématique. Tout d'abord, l'idée que la plante entière a un esprit qui doit être honoré dans son intégralité – l'idée selon laquelle la plante en tant que tout a quelque chose de spécial – a des relents de superstition et de non-sens pour l'esprit scientifique. Si la plante a des propriétés curatives, elle contient forcément une substance chimique qui peut faire le boulot toute seule. Notre travail consiste non seulement à la découvrir, mais aussi à réussir à la recréer, de façon à pouvoir la fabriquer en conditions stériles, de manière évolutive.

Les chercheurs de l'industrie pharmaceutique essaient d'isoler et de déterminer les structures chimiques des « agents actifs » responsables des propriétés curatives propres à certaines plantes*. En synthétisant ces nouvelles structures chimiques non naturelles, les entreprises pharmaceutiques cherchent à maximiser leur puissance (leur efficacité) tout en minimisant leur toxicité (les effets secondaires) – c'est du moins ce qu'essaient de nous faire croire les chantres de l'industrie du médicament[2]. En réalité, c'est le contraire qui se produit. Plus on change la structure d'une substance chimique naturelle, plus elle devient problématique pour l'organisme. C'est l'origine des effets secondaires fortuits et indésirables communs à tous les médicaments. Et cette

* Les entreprises pharmaceutiques ont donc un intérêt à préserver les forêts tropicales comme ressources pour des « candidats médicaments » potentiellement utiles. Malheureusement, c'est sans doute le seul effet secondaire positif.

réaction négative aux médicaments est souvent aggravée par un mauvais timing et des protocoles de dosage non naturels, qui ne tiennent pas compte de l'ordre selon lequel la nature gère cette extraordinaire complexité.

Voilà ce qui se passe. Quand l'organisme se rend compte qu'il a été intoxiqué (envahi par des substances chimiques exogènes), il sonne l'alarme et, parmi les réponses imaginées par l'évolution, il fait appel à son armée d'enzymes pour convertir les substances exogènes en métabolites moins nuisibles que le corps peut excréter. L'une de ces enzymes est l'OFM. Comme je l'ai expliqué au chapitre 7, l'OFM accomplit un grand nombre d'activités biologiques, dont le métabolisme et l'élimination des médicaments.

Il est assez ironique de constater que des médicaments spécifiques, formulés pour cibler des réactions précises dans l'organisme, tendent tous à provoquer une réponse du système enzymatique de l'OFM. Mais, comme nous l'avons vu, en matière de biochimie, il n'existe pas d'attaque ciblée. Par conséquent, cette stratégie (utiliser ces substances pour traiter la maladie) est semblable à la tristement célèbre stratégie de la guerre du Vietnam qui consistait à « brûler le village pour le sauver ». Tout comme la guerre, elle laisse dans son sillage un champ de bataille empli de « dommages collatéraux ».

Mais le cas des effets secondaires s'aggrave. Pour contrer le mal fait par un traitement chimique, il arrive qu'on administre un deuxième médicament, peut-être même un troisième ou un quatrième, chacun essayant de réparer les dégâts causés par le précédent. En outre, avec le temps, on doit souvent augmenter les doses de médicaments, car le corps détoxique et évacue ces substances chimiques de plus en plus efficacement, avant qu'elles n'aient le temps d'accomplir leur tâche. Et on considère à tort qu'une telle accumulation de médicaments est normale !

CE QUE NOUS APPELONS MALADIE PAR N'IMPORTE QUEL AUTRE NOM*

La nature réductionniste de la recherche, qui encourage les scientifiques à examiner de très près de tout petits domaines de connaissances et les rémunère pour cela, contribue fortement au principal problème de notre système de maladie, que la métaphore des aveugles et de l'éléphant illustre parfaitement. Mais le langage qu'utilise notre système médical, et la manière dont on l'utilise à notre tour, renforce ces tendances réductionnistes : il empêche d'envisager le corps comme un système intégré dans lequel tous les éléments interagissent les uns avec les autres et s'influencent.

Le mot « maladie » lui-même en est sans doute la meilleure illustration. Que voulons-nous dire par ce mot ? Les différentes maladies reconnues par la médecine sont-elles des entités individuelles ? Ou regroupe-t-on arbitrairement des ensembles de symptômes sous des noms de maladies ?

L'histoire de la classification des maladies remonte au moins à 1662, lorsqu'on rassembla et publia les premiers rapports sur les causes de décès en Angleterre[3]. On identifia 81 types de maladies. Depuis, cette première liste a été maintes fois revue. Sa dernière et dixième édition est généralement appelée la Classification statistique internationale des maladies et des problèmes de santé connexes, ou CIM-10. L'Organisation mondiale de la santé des Nations unies (OMS) se charge de la maintenir à jour. De nombreuses « nouvelles » maladies y ont été ajoutées, ainsi que de multiples sous-catégories de maladies et de pathologies. Elle comporte environ 8 000 entrées aujourd'hui – on est loin des 81 entrées d'origine !

---

* Allusion à *Roméo et Juliette*, acte II, scène 2 : « Ce que nous appelons rose. Par n'importe quel autre nom sentirait aussi bon » (N.D.T.).

Quand on se penche sur quelques-unes de ces classifications à travers l'histoire, on se rend compte des limites de notre compréhension et du caractère arbitraire de la taxinomie des maladies. Prenons par exemple l'un des diagnostics les plus courants pour les femmes au XIXe siècle : l'hystérie. Le nom lui-même trahit la théorie causale de cette maladie : un dysfonctionnement de l'utérus (du grec *hystera*). Parmi les symptômes de l'hystérie, on trouvait : étourdissements, nervosité, désir ou manque de désir sexuel (!), rétention de fluide, irritabilité, perte d'appétit, et « une tendance à causer des problèmes », entre autres. La question est la suivante : les hommes ne présentaient donc jamais cet ensemble de symptômes ?

Heureusement, le diagnostic de l'hystérie féminine appartient désormais au passé. Mais pourquoi ? De toute évidence, les symptômes qui caractérisaient ce diagnostic n'ont pas disparu. Personne n'a reçu le prix Nobel pour avoir trouvé un remède à l'hystérie. Les médecins occidentaux ont simplement cessé d'attribuer ces symptômes à un dysfonctionnement de l'utérus. Les symptômes sont réels, mais la « maladie » est soumise à des biais culturels et de genre. Une maladie, ce n'est rien de plus qu'un modèle théorique qu'on applique à un ensemble de symptômes.

Inversement, il arrive que l'establishment médical nie l'existence d'une maladie (le lien entre un ensemble de symptômes) dont de nombreuses personnes souffrent. Parmi les exemples modernes de ce déni, on trouve le syndrome de fatigue chronique, la douleur musculo-squelettique chronique et la fibromyalgie. Quand ils entendent ces noms de maladies, de nombreux médecins roulent des yeux et les expliquent par un unique diagnostic : l'hypocondrie. Ils ne les considèrent pas comme des maladies, parce que leurs ensembles de symptômes ne peuvent pas être corrélés à des « pathologies sous-jacentes » précises, réductionnistes, comme une infection ou une réaction immunologique. En d'autres termes, si un médecin ne peut pas la diagnostiquer de manière fiable au moyen d'un examen objectif, ce n'est pas vraiment une maladie. Vous voyez la logique circulaire à l'œuvre ici ? La définition d'une maladie, c'est ce que l'establishment médical appelle de manière plus ou moins arbitraire une maladie.

Au départ, nommer et surveiller l'occurrence des maladies servait à détecter des tendances d'évolution dans l'état de santé des populations qui pourraient aider à prévoir les épidémies émergentes. Ces noms étaient également utilisés pour standardiser les dossiers médicaux, de façon à ce que les professionnels de santé puissent communiquer plus facilement entre eux quand les patients changeaient de médecin, ou pour évoquer des maladies héréditaires. Une bonne classification des maladies est également essentielle dans les milieux de la pratique et de la recherche médicales pour effectuer les travaux de recherche, en particulier pour les études épidémiologiques.

Mais la tendance qui consiste à envisager chaque maladie comme une entité séparée, distincte, a un côté négatif. Elle encourage une vision étroite et soutient l'idée que chaque maladie à ses propres causes, son propre mécanisme explicatif et son propre traitement ciblé (en général un médicament précis).

La classification et le traitement des maladies ne dépendent pas toujours aussi strictement de ce modèle à facteur unique. Certains professionnels de la santé reconnaissent parfois qu'une maladie peut avoir plus d'une cause et que plusieurs médicaments peuvent la traiter. Par exemple, de nombreux cancers sont attribués à de multiples facteurs possibles : les gènes, les toxines environnementales et les virus, agissant séparément ou ensemble. Et la plupart des médecins prescrivent différents antibiotiques, tout aussi efficaces, pour traiter les infections bactériennes, différents analgésiques pour la douleur et différents antihypertenseurs pour contrôler la tension artérielle. On voit bien que ces différentes manières de penser dépassent largement la vision du monde sur laquelle repose la majeure partie de la médecine, dans laquelle une maladie a une cause. Mais, pour la plupart des praticiens, ces exemples ne constituent pas la règle, mais des exceptions, et ce raisonnement fait oublier la possibilité qu'il existe d'autres manières de traiter les maladies, plus naturelles et efficaces. C'est une honte, puisque porter réellement attention aux nombreux chevauchements qui peuvent exister entre les causes, les mécanismes et les issues pourrait aider davantage de professionnels à s'affranchir du paradigme étroit de la maladie.

LA NUTRITION : À QUOI RESSEMBLE LA MÉDECINE HOLISTIQUE ?

La plupart des praticiens et des chercheurs au sein de la communauté médicale ne considèrent pas le fait de chercher les mécanismes globaux de la santé et de la maladie comme de la bonne science. Avant de laisser entrer la médecine nutritionnelle dans le club des « disciplines légitimes », ils voudraient connaître en détail le fonctionnement de ce système si complexe pour chaque maladie. À défaut, ils insisteraient pour identifier les « agents actifs » des aliments, au lieu de simplement accepter que c'est l'aliment en lui-même qui est bon pour nous. Bien sûr, ils demandent l'impossible, du moins en matière de nutrition – nous ne savons pas exactement comment elle fonctionne, car nous ne pouvons pas identifier toutes les parties, ce qu'elles font et comment elles le font. Nous savons seulement que cela *fonctionne*.

La communauté médicale répète comme une litanie qu'il n'existe pas d'« approche globale », trahissant son incapacité à accepter pleinement l'idée de la complexité et de ses implications – et même son refus abject. La nature veille au bon fonctionnement biologique, bien plus efficacement que nous voulons bien l'admettre. Dès lors que nous acceptons la capacité du système infiniment complexe de l'organisme à atteindre et à maintenir la santé, l'idée d'une approche globale commence à avoir du sens. On peut imaginer que cette « approche » soit les aliments entiers d'origine végétale, avec un nombre et une variété quasi infinis de parties agissant à l'unisson, formant un tout, comme une symphonie, et que le « global » désigne leur capacité à agir sur un large éventail de maladies. Cette approche globale ne peut pas être appliquée dans le paradigme de la pharmacothérapie ciblée, mais elle est immensément utile et efficace dans le paradigme holistique de la nutrition.

Pour le dire autrement, une mauvaise nutrition est responsable de bien plus de maladies que notre système de maladie veut bien le reconnaître. À l'inverse, une bonne nutrition est un remède à toutes ces maladies, et plus encore. Une mauvaise nutrition est la cause profonde que tous les spécialistes de l'éléphant aveugles ne voient pas.

Les solutions nutritionnelles pour traiter les maladies devraient relever du bon sens à ce stade, mais cela vaut toujours la peine de comparer un système médical basé sur la nutrition au système réductionniste actuellement en vigueur (voir figure 10.1).

Gestion des maladies (réductionniste)	Nutrition (holistique)
Réactive	Préventive
S'intéresse aux symptômes	S'intéresse aux causes sous-jacentes
Préfère les traitements isolés	Préfère les traitements systémiques
Utilise des substances chimiques non naturelles	Utilise des aliments naturels

Figure 10.1. Gestion des maladies contre nutrition

Contrairement au système de gestion des maladies, qui est réactif, la médecine nutritionnelle est proactive, car elle prévient les maladies, avant qu'elles ne surgissent. La gestion des maladies se concentre sur les symptômes, alors que la nutrition s'attaque aux causes sous-jacentes de ces symptômes. La gestion des maladies choisit des traitements isolés, réductionnistes, qui tentent de cibler des zones précises de notre corps, tandis que la nutrition se contente de donner à l'organisme les ressources nécessaires : ce dernier choisit alors ce dont il a besoin pour maintenir et retrouver la santé de manière holistique. Enfin, alors que la gestion des maladies privilégie les médicaments de synthèse que notre organisme identifie comme des toxines, la nutrition utilise les aliments que nous mangeons depuis des centaines de milliers d'années, évitant ainsi les effets secondaires.

La médecine est devenue synonyme de substances chimiques exogènes qu'on ingère quand notre santé s'est tellement détériorée qu'on souffre de maladies identifiables. La pratique médicale se résume à une pratique chimique – sur notre organisme. Les substances chimiques isolées – même exogènes – sont, et seront toujours, utiles, mais seulement quand tout le reste a échoué. La gestion réductionniste des maladies devrait être le dernier recours de la pratique médicale. Elle ne peut en aucun cas être la seule solution digne de considération.

8

La supplémentation réductionniste

La science progresse funérailles après funérailles.

Max Planck

La plupart d'entre nous connaissent des personnes qui s'intéressent à la « médecine alternative », des personnes qui se méfient des industries médicale et pharmaceutique et préfèrent s'en remettre aux compléments alimentaires : pas seulement des vitamines et des minéraux spécifiques et identifiables, mais aussi des ingrédients « naturels » comme des nutraceutiques, des prébiotiques, des probiotiques, des acides gras oméga-3 et divers concentrés d'aliments entiers. L'industrie des suppléments alimentaires a connu une ascension fulgurante ces trente dernières années : en 2008, les ventes de compléments alimentaires dans le monde étaient estimées à 187 milliards de dollars[1] ; 68 % des adultes américains en prennent, et 52 % se considèrent comme des utilisateurs « réguliers ». Oubliez la tarte aux pommes : aujourd'hui rien n'est plus américain qu'une multivitamine.

J'espère que vous reconnaissez l'œuvre du paradigme réductionniste ici aussi, même sous le couvert de termes naturels et alternatifs. Comme nous l'avons vu au chapitre 10, l'un des principaux problèmes de la médecine moderne est qu'elle se repose sur des médicaments isolés, non naturels, comme sa principale arme dans la lutte contre la maladie. Toutefois, la profession médicale n'est pas la seule dans le système de santé à avoir embrassé cet aspect du réductionnisme. Le milieu de la santé naturelle s'est aussi laissé séduire par cette idéologie et pense que les substances chimiques extraites de leur contexte naturel sont aussi bonnes, voire meilleures que les aliments entiers. Au lieu de synthétiser les « ingrédients actifs » présumés des herbes médicinales, comme on le fait pour les médicaments sur ordonnance, les fabricants de suppléments cherchent à extraire et à mettre en bouteilles les ingrédients actifs d'aliments connus (ou du moins censés) pour promouvoir la santé et favoriser la guérison. Et, comme les médicaments sur ordonnance, les agents actifs fonctionnent de manière imparfaite, incomplète et imprévisible quand ils sont séparés de l'aliment entier d'origine végétale duquel ils sont dérivés ou synthétisés.

Le tour de passe-passe réductionniste ressemble à ça : les oranges sont bonnes pour nous. Les oranges regorgent de vitamine C. De fait, la vitamine C est bonne pour nous – même quand on l'extrait de l'orange, ou qu'on la synthétise en laboratoire et qu'on l'enferme dans un comprimé, ou encore qu'on la « fortifie » dans un biscuit de petit déjeuner. Or il n'existe aucune preuve pour le confirmer. Comme nous allons le voir, non seulement les compléments n'améliorent pas notre santé, mais certains ayant été étudiés de près semblent même nous faire du mal.

RUI HAI LIU ET LA POMME RÉDUCTIONNISTE

Examinons une bonne vieille pomme. Vous avez sans doute déjà entendu dire que « pomme du matin éloigne le médecin ». Cette idée est étayée par toutes les preuves que la science a accumulées montrant que la pomme est un aliment bon pour la santé. Mais qu'est-ce qui promeut la santé dans une pomme ? Les tables de composition des aliments nous apprennent qu'une pomme contient en moyenne une quantité importante des nutriments suivants : vitamine C, vitamine K, vitamine B6, potassium, fibres alimentaires et riboflavine. Elle contient aussi de plus petites quantités de vitamine A, de vitamine E, de niacine, de magnésium, de phosphore, de cuivre, de manganèse et de tout un tas d'autres nutriments[3]. À partir de cette longue liste, comment savoir ce qui est réellement important dans une pomme ?

Un de mes amis et collègues, le Dr Rui Hai Liu, s'est intéressé à la question et, avec son équipe, s'est mis en tête de trouver la réponse.

Au début des années 1980, le professeur Liu figurait parmi la première vague d'étudiants chinois à être venus aux États-Unis quand les deux pays ont commencé à ouvrir leurs portes (mais aussi leurs cœur et esprit) pour des programmes d'échanges universitaires. En raison de mes premiers travaux en Chine et de la notoriété croissante de notre projet conjoint – le premier projet de recherche financé conjointement par les États-Unis et la Chine (sans oublier l'Angleterre) –, Liu m'avait demandé de l'aider à venir à Cornell. C'était la première fois qu'il entrait dans un foyer américain. Il effectua son doctorat au département science de l'alimentation de Cornell et je faisais partie de son comité consultatif de recherche. Ses études terminées, il eut l'opportunité de postuler pour un poste de professeur assistant dans le même département (il avait de toute évidence beaucoup de potentiel). Il me demanda de lui écrire une lettre de recommandation pour soutenir sa requête. Peu de temps après, il fit une demande de subvention très prisée, qu'il obtint, auprès des NIH pour lui permettre de développer un important programme de recherche. Depuis, Liu a connu des succès impressionnants. Désormais professeur titulaire, il a eu une carrière dans la recherche très productive, s'affirmant comme l'un des chercheurs et conférenciers les plus éminents au monde dans son domaine.

L'évolution de sa carrière inclut ses premières découvertes sur les effets des pommes sur la santé, domaine de recherche qui découla naturellement de son histoire personnelle. Son père était un herboriste connu en Chine et, quand Liu était jeune, il l'aidait à faire ses préparations à base de plantes. Il grandit dans une famille soucieuse de la santé humaine, dans une culture qui envisageait les soins de santé de manière holistique. Lorsque les médecins chinois conseillent leurs patients, la tradition veut qu'ils envisagent la personne tout entière, tant du point de vue physique que mental, social et environnemental. Dans leur pratique de la « médecine », ils tiennent également compte des effets holistiques des végétaux entiers, et en combinent en général plusieurs dans leurs remèdes à base de plantes (les plantes constituent environ 95 % des remèdes dans la médecine traditionnelle chinoise). Le professeur Liu avait donc l'habitude de voir les choses non seulement de manière réductionniste (conséquence de sa formation biomédicale en Occident), mais aussi de manière plus holistique, puisqu'il était familier de la philosophie médicale chinoise.

Pour étudier la pomme, le professeur Liu et son équipe commencèrent par se concentrer sur la vitamine C et son action antioxydante. Ils découvrirent que 100 grammes de pomme fraîche avaient une activité antioxydante équivalente à 1 500 milligrammes de vitamine C (soit environ trois fois la quantité habituellement présente dans un supplément de vitamine C). Toutefois, quand ils analysèrent chimiquement ces 100 grammes de pomme entière, ils trouvèrent seulement 5,7 milligrammes de vitamine C, bien moins que les 1 500 milligrammes que le taux d'activité antioxydante associé à la vitamine C laissait penser. L'activité similaire à la vitamine C de 100 grammes de pomme fraîche était 263 fois plus puissante que la même quantité de la substance chimique isolée ! Pour le dire autrement, la substance chimique spécifique que nous appelons vitamine C représente moins de 1 % de l'activité similaire à la vitamine C dans la pomme – une quantité minuscule. Les 99 % restant de cette activité sont dus à d'autres substances proches de la vitamine C dans la pomme, ou à la capacité éventuelle de la vitamine C à être bien plus efficace dans le contexte de la pomme entière que lorsqu'elle est consommée sous forme isolée, ou aux deux.

Si on se base sur ce que je vous ai expliqué au chapitre 6, c'est tout à fait logique. Le processus nutritionnel est profondément holistique, car la manière dont l'organisme utilise un nutriment en particulier dépend des autres nutriments ingérés au même moment. Si on se contente de prendre un comprimé de vitamine C, on passe à côté de tous les « seconds rôles » qui peuvent donner toute sa puissance à la vitamine C. Même si on ajoute ces derniers au comprimé, comme certains fabricants l'ont fait avec les bioflavonoïdes, on part toujours du principe que tout ce qui se trouve dans la pomme, mais pas dans le comprimé, n'est pas vraiment important.

Les résultats de l'étude du professeur Liu furent publiés dans la prestigieuse revue scientifique *Nature*[4] et suscitèrent un intérêt considérable de la part des médias. Dans cet article, l'équipe de Liu en venait à la conclusion que « les antioxydants naturels des fruits frais pouvaient être plus efficaces qu'un complément alimentaire [de vitamine C] ». Quelle découverte ! L'issue d'un plan d'étude on ne peut plus réductionniste (mesurer la quantité de vitamine C dans une pomme) démontra les failles fondamentales des outils réductionnistes.

Les recherches ultérieures du Dr Liu montrèrent encore plus clairement la complexité ahurissante d'un aliment simple comme la pomme. Après avoir découvert qu'une pomme délivrait bien plus de vitamine C qu'elle ne le « devrait », il se demanda quels mécanismes pouvaient expliquer cette énorme différence. Son laboratoire concentra ses recherches sur les substances chimiques qui pouvaient expliquer le reste de l'activité similaire à la vitamine C dans les pommes. Liu et Jeanelle Boyer, son étudiante devenue docteur depuis, finirent par résumer leurs travaux – ainsi que les recherches effectuées par d'autres – pour montrer que les pommes contenaient un trésor de ces composés de type vitamine C[5]. Parmi ceux-ci, on trouve d'autres antioxydants comme la quercétine, la catéchine, la phloridzine, et l'acide chlorogénique, présent seulement dans les plantes, chacun d'eux pouvant exister sous différentes formes dans la pomme. La liste des substances chimiques contenues dans les pommes et d'autres fruits est longue, et il est probable que ce ne soit que la partie visible de l'iceberg. C'est comme si l'intérieur de la pomme était plus gros que ce qu'il n'y paraît de l'extérieur.

Il faut garder autre chose en tête : ces composés similaires à la vitamine C (toujours plus nombreux) ont de nombreux effets biologiques qui peuvent dépendre ou non de leur activité antioxydante. Liu et son groupe de recherche ont réalisé au moins quatre tests en laboratoire pour mesurer ces effets divers, y compris la capacité de ces composés à inhiber la prolifération de cellules (arrêtant et même inversant potentiellement le cancer), à faire diminuer le cholestérol sérique (affectant les maladies cardio-vasculaires et les AVC) et à bloquer l'oxydation non désirée (jouant un rôle dans le cancer, le vieillissement, les maladies cardio-vasculaires et bien d'autres processus dégénératifs). Bien sûr, il aurait pu tester de nombreuses autres fonctions biologiques.

Il est désormais évident que les pommes contiennent des centaines, si ce n'est des milliers de substances chimiques, chacune d'elles pouvant à son tour influer sur des milliers de réactions et de systèmes métaboliques[6]. Cette énorme quantité de substances chimiques similaires à la vitamine C et leur concentration élevée dans les pommes remettent sérieusement en question l'idée qu'une seule substance chimique – la vitamine C ou autre – est responsable des principaux bienfaits pour la santé de ces fruits. Même si on mesure la quantité de vitamine C contenue dans deux pommes, on ne peut pas présumer que l'une a deux fois plus de bienfaits pour la santé que l'autre simplement parce qu'elle contient deux fois plus de vitamine C : la quantité de vitamine C dans une pomme donnée ne nous apprend pas grand-chose sur son pouvoir antioxydant. Ajoutez à cela ce que nous avons évoqué au chapitre 6 sur la complexité de la nutrition – parfois, une combinaison de nutriments est plus (ou moins) que la somme de ses parties, et le corps joue un rôle en déterminant combien il utilise de nutriments contenus dans les aliments que nous consommons –, et il est difficile d'éviter la conclusion suivante : savoir combien de vitamine C (ou n'importe quel nutriment similaire à la vitamine C) contient une pomme ne nous apprend pas grand-chose d'important.

Ce dilemme ne concerne pas seulement les antioxydants similaires à la vitamine C, ni la pomme d'ailleurs. On peut dire la même chose de tous les nutriments isolés de n'importe quel aliment entier. De nombreux groupes de substances chimiques similaires, bonnes pour la santé, qui sont présents dans la nourriture et circulent dans le corps, sont composés de dizaines, si ce n'est de centaines ou de milliers d'analogues qui ont le même genre d'activités mais une puissance très différente.

Le problème ici, ce n'est pas que nous ne *pouvons pas* fournir une réponse exacte concernant la quantité d'un nutriment dans un aliment donné, ni même que nous ne savons pas de combien nous en avons besoin pour un fonctionnement optimal (bien que ce soit toujours hors de notre portée). Le problème, c'est que nous posons les mauvaises questions – des questions basées sur une erreur de compréhension fondamentale de la nature holistique de la nutrition. On demande : « Combien de vitamine C obtenons-nous ? », alors que la bonne question serait : « Quels aliments devrions-nous manger pour aider notre corps à se maintenir en bonne santé ? »

L'esprit réductionniste ne peut pas accepter que la pomme promeut la santé et en rester là. Si les pommes sont bonnes pour nous, ce ne peut pas être la pomme entière. Il doit y avoir une minuscule partie de la pomme, certaines substances chimiques dans la pomme, responsables de ses effets bénéfiques. Et notre job, c'est d'extraire cette chose et de découvrir la quantité exacte dont les gens ont besoin au quotidien.

Dans la pensée réductionniste, une alimentation saine devient un coup de poker, une affaire de microgestion des nutriments – une liste de nutriments isolés devant être consommés dans des quantités bien précises et extrêmement strictes. Or, dans la nature, on ne trouve pas de bêtacarotène seul. Il est impossible de couper une tranche de bêtacarotène d'une carotte.

Malheureusement, cela ne dissuade pas l'industrie des compléments alimentaires.

L'INDUSTRIE DES COMPLÉMENTS ALIMENTAIRES

Ce double postulat inhérent à la conception réductionniste de la nutrition – qu'il n'y a qu'un seul ingrédient actif dans les aliments sains et qu'on peut le sortir de son contexte tout en maintenant ses effets – est le fondement de l'industrie des compléments alimentaires. Fondée sur le fantasme technologique que des poudres, des pilules ou des cubes peuvent couvrir tous nos besoins nutritionnels, cette industrie s'est évertuée à analyser les aliments connus pour promouvoir la santé de façon à extraire et synthétiser leurs agents actifs. Nous avons déjà vu que la communauté médicale traite les maladies avec des substances chimiques individuelles synthétisées, ou isolées de leur milieu naturel. Comme vous devez le savoir désormais, il en va de même pour le milieu de la « médecine naturelle ». Et ce n'est pas plus efficace que pour la médecine conventionnelle. En outre, les compléments, tout comme leurs équivalents médicaux testés formellement, peuvent en réalité se révéler néfastes.

La vérité au sujet de ces suppléments – leur inefficacité et leur danger potentiel – peut être dure à avaler. L'industrie des compléments a sans doute répandu sa propagande de manière encore plus efficace que l'industrie pharmaceutique. Après tout, les compléments sont « naturels » : ce sont les mêmes nutriments que ceux qu'on trouve dans la nourriture. Et on voit des pubs pour les compléments naturels dans les magazines de yoga, les salons sur le mode de vie naturel et les magasins bio. Votre chiropracteur peut vous recommander ou même vous vendre des comprimés dans son cabinet. Socialement, politiquement et même spirituellement, vous pouvez être en accord avec l'industrie des suppléments. Mais consommer ces nutriments isolément n'a rien de naturel. Le principal problème, ce n'est pas que vous aimiez ou non le marketing des comprimés naturels, mais les effets que ces vitamines et suppléments connexes ont sur votre santé à long terme.

De nombreux exemples montrent l'échec des divers compléments nutritifs à faire ce qu'on attend d'eux. En réalité, il arrive même qu'ils fassent exactement le contraire. Des études individuelles peuvent occasionnellement montrer que les compléments vitaminés ont un bienfait pour la santé statistiquement significatif à court terme (et un bienfait présumé à long terme), mais lorsqu'on évalue l'ensemble des résultats d'un grand nombre d'études, il n'y a pas de preuves, ou peu, qu'une supplémentation quotidienne en vitamines améliore la santé. Les chercheurs ont longtemps cherché, en vain et en gaspillant beaucoup d'argent, des preuves de la diminution des maladies cardio-vasculaires[7], du cancer[8] et de la mortalité totale[9] grâce à la supplémentation. Sans compter que certaines des meilleures études montrent que la supplémentation réductionniste n'est non seulement pas bénéfique, mais peut aussi être nocive. Penchons-nous maintenant sur trois des compléments les plus étudiés – la vitamine E, le bêtacarotène et les acides gras oméga-3 – pour illustrer mon propos.

La vitamine E

La vitamine E fut découverte dans les légumes verts à feuilles en 1922[10]. Depuis, différentes études ont montré qu'elle participe à de nombreuses fonctions biochimiques, laissant penser qu'elle offre de nombreux bienfaits pour la santé. En effet, plus notre taux de vitamine E dans le sang est élevé, moins on a de risques de développer un grand nombre de maladies. La vitamine E est soluble dans la graisse (et non dans l'eau), si bien qu'elle peut agir dans des environnements gras comme les membranes cellulaires, où elle protège les membranes et leurs enzymes des dégâts causés par l'oxydation[11].

Ces dernières années, la vitamine E est devenue un complément populaire et courant pour prévenir les maladies cardio-vasculaires, entre autres[12]. On se base sur cette théorie : si la vitamine E dans la nourriture est aussi importante pour la santé, alors une supplémentation en vitamine E isolée doit aussi être bénéfique. Dans le milieu de la santé naturelle, on considère les comprimés de vitamine E comme le « nutriment miracle ».

Même en théorie, cela ne tient pas debout. Premièrement, la vitamine E, comme les autres nutriments évoqués dans cet ouvrage, agit rarement, si ce n'est jamais, de manière autonome : de nombreux autres nutriments, comme le sélénium, les acides aminés soufrés et les acides gras polyinsaturés, peuvent fortement l'influencer. Sortir la vitamine E de son contexte à l'intérieur des aliments végétaux, c'est comme envoyer un général à la bataille sans ses troupes. En outre, ce que nous appelons habituellement la « vitamine E » n'est pas en réalité une seule vitamine, mais une famille de huit variétés similaires, mais légèrement différentes (qu'on appelle des « analogues »)[13]. Elles partagent de nombreuses fonctions, mais varient considérablement en puissance[14] et ne ciblent pas les mêmes tissus[15].

Le marché des compléments de vitamine E s'est emballé après qu'une étude datant de 1993 a trouvé une association entre des taux plus élevés de vitamine E dans le sang et une diminution des incidences des principales maladies coronariennes[16]. Or, cette étude avait mesuré la vitamine E présente dans les aliments, pas les compléments. Ses auteurs tiraient des plans sur la comète en concluant que des taux élevés de vitamine E dans le sang sont la cause de la bonne santé du cœur (étant donné que cette étude visait à détecter une association, pas une relation de cause à effet), et plus encore en suggérant que les « *compléments* de vitamine E réduisent peut-être les risques de maladies coronariennes ». À leur décharge, les auteurs nous mettaient en garde : d'autres essais étaient nécessaires avant de recommander une utilisation généralisée des compléments de vitamine E. Mais trop de personnes n'ont pas tenu compte de cet avertissement et ont interprété cette étude comme signifiant que la supplémentation en vitamine E prévient les maladies cardiaques.

Le battage médiatique autour de cette étude alimente l'énorme marché des compléments de vitamine E depuis vingt ans. Mais toute cette attention a aussi entraîné d'autres études, et là, c'est une tout autre histoire. Des essais randomisés contrôlés ont montré que les compléments de vitamine E ne font pas diminuer les risques de maladies cardio-vasculaires[17], de cancer[18], de diabète[19], de cataracte[20], ni de maladie pulmonaire obstructive chronique[21]. Ces résultats, plutôt convaincants, sont basés sur des études à grande échelle. La taille des études, leur ampleur (elles étudiaient plusieurs maladies), leur nombre, et les attentes contraires des chercheurs, constituent des arguments irréfutables : les compléments de vitamine E n'agissent pas comme s'y attendaient les réductionnistes, en se basant sur les bienfaits avérés des aliments contenant de la vitamine E. Bien qu'il puisse exister quelques groupes de personnes pour lesquels cette supplémentation présente des bienfaits minimes sur la santé, la grande majorité des gens n'en tire aucun avantage.

Et ce constat n'est pas assez sévère, selon des recherches récentes. Un compte rendu de plus de 70 essais randomisés, impliquant près de 300 000 sujets, a démontré que prendre des comprimés de vitamine E (ainsi que de la vitamine A et du bêtacarotène, ce que nous allons bientôt voir) était associé à une mortalité globale plus élevée[22]. C'est la vérité : non seulement la supplémentation en vitamine E ne vous rend pas en meilleure santé, mais elle peut contribuer à votre mort prématurée.

Les défenseurs de ces compléments ont répondu à ces résultats de différentes manières, plutôt attendues. Certains ont remis en cause le plan d'expérience ou l'interprétation des résultats de ces études[23] – réaction juste, et même souhaitable, entre scientifiques, dont le travail consiste à chercher des conclusions valables à partir de données imparfaites. Mais un homme de science responsable peut difficilement fermer les yeux sur les résultats de nombreuses études, de plus en plus cohérents, qui remettent en question l'utilisation de ce nutriment en complément.

D'autres chercheurs ont fait remarquer que les derniers essais avaient utilisé les quatre premiers analogues de la vitamine E (les tocophérols). Ils ont suggéré que se concentrer sur leurs frères (les tocotriénols) pourrait être une bonne idée car, dans certains systèmes, ils sont plus actifs, et censés être plus bénéfiques[24]. Mais ils oublient de dire que ces analogues peuvent aussi potentiellement faire plus de mal.

Enfin, d'autres défenseurs de la supplémentation en vitamine E ont répondu en cherchant des groupes de personnes pour lesquels les avantages pourraient l'emporter sur les risques, y compris des personnes avec diverses susceptibilités génétiques[25]. Mais cette stratégie ne tient toujours pas compte de la réelle possibilité qu'un régime AEOV puisse faire la même chose, à moindre coût et avec moins d'effets secondaires, comme l'insuffisance cardiaque[26] et la mort[27].

Il devient difficile de contester des preuves de plus en plus nombreuses : les effets bénéfiques de la vitamine E sont de toute évidence perdus lorsque cette vitamine Est ôtée de son environnement végétal d'origine et vendue en bouteille. Mais le tapage médiatique entourant ces compléments, se faisant passer pour des recherches légitimes, nous empêche de le voir.

Les oméga-3

Comme la vitamine E, les acides gras oméga-3 sont nécessaires au fonctionnement de notre corps. Comme pour tous les autres nutriments « essentiels », nous ne sommes pas en mesure de les fabriquer : nous devons donc les tirer de notre alimentation. Il existe trois types d'oméga-3 essentiels : ALA (l'acide alpha-linolénique), DHA (l'acide docosahexaénoïque) et EPA (l'acide eicosapentaénoïque) – bien que le DHA ne soit généralement pas considéré comme essentiel si on a de bonnes habitudes alimentaires, comme quand une alimentation comprend suffisamment d'oméga-3, associés aux oméga-6 et aux graisses totales. On les trouve dans certaines plantes et aussi dans certains types de poissons et d'algues comestibles.

Les oméga-3 semblent protéger notre organisme de l'inflammation : ils sont anti-inflammatoires et nous aident donc à réduire la polyarthrite rhumatoïde et les maladies cardio-vasculaires. Plusieurs petites études ont révélé que les acides gras oméga-3 amélioraient les biomarqueurs cliniques du diabète comme la tolérance au glucose[28], les triglycérides dans le sang[29] et les taux de lipoprotéines de haute densité (HDL, ou le « bon » cholestérol)[30], ce qui laisse penser que les acides gras oméga-3 protègent du diabète.

Les acides gras oméga-3 sont l'un des chouchous actuels du monde de la santé nutritionnelle dominant. Pour s'assurer qu'on en ait suffisamment, les médias nous incitent à manger beaucoup de poisson, en particulier les poissons gras comme l'anchois, le hareng, le saumon, la sardine et le thon. (Ils ne mentionnent pas souvent le fait qu'une forme d'oméga-3, ALA, qu'on trouve dans certaines graines et noix, peut être convertie dans l'organisme en d'autres formes, rendant la consommation de poisson non nécessaire.) Et, bien sûr, on nous incite également à prendre des compléments d'oméga-3.

Les fabricants de suppléments nous vendent les oméga-3 principalement sous forme d'huile de poisson en capsule. Ils affirment la « pureté » de leurs produits, en les opposant aux poissons gras qui contiennent des taux dangereusement élevés de mercure, des PCB et d'autres contaminants. Le site Internet de WebMD* va même jusqu'à déconseiller aux femmes enceintes et aux enfants de consommer de nombreuses espèces de poissons sauvages et toutes les espèces de poissons d'élevage. De fait, les compléments sembleraient être la meilleure façon de satisfaire nos besoins en ce nutriment essentiel. Mais il s'avère que ce n'est pas le cas.

Lorsque les résultats de 89 études (ça fait beaucoup d'études !) ont été résumés, il a été conclu que « les acides gras oméga-3 *n'ont pas* d'effet évident sur la mortalité totale, les maladies cardio-vasculaires et le cancer[31] ». Dans une très grande étude portant sur près de 200 000 individus sur quinze ans[32], une consommation accrue d'acides gras oméga-3 (les apports provenant principalement de poissons, mais aussi de compléments) était en réalité associée à un risque plus élevé de diabète de type 2 : plus l'apport en oméga-3 était important, plus le sujet courait le risque de développer du diabète. Au total, l'étude comportait près de 10 000 cas de diabète de type 2, et plus la consommation d'oméga-3 augmentait, plus les cas de diabète avaient tendance à augmenter : il est donc fort peu probable que cette association soit due au hasard.

Des apports plus élevés en oméga-3 font-ils réellement augmenter les risques de diabète de type 2 ? Qu'en est-il des études précédentes, plus modestes, qui suggéraient que les oméga-3 prévenaient le diabète ? Comment

* Société américaine spécialisée dans les conseils de santé (N.D.T.).

expliquer cette contradiction ? Quand on regarde ces études de près, il n'y a pas de contradiction. Les premières études, à petite échelle, étaient à court terme et n'examinaient que les biomarqueurs associés au diabète. Ce n'est pas la même chose que des résultats portant sur la survenue de la maladie. Les résultats à court terme ne sont que de petites anomalies isolées dans un océan d'événements complexes. Malgré tout, pour nous convaincre que leurs produits sont efficaces, les fabricants de compléments se fient à ces jugements hâtifs au lieu d'attendre les résultats plus significatifs des études à long terme.

Le bêtacarotène

Un exemple désormais célèbre de ce jugement précipité et inconsidéré, basé sur des effets à court terme, est l'histoire du bêtacarotène, le précurseur de la vitamine A présent dans les plantes que notre organisme convertit en « vraie » vitamine A. Le bêtacarotène est naturellement présent dans les légumes verts à feuilles et les légumes rouges, orange et jaunes vif comme les piments, les carottes et les citrouilles. Dans les années 1970, on a découvert que le bêtacarotène était un antioxydant puissant[33] qui pouvait bloquer les activités des radicaux libres dont on pensait qu'ils favorisaient la croissance du cancer[34]. Par ailleurs, les aliments riches en bêtacarotène (à savoir les fruits et légumes) étaient associés à une diminution du cancer du poumon[35]. Ensemble, ces observations semblaient indiquer que le bêtacarotène pouvait protéger du cancer du poumon, et peut-être d'autres cancers.

Toutefois, une dizaine d'années plus tard, une étude sur des fumeurs en Finlande montra que des compléments de bêtacarotène (donnés pendant six ans et demi) faisaient augmenter les décès par cancer du poumon de 46 %[36], effet considérable et statistiquement significatif. En outre, les décès d'origine cardio-vasculaire augmentèrent de 26 % pour les personnes prenant les compléments[37]. Cet effet néfaste était si remarquable que l'étude dut être arrêtée plus tôt que prévu. C'est vrai : la supplémentation en bêtacarotène faisait tellement augmenter les taux de mortalité qu'un terme fut mis à l'essai pour éviter des décès supplémentaires.

Il est intéressant de remarquer que, dans la même étude, la consommation de bêtacarotène tiré de la nourriture était associée à une diminution du risque de cancer du poumon. Cette différence était saisissante. Le bêtacarotène des aliments était associé à une diminution du cancer du poumon, mais celui des compléments à une augmentation. Ce résultat fut confirmé par d'autres études de grande ampleur[38].

Depuis, un consensus a émergé : la supplémentation en bêtacarotène ne fait pas diminuer les risques de cancer et de maladies cardio-vasculaires[39].

L'OBSTINATION DES COMPLÉMENTS

Nous avons désormais des tonnes d'études qui montrent toutes sortes de mécanismes par lesquels le bêtacarotène, la vitamine E et d'autres vitamines antioxydantes *devraient* prévenir des pathologies comme les maladies cardiaques et le cancer. Or, lorsqu'on les teste seuls (à savoir en comprimés), ce n'est pas le cas. Même si les chercheurs commencent à accepter ces résultats et ne recommandent plus les compléments de bêtacarotène, de vitamine E ou d'oméga-3, ils s'accrochent toujours obstinément à leurs vieilles convictions, affirmant que, malgré les déconvenues, nous devrions continuer à placer tous nos espoirs dans des substances chimiques isolées pour prévenir les maladies. Une telle obstination est invraisemblable !

Confrontés à des résultats de plus en plus solides et cohérents montrant que les compléments alimentaires isolés sont mauvais, l'industrie des compléments et les chercheurs qu'elle a recrutés répondent en s'enfonçant encore plus profondément dans leur trou réductionniste. Certains veulent intensifier la recherche de nouvelles substances antioxydantes dans les plantes, dans l'espoir qu'elles offriront plus d'avantages et moins d'inconvénients que celles actuellement utilisées[40]. D'autres suggèrent qu'une sélection plus personnalisée des biomarqueurs cliniques pourrait aider à découvrir de nouveaux bienfaits pour la santé aux antioxydants actuellement à l'étude. Puisque les effets antioxydants que nous étudions aujourd'hui semblent ne pas produire de résultats significatifs sur la santé, nous devrions plutôt chercher de nouveaux effets intermédiaires capables de présager de choses dont nous nous soucions, comme une réduction des maladies et une vie plus longue. Or, la raison pour laquelle nous utilisons les biomarqueurs comme de simples indicateurs de l'état de santé – car il est moins cher et plus rapide de mesurer la biochimie que de suivre des participants à une étude pendant des années pour voir ce qu'il leur arrive – est précisément la raison pour laquelle les études de biomarqueurs ne sont pas appropriées pour déterminer les effets réels d'un complément sur la santé humaine.

La réaction des chercheurs face à l'échec avéré de la vitamine E, du bêtacarotène et d'autres antioxydants isolés à améliorer la santé me démoralise. De nombreux chercheurs sont désormais au courant de l'échec de ces études[41]. Ils reconnaissent la nature complexe de l'activité antioxydante et la légitimité de plusieurs rapports montrant que la supplémentation vitaminique peut être toxique dans certaines circonstances. Mais, au lieu d'envisager de laisser tomber cette approche sans issue, il arrive que ces chercheurs présentent des détails encore plus techniques qui, ils l'espèrent, justifieront des recherches supplémentaires, encore plus complexes, sur les nutriments. Après toutes ces années et toutes ces recherches, ils ne voient toujours pas qu'il est futile de poursuivre dans cette voie : chercher de nouveaux analogues antioxydants ayant la capacité particulière de favoriser la santé est extrêmement coûteux et quasiment inutile. Un jour peut-être trouveront-ils cette aiguille dans une botte de foin – le complément réductionniste qui fait mieux que son équivalent naturel. Mais, personnellement, je ne compterais pas trop là-dessus.

Au milieu des années 1980, au moment où l'industrie des compléments alimentaires commençait à émerger, à la demande de l'Académie nationale des sciences, j'ai passé environ trois ans à témoigner devant la *Federal Trade Commission** pour déterminer si les allégations de santé en faveur de la supplémentation vitaminique étaient justifiées par les preuves qui existaient à ce moment-là. J'ai témoigné contre les allégations de santé avancées par l'industrie car, d'une part, il n'existait aucune preuve fiable, et, d'autre part, selon le point de vue que j'avais à l'époque sur la biologie, elles n'avaient aucun sens. Ce point de vue est le même que celui que je présente dans ce livre un quart de siècle plus tard : les nutriments agissent rarement, si ce n'est jamais, seuls – du moins, pas à proprement parler. Après avoir dépensé quelques centaines de milliards de dollars (venant principalement des poches des contribuables américains) pour ces recherches, on obtient enfin des preuves qui peuvent s'avérer utiles pour déplacer cette montagne.

---

* Agence indépendante du gouvernement américain, ayant pour principale mission de faire appliquer le droit à la consommation et de contrôler les pratiques commerciales anticoncurrentielles (N.D.T.).

Comprenez-moi bien : je ne suis pas en train de dire que les préparations de compléments alimentaires n'offrent pas quelques bienfaits à certaines personnes, en particulier quand la composition chimique du complément commence à s'approcher de celle des plantes entières, comme dans certains mélanges d'herbes séchées. Dans certaines conditions, ces produits peuvent être utiles, pour quelques personnes. Mais selon moi, la charge de la preuve revient à ceux qui font de telles déclarations et, par « charge de la preuve », j'entends des résultats de recherche objectifs qui réussissent l'épreuve de l'évaluation par les pairs. Il n'est pas convenable de suggérer, ni même d'insinuer, que ces « compléments naturels » sont la meilleure option en matière de santé sans dire clairement par ailleurs que la consommation quotidienne d'aliments entiers à base de plantes – d'où sont tirés ces produits – engendrera une bien meilleure santé, à moindre coût.

Le danger de notre consommation accrue de compléments dépasse ses effets néfastes avérés pour la santé. Notre histoire d'amour avec la supplémentation miracle nous fait penser qu'on est « tirés d'affaire », qu'on n'a pas besoin de manger sainement. Pourquoi manger des légumes quand on peut se goinfrer de hot dogs et de crème glacée et, si on a des problèmes, tout arranger avec un comprimé ?

La supplémentation alimentaire nous montre que l'approche réductionniste de la santé ne fonctionne pas. Même si la démarche pharmaceutique ne change pas d'un iota, les compléments, eux, semblent aujourd'hui être dans l'impasse, du moins au niveau de la recherche. Ce n'est qu'en appliquant des méthodes de recherche réductionnistes – en attribuant trop d'importance aux biomarqueurs et aux substances chimiques individuelles et en refusant de voir les vrais résultats en matière de santé – que l'industrie des compléments peut défendre son projet : des aliments réduits en poudre dans des comprimés fabriqués en usine, pour nous faire prendre le chemin de la santé.

9
La politique sociale réductionniste

Tout ce qui arrive à la terre arrive aux fils de la terre.

Seattle, chef amérindien

Jusqu'ici, dans la partie II, nous avons examiné le réductionnisme du point de vue des politiques nutritionnelle et alimentaire et avons vu qu'il influe sur notre état de santé et notre qualité de vie à travers notre alimentation. Mais notre approche réductionniste de la nutrition a également des répercussions sur d'autres aspects de notre vie. La politique sociale n'est pas mon domaine d'expertise mais, ayant appartenu à plusieurs groupes d'experts de haut niveau chargés des politiques alimentaire et sanitaire, j'ai eu l'occasion de réfléchir à l'impact probable des recommandations alimentaires sur nos pratiques sociales et culturelles. Il serait donc négligent de ma part de ne pas au moins l'évoquer brièvement ici : d'une part, le réductionnisme influe sur notre conception des problèmes sociaux et, d'autre part, les informations nutritionnelles dont nous prive le réductionnisme (à savoir les bienfaits d'une alimentation d'origine végétale par rapport à un régime riche en produits d'origine animale) ont également une influence sur le monde dans lequel nous vivons.

Quand on cherche à établir un lien entre certains de nos principaux problèmes sociaux, économiques et environnementaux, on voit clairement que la nutrition s'impose à la fois comme facteur causal et solution potentielle. Il s'avère que l'alimentation – le fait d'« absorber », littéralement, la nature ou un substitut artificiel – a des répercussions considérables sur la manière dont nous traitons le reste de la nature et les autres êtres humains.

CE QUI ARRIVE AUX FILS DE LA TERRE ARRIVE À LA TERRE

Tous les ans, le week-end du 4 juillet, Durham, ma ville d'adoption en Caroline du Nord, accueille un festival de musique et d'artisanat afin de recueillir des fonds pour préserver une rivière locale. Des groupes viennent de tout le pays pour partager leur musique dans un beau parc régional. Des marchands vendent des bijoux, des poteries et des vêtements faits à la main. Des activistes et des écologistes discourent sur l'énergie solaire, le nettoyage des rivières, l'opposition aux installations nucléaires et diverses autres causes. Toutes les serviettes, cuillères, assiettes et gobelets distribués par les vendeurs de nourriture sont 100 % biodégradables. Bref, impossible de trouver rassemblement plus soucieux de l'environnement.

À une exception près : la nourriture que les festivaliers avalent. Des beignets frits recouverts de sirop synthétique et de sucre glace. D'énormes pilons de dinde, des hamburgers, des blancs de poulet et des beignets de saucisse provenant d'élevages industriels qui injectent des hormones et des antibiotiques dans leurs produits. Des frites plongées dans des friteuses remplies d'huile de cuisson génétiquement modifiée. On sait que jeter des détritus et polluer nos rivières et nos cours d'eau est mal mais, pour une raison ou une autre, on accepte le fait de polluer notre corps, comme si ce que nous mangeons n'avait pas d'impact sur le reste de l'environnement.

Je connais de nombreux écologistes dont l'engagement est évident et louable, mais il s'arrête à leur estomac. C'est compréhensible : parmi nos « aliments » préférés (ou, plus justement, des produits ressemblant à des aliments), beaucoup sont très addictifs. Sans oublier que notre rapport à la nourriture est bien plus émotionnel que, disons, notre rapport aux ampoules à incandescence ou aux sacs en plastique. Toutefois, ces activistes clairvoyants et visionnaires portent eux aussi des œillères réductionnistes s'ils ne voient pas que leurs choix alimentaires sont au moins aussi importants – et j'avancerais même qu'ils le sont bien plus – que le recyclage ou les ampoules à économie d'énergie.

J'ai commencé ce chapitre avec une citation, attribuée au chef amérindien Seattle : « Tout ce qui arrive à la terre arrive aux fils de la terre. » Vous l'avez peut-être déjà entendue, ou quelque chose d'approchant : les écologistes s'en servent souvent pour nous rappeler qu'on ne peut pas déboiser nos forêts, polluer nos eaux et libérer des toxines dans notre air sans finir par nous faire du mal. Mais ce qui est moins évident, c'est que l'inverse est également vrai : ce que nous mangeons a un impact énorme sur notre environnement. En particulier, notre consommation élevée de produits d'origine animale contribue aux problèmes environnementaux tels que l'érosion des sols, la contamination des eaux souterraines, la déforestation, l'utilisation des combustibles fossiles et l'épuisement des grands aquifères.

Le Dr David Pimentel, l'un de mes collègues à l'université Cornell, a illustré les nombreuses manières dont notre système d'élevage gaspille de précieuses ressources et détruit l'environnement. Il estime que, à calories égales, les aliments d'origine animale requièrent environ cinq à cinquante fois plus de ressources en terres et en eau que ceux à base de plantes (en fonction de facteurs comme les différentes espèces animales ou l'alimentation des bêtes, élevées sur pâturage ou non). Dans un monde où la faim humaine est endémique, cette utilisation inefficace des ressources est une vraie tragédie.

Parmi les résultats du Dr Pimentel[1], citons :

- La production de protéines animales requiert huit fois plus de combustibles fossiles que celle des protéines végétales.
- Le cheptel américain consomme cinq fois plus de céréales (ce qui n'est pas leur alimentation naturelle) que tous les habitants du pays.
- Chaque kilo de bœuf requiert 100 000 litres d'eau pour sa production. En comparaison, un kilo de blé requiert seulement 900 litres, et un kilo de pommes de terre 500 litres.
- Un atelier parrainé par les Nations unies[2] d'environ 200 experts a conclu que 80 % de la déforestation dans les régions tropicales est imputable à la création de nouvelles terres arables, dont la grande majorité sert au pâturage et à la production de cultures fourragères.

Conclusion : nous avons tout un tas de problèmes interconnectés qui découlent tous de notre addiction à une alimentation à base de produits d'origine animale. Pour le dire simplement, notre système industriel de production animale n'est pas durable. On épuise nos ressources naturelles, comme l'eau douce et les sols sains, plus rapidement qu'elles ne se régénèrent. Et les effets collatéraux de notre économie alimentaire axée sur les protéines animales comprennent les toxines environnementales et l'empoisonnement de l'air dont nous dépendons tous pour vivre.

Ce sont de graves problèmes. Chacun d'eux mériterait qu'on lui consacre un livre entier. Et ce n'est que la partie visible de l'iceberg. Si vous désirez en savoir plus, je vous recommande chaudement l'excellent ouvrage de J. Morris Hicks, *Healthy Eating, Healthy World**. Toutefois, dans le cadre de la présente discussion, je vais me concentrer sur quatre problèmes que ni les décideurs politiques ni les médias ne considèrent en général comme étant liés à l'alimentation : deux des plus graves crises environnementales de notre époque, le réchauffement climatique et l'épuisement des ressources en eau souterraine ; et la violence et la cruauté envers deux des groupes les plus vulnérables de la planète, les animaux et les populations pauvres. Nous verrons que la pensée réductionniste nous empêche d'avancer, et qu'une approche holistique pourrait résoudre tous ces problèmes en même temps.

NOS CHOIX ALIMENTAIRES ET LE RÉCHAUFFEMENT CLIMATIQUE

Commençons par la plus importante crise écologique de notre époque : le réchauffement climatique. Quand on regarde les chiffres de près, on se rend compte que passer d'une alimentation à base de viande à une alimentation à base de plantes ferait plus pour freiner et inverser le réchauffement climatique que n'importe quelle autre initiative.

L'une des critiques sensées adressées à *Une vérité qui dérange,* le convaincant et percutant documentaire d'Al Gore, fut que ses recommandations étaient largement

* Non traduit en français (N.D.T.).

insuffisantes au vu de l'ampleur du problème. Des conseils comme remplacer nos ampoules à incandescence par des ampoules fluocompactes, baisser notre thermostat de quelques degrés ou garder nos pneus bien gonflés nous donnent bonne conscience mais ont peu d'impact, si ce n'est aucun, sur le vrai problème. Une fiche de conseils sur le site Internet ClimateCrisis.net proclame que réduire la quantité de déchets qu'on génère de 10 % peut économiser 545 kilos de dioxyde de carbone par an. Si on fait le calcul, on se rend compte que les 90 % restant de nos déchets produisent toujours près de 5 000 kg de CO_2 chaque année. Continuer à faire la même chose un peu moins intensément ne va pas inverser le réchauffement climatique, surtout que le CO_2 que nous avons déjà produit va encore retenir la chaleur dans l'atmosphère pendant des centaines d'années. C'est comme si nous étions tous à bord d'un bus qui fonce vers un précipice et que notre meilleure idée pour l'arrêter était que tous les passagers passent les bras par la fenêtre pour augmenter la résistance au vent. Quelqu'un devrait peut-être prendre la place du chauffeur et freiner un bon coup !

En 2006, l'Organisation des Nations unies pour l'alimentation et l'agriculture (FAO) a publié un rapport mettant en évidence le lien entre aliments d'origine animale et réchauffement climatique*. Son contenu est frappant, car cette organisation est principalement chargée du développement des exploitations d'élevage dans le monde entier. Ce rapport, visant à observer l'effet inverse, conclut malgré tout que l'alimentation d'origine

* H. Steinfeld, P. Gerber, T. Wassenaar, V. Castel, M. Rosales et C. de Haan, *L'Ombre portée de l'élevage : impacts environnementaux et options pour leur atténuation*, Organisation des Nations unies pour l'alimentation et l'agriculture. Rome, 2009. ftp://ftp.fao.org/docrep/fao/012/a0701f/a0701f00.pdf.

animale est responsable de 18 % des émissions de gaz à effet de serre, plus que l'industrie ou les transports. Cette information, pourtant vieille de six ans, est toujours largement méconnue.

Dans les rares occasions où la nourriture s'invite dans le débat sur le changement climatique, on évoque cette estimation de 18 %. Or, une étude plus récente conclut que l'alimentation pourrait bien plus contribuer au réchauffement climatique. Robert Goodland, l'ancien conseiller principal en environnement du président de la Banque mondiale, et Jeff Anhang, son collègue au sein du Groupe de la Banque mondiale, ont estimé que l'élevage contribue au moins à *51 %* des émissions de gaz à effet de serre.

Le gaz à effet de serre le plus connu, celui qui attire le plus l'attention des médias, des activistes et des décideurs politiques, est le CO_2. Or, le CO_2 n'est pas le seul gaz à effet de serre et, en réalité, ce n'est pas le plus susceptible d'entraîner une réduction significative. Le méthane (CH4) constitue un levier bien plus prometteur pour faire reculer le réchauffement climatique. Les molécules de méthane ont un pouvoir de réchauffement environ vingt-cinq fois supérieur à celui des molécules de dioxyde de carbone. Mais, plus important, le méthane, avec une demi-vie de sept ans dans l'atmosphère, disparaît bien plus vite que le dioxyde de carbone, qui a une demi-vie de plus d'un siècle. De fait, dès lors qu'on élimine les sources de méthane, la contribution de ce gaz à l'effet de serre commence à sérieusement diminuer. *A contrario*, même après avoir arrêté de libérer du CO_2, le gaz qui a déjà été libéré continuera à contribuer au réchauffement climatique pendant des décennies.

Quand la quantité de méthane dans l'atmosphère est mesurée sur une période de vingt et un ans, on dit que son potentiel de réchauffement global est *soixante-douze fois* plus élevé que celui du CO_2[3]. Et le méthane est en grande partie lié à l'élevage industriel. Cela signifie que réduire la consommation de viande, le principal moteur de l'industrie de l'élevage, pourrait être le moyen le plus rapide d'influer sur le réchauffement climatique. Il s'avère que nos programmes actuels de réduction, qui se concentrent sur les émissions de dioxyde de carbone, brassent en grande partie de l'air – à plus d'un titre.

Si cette nouvelle évaluation de la contribution du méthane est exacte, elle a des implications d'une importance capitale. Une chose me laisse perplexe : pourquoi si peu de personnes au sein de la communauté environnementale prêtent attention à ce problème ? Elles ne veulent pas défier l'industrie de l'élevage ? Il nous faut peut-être des bioingénieurs pour découvrir comment retenir et transformer en toute sécurité les flatulences des vaches ? À défaut, nous devrions peut-être arrêter de produire et de manger les machines qui produisent ces flatulences*.

L'ÉPUISEMENT DE L'EAU SOUTERRAINE DANS LE MIDWEST

Au moment où j'écris ces lignes, en août 2012, la plus grande partie des États-Unis est en proie à la pire sécheresse depuis plus d'un siècle. Les scientifiques peuvent débattre du lien entre cette catastrophe et le réchauffe-

* Je me dois de préciser que toutes les méthodes d'élevage ne semblent pas contribuer au réchauffement climatique. Il a été démontré que les bovins élevés au pâturage faisaient en réalité baisser les émissions de carbone en aidant à régénérer les sols et à améliorer la fertilité des herbages. ("What's Your Beef?", National Trust, http://www.nationaltrust.org.uk/servlet/file/store5/item842742/ version1/What's %20your %20beef.pdf, 2012.) Si les conclusions de cet article portant sur les effets de la viande sur la santé sont mal renseignées, les recherches sur la séquestration du carbone qu'il décrit semblent fondées sur des preuves.

ment climatique, on ne peut nier que les réserves d'eau de pluie s'épuisent, que les cultures meurent avant la germination et que de grandes quantités d'eau souterraine vont être nécessaires si notre pays veut produire suffisamment de cultures pour nourrir son peuple. Le problème, c'est que la majorité de l'eau souterraine disponible a déjà soit été utilisée par les énormes demandes de la production de bœuf (chaque kilo de bœuf, souvenez-vous, requiert 100 000 litres d'eau pour sa production), soit polluée par les effluents des élevages de bovins (d'énormes volumes d'eau coulent dans les parcs d'engraissement pour faire disparaître les quantités phénoménales de fumier).

Le grand aquifère Ogallala, qui s'étend sous huit États agricoles du Midwest (Dakota du Sud, Nebraska, Wyoming, Colorado, Kansas, Oklahoma, Nouveau-Mexique et Texas), est particulièrement menacé par l'agriculture animale. L'eau qu'il contient a été recueillie il y a dix à vingt millions d'années[4] : actuellement, on estime que son volume d'eau est égal à celui du lac Huron, le deuxième des Grands Lacs américains. Il fournit quasiment toute l'eau nécessaire aux résidents, à l'industrie et à l'agriculture de cette vaste région agricole, l'une des plus fertiles de la planète. « Plus de 90 % de l'eau pompée dans l'Ogallala irrigue au moins un cinquième de toutes les terres cultivables des États-Unis », selon un rapport majeur du *Kerr Center for Sustainable Agriculture*, une organisation à but non lucratif basée en Oklahoma[5].

Il est essentiel que la consommation d'eau ne dépasse pas la vitesse de renouvellement des nappes. Or, ce n'est pas le cas avec l'aquifère Ogallala. Les énormes besoins en eau de l'élevage le vident bien plus rapidement qu'il ne peut se remplir, au point que cette ressource millénaire a perdu environ 9 % de son eau depuis les années 1950. En d'autres termes, nous l'épuisons plus vite que la pluie ne peut le remplir – c'est le désastre environnemental assuré[6].

Et il n'y a pas que ça : l'eau de l'Ogallala est polluée par les substances chimiques utilisées pour faire pousser les cultures fourragères destinées aux animaux d'élevage[7]. Parmi celles-ci, les nitrates sont l'une des plus importantes : les nitrates sont présents dans les engrais, vendus dans le commerce, utilisés pour produire les cultures fourragères, et peuvent se révéler toxiques pour les femmes enceintes et les enfants[8]. Refuser la viande venant des élevages industriels du Midwest pourrait largement contribuer à préserver le mode de vie des milliers d'agriculteurs qui fournissent des aliments d'origine végétale à des millions d'Américains, tout en améliorant la santé de ces millions de personnes à chaque fois qu'elles consomment ces aliments.

LA CRUAUTÉ ENVERS LES ANIMAUX, LES ESSAIS SUR LES ANIMAUX ET LES ÉLEVAGES INDUSTRIELS MODERNES

Autre conséquence de la consommation d'aliments d'origine animale : la cruauté envers les animaux. Les pratiques agricoles, en améliorant la production des aliments d'origine animale, entraînent également davantage de souffrances pour les animaux.

De nombreuses personnes se tournent vers l'alimentation végétale par souci des droits des animaux. Comme vous l'avez vu dans la partie I, ce n'est pas mon cas. Même si j'adhère totalement à l'idée que les violences inutiles à l'encontre des animaux devraient être proscrites, ce sont les résultats d'expérimentations animales – détestables aux yeux de la plupart des défenseurs des droits des animaux – qui m'ont conduit là où je suis aujourd'hui et m'ont permis d'ouvrir les yeux sur le sujet.

Personnellement, je suis contre les violences inutiles de toutes sortes : la violence contre les hommes, l'environnement et les autres êtres sensibles. Honorer la vie sous toutes ses formes, voilà ma quête du Graal.

Toutefois, les violences faites aux animaux me préoccupent bien plus aujourd'hui. C'est dans une très large mesure l'émergence de pratiques d'élevage appelées *concentrated animal feeding operations* (Cafo, ou « exploitations d'engraissement des animaux confinés », terme sophistiqué pour désigner l'élevage industriel) qui m'a incité à avoir cette opinion. La principale différence entre l'élevage industriel et l'agriculture que j'ai connue enfant est d'ordre philosophique. Ma famille et moi considérions les animaux comme des êtres doués de sensations, capables de ressentir le bien-être comme la souffrance, alors que les éleveurs industriels, en vertu de leur *business model*, les voient comme de simples unités de production, quasiment inanimées, un peu comme les matières premières de n'importe quelle usine. Plus tôt dans ma carrière, à la fin des années 1960, je me rappelle parfaitement le doyen du *College of Agriculture* de Virginia Tech nous raconter, tout excité, son travail de consultant, qui donna naissance aux exploitations d'élevage qui devinrent les Cafo par la suite. C'était inévitable, étant donné que les économies d'échelle que permettaient les Cafo devenaient indispensables pour tout agriculteur qui voulait que son exploitation survive. Il nous brossa le tableau d'exploitations avancées sur le plan technologique, avec des tapis roulants délivrant aux animaux des quantités précises de nourriture optimisée sur le plan nutritionnel, des machines automatisées rationalisant la traite des vaches et des engins pour un ramassage plus efficace des œufs. Tout cela, selon lui, engendrait plus de profit pour l'agriculteur.

Les vaches sont des animaux plutôt dociles. Il est certain qu'elles ressentent et expriment des émotions.

Autrefois, elles passaient la majeure partie de leur vie (entre quinze et vingt ans) au pâturage (au printemps, en été et à l'automne) ou dans des granges au sol recouvert d'une bonne litière de paille (en hiver). Dans les élevages intensifs, les vaches laitières ne vivent que trois à quatre ans, soit le temps où leur production de lait est à leur apogée. Elles sont parquées dans des box minuscules, et ne revoient plus l'herbe verte dès qu'elles commencent à donner du lait. Je pense à cette pratique à chaque fois que je fais mon jogging dans le nord de l'État de New York. Je passe devant un énorme élevage et je vois des vaches sortir légèrement la tête du bâtiment ouvert, comme si elles mouraient d'envie de manger la bonne herbe luxuriante.

On coupe souvent la queue des jeunes vaches (pratique appelée caudectomie), ne leur laissant qu'un petit bout d'une trentaine de centimètres, pour éviter que la personne qui trait la bête ne se fasse « fouetter » par une queue dégoûtante, souvent pleine de fumier – je m'en souviens bien, croyez-moi ! Sans queue, les vaches ne peuvent plus éloigner les mouches de leur dos – c'est pour ça que les queues existent – et, si les mouches les irritent au point d'affecter leur production de lait, on les asperge de pesticides en spray, qui peuvent passer dans le lait qu'on trouve dans nos supermarchés.

On injecte à la plupart des vaches d'élevages industriels une hormone de croissance pour augmenter leur production de lait, mais cette dernière fait également augmenter la taille de leurs pis, à tel point que cela devient parfois douloureux – état physique qui encourage une inflammation : la mastite. Des antibiotiques sont alors nécessaires pour réduire les infections qui en résultent, ce qui fait augmenter la quantité d'antibiotiques, de pesticides, de sang et de bactéries dans le lait qu'on achète et boit. Le parfait cocktail pour l'homme !

Aujourd'hui, les fermes sont un monde à part – et cela ne va pas en s'arrangeant. Les poulets ne peuvent pas bouger dans leur cage : ils sont obligés de rester debout au même endroit pendant si longtemps que leurs pattes s'enroulent autour du maillage métallique au fond de leur cage, les clouant sur place. On a recours à des cycles de lumière non naturels et anormaux pour que les poules pondent plus et que le producteur gagne plus d'argent. Les truies mettent bas dans ce qu'on appelle des « stalles de gestation », où les veaux doivent téter à travers des barreaux installés exprès pour les séparer de leur mère.

Sans oublier la puanteur dans laquelle ces animaux sont forcés de passer leur vie entière. Essayez d'entrer dans un poulailler contenant des milliers d'oiseaux et vous sentirez vos yeux vous brûler et les larmes monter. Et cette odeur pestilentielle ne concerne pas que les animaux : si vous vivez près d'un élevage industriel, vous savez bien que les hommes la subissent également. Je connais l'odeur du fumier de vache – j'en ai pelleté suffisamment ! Le fumier d'aujourd'hui a une odeur âcre de médicaments, qui ne ressemble en rien à celle de ma jeunesse.

Et les animaux ne sont pas les seuls à avoir beaucoup souffert de cette transformation de l'agriculture américaine. Les exploitations familiales, comme celle où j'ai grandi, disparaissent les unes après les autres. Aujourd'hui, quand je me promène dans la campagne, je vois tellement de fermes autrefois si belles, réduites à de simples vieilles planches recouvertes de mauvaises herbes. La directive consistant à « s'agrandir ou disparaître » a mis en faillite la plupart des exploitations non industrielles. Et les subventions gouvernementales octroyées aux Cafo font oublier que ces élevages ne sont pas durables, tant sur le plan économique qu'environnemental.

Si vous pensez qu'il est naturel pour l'homme de manger des animaux, réfléchissez à la vie et à la mort des bêtes qui nous servent de nourriture : au XXIe siècle, elles n'ont plus rien de naturel.

LA PAUVRETÉ HUMAINE

Les animaux et les agriculteurs ne sont pas les seules victimes de notre alimentation à base de viande. Quand l'agriculture à petite échelle passe à l'élevage industriel dans les pays en voie de développement, les petits propriétaires terriens sont obligés de quitter les lopins de terre qui leur permettent de subsister et n'ont plus les moyens d'acheter la nourriture produite sur leurs anciennes terres.

J'ai travaillé dans plusieurs régions du monde extrêmement pauvres, où j'ai ouvert les yeux sur le lien entre la production de viande et l'asservissement économique des populations les plus pauvres et les plus vulnérables de ces régions. Je me suis rendu dans les bidonvilles de Manille et de Port-au-Prince et vu de mes propres yeux des enfants affamés mendiant de la nourriture, dans une société où l'élite mange le steak produit sur les terres volées aux pauvres. J'ai vu de vastes étendues des meilleures terres de la République dominicaine confisquées aux agriculteurs locaux pour être données à des sociétés américaines et allemandes, où elles élèvent du bétail destiné à être transformé en hamburgers bon marché dans leur pays. On m'a raconté comment la « meilleure terre » avait été « acquise » pour y élever du bétail pendant que les petits propriétaires terriens étaient forcés de s'exiler dans les montagnes, où produire de la nourriture est très difficile, voire impossible.

Les chiffres de la production industrielle de protéines animales parlent d'eux-mêmes. Dans un monde où des millions de personnes meurent de faim ou de maladies liées à la malnutrition chaque année, on s'obstine toujours, inexplicablement, à faire passer notre production végétale par les animaux avant de la considérer comme de la « nourriture », et ce malgré une inefficacité flagrante. En nourrissant des animaux élevés pour leur viande au lieu de nourrir directement les êtres humains, nous perdons plus de 90 % des calories qui pourraient être disponibles pour notre consommation. Et, comme aiment le faire remarquer les partisans du « régime pauvre en glucides », les aliments d'origine animale ne contiennent pas de glucides, or ces derniers devraient constituer environ 80 % d'une alimentation vraiment saine. Les animaux des élevages industriels sur cette planète consomment plus de calories que tous les hommes réunis, et de loin. Vu sous cet angle, le problème de la faim dans le monde semble moins relever de la production et de la distribution que des priorités personnelles.

Par ailleurs, l'agriculture et l'élevage industriels érodent les sols qu'ils utilisent : les pays pauvres n'ont donc quasiment aucune chance de se sortir de la pauvreté à l'avenir. C'est dans les pays d'Amérique latine que ce phénomène est le plus alarmant : tous les jours, les forêts tropicales sont abattues et converties en champs pour y cultiver des céréales destinées au bétail. Au bout de quelques années, le sol n'est plus fertile et le vent et la pluie se chargent d'éroder la petite couche arable qu'il reste. L'agriculture industrielle peut réussir à produire quelques récoltes de céréales supplémentaires en faisant un usage massif de pesticides et d'herbicides à base d'azote mais, après quelques dizaines d'années, il ne reste plus que de la terre stérile, un désert biologique qui mettra des millénaires à se régénérer. Bien sûr, les multinationales qui causent ces ravages n'en souffrent pas. Elles se contentent de déplacer leurs exploitations sur le prochain bout de terre fertile – tant qu'elles arrivent à en trouver. Et ce sont les agriculteurs locaux qui en font les frais.

Si résoudre le problème de la pauvreté humaine vous tient à cœur, de nombreux choix s'offrent à vous. Vous pouvez « aimer » des statuts contre la pauvreté sur Facebook. Vous pouvez faire des dons aux associations à but humanitaire auxquelles vous faites confiance. Vous pouvez signer des pétitions en ligne. Vous pouvez vous porter volontaire pour recueillir des fonds. Vous pouvez même rejoindre un groupe de défense ou un groupe de secours. Mais vous pouvez faire plus : dire « non » à ce système, qui exproprie des petits exploitants des terres qui leur permettent de subsister pour en faire des parcs d'engraissement non durables qui produisent de la viande pour nous, des bénéfices pour les riches, mais rien d'autre que la misère, l'asservissement et la famine pour les masses. Vous pouvez arrêter de consommer de la viande et des produits laitiers provenant des élevages industriels.

LE LIEN AVEC LA VIANDE

Nous avons un problème. Non, nous avons beaucoup, beaucoup de problèmes. De manière totalement irréaliste, on déplore chaque problème, un à un, voyant rarement les liens qu'ils entretiennent avec la nourriture que nous choisissons d'avaler. On crée des spécialistes pour nous aider à régler chaque problème comme s'il était le seul. De fait, on ne voit pas les liens entre eux et on ne voit pas le tout. À plusieurs reprises, j'ai été invité à parler devant des groupes environnementaux et on m'a demandé d'expliquer les liens évidents que je vois entre les problèmes environnementaux et sanitaires.

Préférer les aliments d'origine végétale à ceux d'origine animale réduit les souffrances de nombreuses manières. Cela soulage la douleur physique[9]. Cela minimise les souffrances animales, en réduisant l'élevage intensif. Cela réduit également les souffrances humaines liées à la pauvreté et à la faim dans le monde. Compte tenu de tout cela, on comprend facilement qu'investir dans des programmes qui promeuvent, distribuent et encouragent la culture d'aliments entiers d'origine végétale dans les pays pauvres serait bien plus économique et efficace que les tentatives réductionnistes consistant à résoudre tous ces problèmes séparément, comme s'ils n'avaient rien à voir les uns avec les autres.

Les problèmes auxquels nous sommes confrontés sont bien plus connectés que déconnectés. Pensez à la manière dont les galaxies sont constituées d'amas d'étoiles, liées entre elles par la gravitation. Ces problèmes sociaux forment de tels amas, si ce n'est que la force gravitationnelle qui les lie est la nourriture que nous choisissons de manger.

Bien sûr, consommer des aliments entiers d'origine végétale ne résoudra pas tous ces problèmes dans les mêmes proportions. Mais, dans le cadre de cette discussion, ces proportions sont moins importantes que le fait que nous pouvons influer sur tous ces problèmes de manière positive en faisant une seule et même chose : mieux manger. Il n'existe aucune stratégie alimentaire ni aucun mode de vie plus global et efficace pour réduire et éliminer ces problèmes que la consommation quotidienne d'aliments entiers d'origine végétale.

Nous échouons à résoudre ces problèmes (et la crise sanitaire) car nous sommes incapables, nous refusons de voir le contexte plus large dans lequel ils s'inscrivent – et ce à cause du paradigme actuel. Plus je réfléchis à la signification des paradigmes et à notre incapacité à les reconnaître, plus je me rends compte du contrôle subtil mais puissant qu'ils exercent sur notre pensée. Plus je réfléchis au rôle que joue le réductionnisme à l'intérieur de ces paradigmes, plus je me rends compte qu'il dissimule les paradigmes et leurs limites. La prison mentale réductionniste nous empêche d'accomplir de grandes choses pour nous-mêmes, pour les autres, et pour le reste de la vie sensible sur terre. Nous devons apprendre à chercher les réseaux naturels qui lient entre eux de nombreux événements et activités sans lien apparent. Ce n'est qu'en faisant cela que nous trouverons enfin les réponses qui nous échappent – qu'elles mettent fin au réchauffement climatique, à la faim dans le monde ou aux problèmes de santé les plus inquiétants de notre société de manière efficace et humaine.

Partie III

LE POUVOIR SUBTIL ET SES TENANTS

Comme nous l'avons vu dans la partie II, le paradigme réductionniste est une prison mentale qui empêche les esprits les plus honnêtes et brillants du monde scientifique, du gouvernement et de l'industrie de résoudre certains de nos problèmes les plus sérieux. Plus grave, le réductionnisme est même responsable de nombre d'entre eux, et les exacerbe. Bref, la science réductionniste n'améliore pas notre santé.

Si on regarde de près la prison du paradigme réductionniste, on se rend compte que la porte de notre cellule n'a pas de serrure. On est libres de sortir quand ça nous chante et d'embrasser une vision holistique du monde. Tout au long de l'histoire, des paradigmes ont vu le jour et exercé leur influence, puis ont disparu, pour être remplacés par d'autres paradigmes qui saisissaient mieux la réalité et étaient plus favorables au bien commun. Nous avons les preuves que le paradigme réductionniste dominant est erroné (ironie de la chose, c'est la science réductionniste qui nous fournit en grande partie ces preuves). Alors, pourquoi ne franchit-on pas cette porte ? Réponse : car les informations sanitaires sont contrôlées, depuis longtemps, par des intérêts qui se moquent du bien commun – des industries qui se soucient bien plus de leur porte-monnaie que de notre santé. Et ces industries se sentent menacées par la possibilité que l'alimentation végétale devienne dominante.

Dans les chapitres qui suivent, nous allons passer en revue les différents groupes et forces qui exercent ce contrôle. Tout d'abord, les évidences : les industries pharmaceutique, médicale et alimentaire, qui recherchent ouvertement le profit. Mais nous prêterons également attention à ceux qui sont sous l'emprise de ce pouvoir subtil et se plient à ses quatre volontés. Nous verrons que mon propre domaine de recherche universitaire est compromis, car on nous incite à poursuivre des recherches réductionnistes qui n'ont aucune utilité sur les plans social et sanitaire. Nous prendrons l'exemple d'un média qui n'y connaît rien en science, mais rapporte consciencieusement la ligne du parti : les effets limités, ou inexistants, de la nutrition sur la santé. Nous observerons un gouvernement esclave de lobbyistes choisis et corrompus par l'industrie. Enfin, nous découvrirons la face cachée, sordide, d'organismes de collecte de fonds, comme la Société américaine du cancer (*American Cancer Society*, ou ACS), et d'organismes professionnels comme l'Académie américaine de nutrition et de diététique (*Academy of Nutrition and Dietetics*, ou AND).

1

Comprendre le système

La chose la plus risquée que nous pouvons faire est de simplement maintenir le statu quo.

Bob Iger

Vers la fin de ma carrière dans la recherche, je pensais naïvement que le simple fait d'exposer les bienfaits avérés du régime AEOV suffirait à influencer mes confrères, les décideurs politiques, les journalistes et le monde des affaires. J'avais une foi absolue dans le principe d'évolution : j'étais persuadé qu'une fois que les gens sauraient la vérité (et, plus important, en auraient fait eux-mêmes l'expérience), le changement s'imposerait de lui-même.

Quand j'y repense, j'étais d'une naïveté confondante. À cet égard, je n'étais pas plus à même de discerner la vérité que mes collègues réductionnistes. J'avais beau voir que les hommes sont avides et s'accrochent désespérément au pouvoir, je continuais à croire qu'exposer les faits serait suffisant. Qu'un jour, le poids de la preuve serait irréfutable, accablant, et que même l'AND et l'ACS (organisations qui, dans mon esprit, sont plus ou moins la même chose !) seraient obligées de s'incliner devant la vérité et de reconnaître que la nutrition à base de plantes est la pierre angulaire d'une vie, d'une société et d'une planète saines. Que les scientifiques parleraient d'une même voix pour préconiser une alimentation saine et des politiques sociales qui permettraient à tous d'y prendre part. Que les journalistes relaieraient cette très bonne nouvelle et mettraient leur talent au service du changement. Que les représentants du gouvernement s'empresseraient de repenser leurs subventions et d'abandonner celles accordées aux aliments dangereux, et créeraient des recommandations et des programmes nutritionnels susceptibles de réduire les coûts de santé de 70 à 90 % en seulement quelques années. Et que les dirigeants de l'industrie, tout comme les entrepreneurs visionnaires, fonderaient la politique alimentaire de leurs cafétérias et leurs régimes d'assurance-maladie sur la nutrition à base de plantes afin de maintenir un avantage concurrentiel : leurs employés, heureux et en bonne santé, seraient plus productifs et resteraient fidèles à l'entreprise.

Mais rien de tout cela ne s'est produit – en dépit de tous les éléments de preuves en faveur d'une alimentation d'origine végétale. La nutrition à base de plantes comme solution pour réduire les taux de maladie, l'obésité et les coûts de santé exorbitants de notre système de santé est toujours marginalisée, et même dénigrée. Les journalistes clament que la thérapie génique nous mettra sur la voie de la rédemption, mais taisent le fait que nous gagnerions à manger plus de végétaux et moins de viande et de produits transformés. Les lobbyistes qui représentent les produits laitiers, la viande, le sucre et les autres produits transformés se chargent d'écrire les réglementations gouvernementales et contrôlent en grande partie les messages nutritionnels. Nos programmes de repas scolaires soulignent le manque d'engagement du gouvernement pour inculquer des habitudes alimentaires saines à la population. Et certaines entreprises ont répondu à la crise des coûts de santé en réduisant leurs polices d'assurance-maladie et en sous-traitant, au lieu de s'attaquer à sa cause profonde.

Je ne suis pas en train de décrire un complot maléfique visant à nous cacher la vérité au sujet de l'alimentation végétale. De nombreux protagonistes que j'ai critiqués croient sincèrement au bien-fondé de leurs relations publiques. La plupart des éleveurs de bovins, des producteurs de lait et des fabricants de sirop de glucose-fructose sont persuadés qu'ils procurent des calories de qualité supérieure à un monde affamé. Le lien entre nutrition et santé échappe à de nombreux hommes de science, tout comme au public. Les journalistes rapportent souvent les résultats des études réductionnistes en pensant sincèrement décrire toute la réalité, alors qu'il ne s'agit que d'une infime partie, trompeuse et sortie de son contexte. Et de nombreux représentants du gouvernement, qui reconnaissent en privé les bienfaits considérables de l'alimentation végétale, pensent que promouvoir cette idée serait mauvais pour leur carrière politique, au vu de la vive opposition de l'industrie, riche à millions.

Le problème, ce n'est pas que les hommes sont mauvais. C'est le système qui est mauvais. J'ai consacré ma carrière à la recherche universitaire et professionnelle et, comme la majorité de mes collègues, je suis très fier de la respectabilité, de l'objectivité et de la tradition démocratique de mon institution. Je pensais avoir rencontré ces qualités à de nombreuses reprises au cours de ma carrière. Mais c'était avant de réaliser que je vivais dans un cocon, inconscient de la manière subtile dont les intérêts financiers influent sur tous les aspects du progrès scientifique, et au-delà.

Les systèmes sont résilients. Je l'ai appris à mes dépens, après avoir passé des années à faire part des meilleures informations scientifiques aux décideurs politiques, aux hommes et femmes d'affaires, et aux consommateurs, sans avoir beaucoup d'impact sur l'ensemble du système. Vous aurez beau modifier tous les détails – rectifier la pratique scientifique autant que vous le voudrez –, l'objectif restera le même, et le système continuera de produire les mêmes résultats. En toute logique, l'objectif d'un système de soins de santé devrait être la santé. C'est l'objectif affiché du nôtre en tout cas. Mais ce n'est pas son objectif réel. Comme pour tout système, pour découvrir cet objectif, il faut observer ce qu'il accomplit, et non ce qu'il prétend faire.

Si l'objectif de notre système de santé était la santé, il agirait de manière à la promouvoir. Il pourrait sembler bancal, mauvais et lent, mais les liens construits à l'intérieur de ce système privilégieraient des méthodes, des technologies et des interventions qui nous rapprocheraient inexorablement de la santé, et ce durant toute notre vie. De toute évidence, ce n'est pas le cas actuellement. L'objectif de notre système de santé n'est pas la santé : ce sont des bénéfices pour quelques industries, au détriment du bien public.

C'est la vérité : le profit est l'objectif central de notre système de soins de santé, et cela le fausse entièrement.

UN SYSTÈME DE SOINS DE SANTÉ HYPOTHÉTIQUE

Quand j'utilise l'expression « système de soins de santé », je ne parle pas seulement des médecins, infirmières, hôpitaux, médicaments et instruments chirurgicaux. Je parle de tout ce qui affecte la santé dans notre société, de nos politiques agricoles aux programmes de repas scolaires, en passant par les lois relatives à la pollution, la sensibilisation du public à la nutrition, les priorités de financement de la recherche scientifique, le port obligatoire de la ceinture de sécurité, et ainsi de suite. Ce système peut sembler incroyablement complexe et difficile à gérer et à restructurer, et, sans vision d'ensemble, il l'est. Mais imaginons un système hypothétique dans lequel l'objectif premier serait une meilleure santé publique. Dans un tel système, tous les éléments et politiques tendraient à produire de meilleurs résultats de santé.

Comme j'ai été formé en biochimie nutritionnelle, j'envisage souvent le monde du point de vue des substances. La « substance » autour de laquelle toute société moderne saine est organisée, c'est l'information – dans le cas présent, les informations sur notre santé, le produit de la science que les individus, les gouvernements, les organisations à but non lucratif, les entreprises commerciales et les médias consomment. La figure 13.1 montre de manière simplifiée comment les informations nutritionnelles circuleraient dans un système de soins de santé idéal.

Dans une société idéale, le « cycle de l'information » serait motivé par l'objectif suivant : permettre à tous, à tous les niveaux de la société, de jouir d'une vie saine. C'est cet objectif qui déterminerait le principal apport au cycle de l'information : des questions importantes pour la santé publique et pour lesquelles des recherches seraient utiles. Les scientifiques les aborderaient avec curiosité et enthousiasme, collaborant ou rivalisant pour proposer les plans d'étude les plus créatifs, convaincants et pertinents. Différentes études seraient menées, des plus réductionnistes aux plus holistiques : elles engendreraient de nouvelles questions et des controverses. Des éléments de preuve finiraient par s'accumuler : un modèle fondé sur le « poids de la preuve » émergerait alors, qu'on testerait par sa capacité à prévoir de futurs résultats de santé. Ce ne serait pas la « vérité » – la science ne l'est jamais – mais cela s'en rapprocherait le plus possible.

Ce poids de la preuve serait alors communiqué au reste de la société. Les médias – les revues professionnelles comme les organismes de médias publics tels que les journaux – en feraient part au peuple, qui pourrait en tenir compte pour ses choix de vie individuels. Le gouvernement créerait une politique publique fondée sur ce poids de la preuve, et conçue pour promouvoir le bien-être général. Ce serait là les deux principales sources d'information de santé publique. Le rôle de l'industrie serait de créer des produits et services de santé fondés sur ces preuves, puisque les choses qui fonctionnent le mieux ont tendance à bien se vendre. Les entreprises rivaliseraient donc pour innover et commercialiser de nouveaux produits et services qui amélioreraient la santé publique. Et les activités philanthropiques et commerciales des organismes professionnels et de collecte de fonds seraient elles aussi basées sur le poids de la preuve : elles viseraient à en faire la promotion et à l'exploiter, pour le bien de la communauté. Cela entraînerait de meilleurs résultats de santé, ce qui nous conduirait aux prochaines séries de questions importantes en nous montrant où approfondir les recherches, dans une quête permanente, sans fin, de la meilleure santé possible.

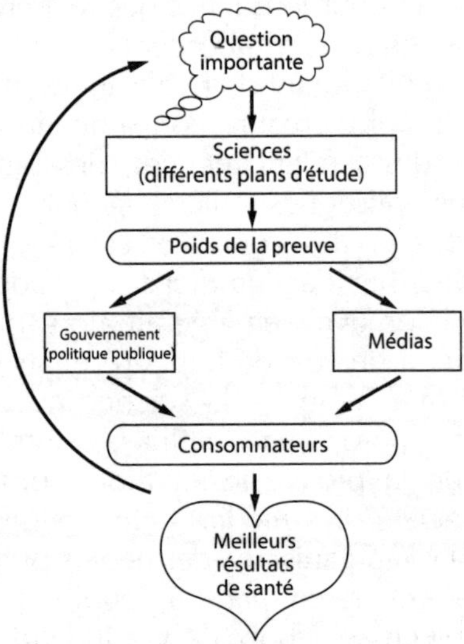

Figure 13.1. Système de santé hypothétique idéal

Si le monde dans lequel nous vivons ressemblait à ce schéma, tout irait pour le mieux. Malheureusement, ce modèle idéalisé de société, dont l'objectif principal est une meilleure santé pour ses membres, est très éloigné de notre système actuel et de son mode de fonctionnement.

NOTRE SYSTÈME DE SOINS DE SANTÉ ACTUEL

Jetons maintenant un œil à la réalité – à la manière dont les « informations » circulent dans notre système de soins de santé, comme le montre la figure 13.2. Ce système n'est pas au service de la santé, mais du profit.

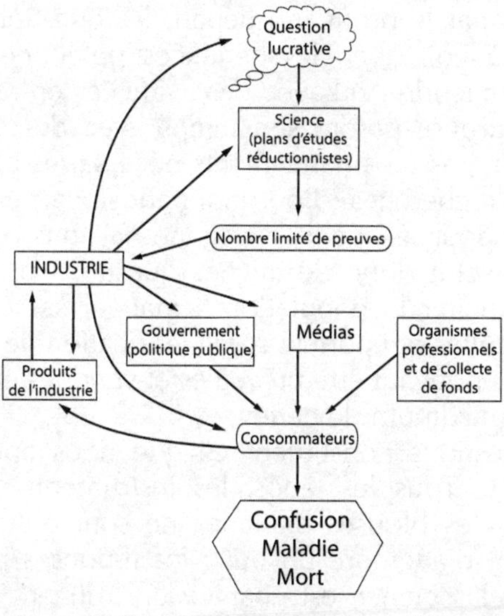

Figure 13.2. Notre système de santé actuel

Quand l'objectif du cycle d'information est le profit (et non plus la santé), tout est faussé. La science, qui produit l'information à partir des matières premières (la curiosité et le financement), crée une culture de recherche unique : des études réductionnistes qui cherchent le profit, non la santé. Le résultat de ces recherches (un nombre limité de preuves qui exclut les solutions holistiques, simples et efficaces) prend alors la forme d'une multitude de solutions temporaires et partielles, qui finissent par empirer la situation. Tout comme une alimentation constituée d'aliments transformés, sans nutriments, ne peut pas être métabolisée pour un bon fonctionnement de l'organisme, un cycle d'information transformé, dépourvu de bon sens, ne peut pas être « métabolisé » en politiques sociales judicieuses, compatissantes et efficaces.

Voilà comment fonctionne notre cycle d'information, corrompu par le profit. Au départ, les questions posées ont plus à voir avec les bénéfices potentiels qu'elles peuvent engendrer qu'avec des avancées en matière de santé. Pourquoi perdre son temps avec des sujets qui n'attireront pas les financements nécessaires pour poursuivre les recherches ? Pourquoi bâtir sa carrière sur des questions pour lesquelles personne ne nous paiera ? Le système exclut donc de fait les questions qui permettraient d'inciter la population à manger sainement, au profit de celles qui portent sur la fabrication de pilules et de potions pouvant être brevetées et vendues en engrangeant un maximum de bénéfices.

Ces questions constituent ce que nous appelons la « science ». Tous les labos, les instruments, les tubes à essai et les blouses blanches ne sont qu'un moyen permettant d'atteindre un but : les réponses aux questions que la science est chargée de trouver. Toutefois, contrairement à un cycle d'information sain, la science n'examine pas les questions en se servant de toutes les méthodes d'étude qu'elle a à sa disposition. Elle se limite à des plans d'étude extrêmement réductionnistes, qu'on juge être les seuls capables de recueillir des preuves. Comme par hasard, ce sont les plus adaptés aux tests de médicaments, et les moins appropriés à la complexité biologique et à un changement de comportement. Bien sûr, ce système restreint produit un nombre très limité de preuves, qu'on rapporte et vend comme la « vérité ». Or, elles ne sont en réalité qu'un fragment d'expérience extrêmement circonscrit, qui reflète une série de questions encore plus circonscrite, posées par des personnes ayant des motivations cachées. Ces preuves sont destinées d'une part aux médias (qui appartiennent à l'industrie et/ou sont financés par les publicités de l'industrie) et, d'autre part, aux personnes au sein du gouvernement et des think tanks privés qui évaluent leurs répercussions sur la santé publique et recommandent les politiques pour les mettre à profit. Or, la manière dont ils reçoivent et utilisent ces preuves est en grande partie influencée par l'industrie.

L'industrie se sert de ce nombre limité de preuves – ou, du moins, de celles auxquelles le public semble être réceptif – pour créer de nouveaux produits (dont des biens et des services), puis faire pression pour que le gouvernement déclare que ces derniers constituent « la norme de soins ». On impose les procédures et les médicaments ainsi répertoriés aux médecins et aux hôpitaux, qui craignent qu'on les poursuive en justice s'ils s'écartent de ces traitements. L'industrie fournit des communiqués de presse à des médias en général peu critiques, qui ne soulignent que les données en faveur de l'utilisation de ces produits. Et l'industrie déforme encore un peu plus encore les faits en les présentant au public sous forme de publicités, dans lesquelles les rares bienfaits sont montés en épingle, et les énormes effets secondaires apparaissent en petits caractères ou sont expédiés en quatrième vitesse par une voix off.

Au bout du compte, les éléments de preuve sont filtrés, faussés et présentés comme ayant plus d'ampleur et d'importance qu'en réalité. Toutes les informations qui contredisent ce discours sont minimisées ou mises en doute. Intentionnellement ou non, cela aide l'industrie à vendre plus, qu'il s'agisse de médicaments, de procédures, de nutraceutiques, de compléments, de semelles pour chaussures de course hors de prix ou de régimes en bouteille. Quant aux conseils santé qu'on nous donne, ce sont des messages comme : « Mangez des produits laitiers pour le calcium et éviter l'ostéoporose », ou : « Si votre taux de cholestérol est élevé, prenez des statines. »

Munis de ces informations, des groupes de défense – des groupes d'intérêt professionnels et des organismes de collecte de fonds – mobilisent le soutien du public, recueillent des fonds et les allouent aux activités scientifiques. À cause des limites de la science sur laquelle ils s'appuient, leurs donations vont à ceux qui cherchent des remèdes miracles contre les maladies qui les intéressent. Les groupes de défense influencent également les politiques gouvernementales par leurs relations publiques et le lobbying : quel politicien voudrait qu'on l'accuse d'être « favorable au cancer » parce qu'il ne se plie pas aux désirs de la Société américaine du cancer ?

Ce que tout cela signifie, c'est que nos choix ne sont pas libres dans le système actuel : ils sont contraints. On ne fait que choisir entre des « remèdes » miracles, tout aussi inefficaces les uns que les autres. On achète ce qu'on nous vend, on part en croisade contre la maladie, on suit les conseils santé dominants (car les ignorer semble stupide et risqué), et on consacre du temps, de l'argent et de l'énergie à notre association préférée. Tout ça pour atteindre une meilleure santé pour nous et les autres, alors que cela ne fait qu'engendrer plus de confusion, de maladies et de décès prématurés, tout en remplissant les poches de ceux qui contrôlent et dirigent ce système. Et, quand on y regarde de près, on comprend que ce sont les consommateurs, en achetant aveuglément des produits créés par une industrie obsédée par le profit, qui financent ce désastre. Voilà pourquoi l'une des choses les plus importantes que nous pouvons faire est d'améliorer notre alimentation et notre santé : nous pouvons « voter avec notre argent » contre ce système, en choisissant de ne pas y participer. Moins nous achetons, moins l'industrie a d'argent à disposition pour fausser la recherche scientifique et la politique gouvernementale.

Je me dois de souligner que ces résultats négatifs ne sont pas l'objectif du système actuel. Ce ne sont que les effets collatéraux inévitables de son objectif principal : toujours plus de profit pour les quelques industries dont les activités constituent et maintiennent le système. Comme je l'ai dit, les individus qui le composent n'ont pas de mauvaises intentions ; au contraire, la plupart des personnes qui contribuent à ce désastre pensent sincèrement bien faire. Elles participent à la guerre contre le cancer. Elles percent les secrets de nos gènes. Elles mettent les nutriments censés être essentiels dans des pilules et des aliments. Elles font des découvertes capitales en techniques chirurgicales. Elles font baisser le prix des calories pour les plus pauvres. Elles produisent plus efficacement des protéines animales. Elles font part des nouvelles découvertes à un public avide de conseils pour maigrir et être en bonne santé. Pourtant, ces merveilleuses intentions finissent par engendrer toujours plus de profits et de maladies.

Comprenez-moi bien : je ne suis pas en train de plaider contre le capitalisme, le libre marché ou le profit. Il est naturel que tous les éléments d'un système fassent ce qu'ils peuvent pour survivre et prospérer. En réalité, cette motivation collective est le fondement de la stabilité et de la résilience du système entier. Les forêts peuvent durer une éternité (tant que les hommes ne les coupent pas), non pas parce que tous les organismes qu'elles abritent sont désintéressés et « bons » les uns envers les autres, mais parce que chacun fait ce qu'il a à faire, tout en contribuant au bien-être des autres éléments. L'objectif du système qu'on nomme « forêt » est d'avoir la plus grande biomasse et la plus grande biodiversité possible : ses acteurs qui vont dans ce sens sont donc récompensés en conséquence. Les arbres qui perdent leurs feuilles sont récompensés par la décomposition : ces feuilles sont transformées en substances nutritives qui finissent par retourner aux arbres. Les oiseaux qui excrètent des déchets azotés dans le sol sont récompensés par une récolte exceptionnelle de vers de terre : c'est grâce à cet azote que ces derniers vivent et grossissent sous les tapis de feuilles mortes. Et ainsi de suite. Dans le cas de notre système de santé, le problème n'est pas le comportement intéressé des éléments individuels. Non, le problème est de savoir quels comportements un tel système (dont l'objectif est le profit, non la santé) récompense, et lesquels il punit. Le problème n'est pas inhérent au libre marché : c'est plutôt le résultat d'un marché en proie à ses acteurs les plus puissants, souvent avec la complicité d'un gouvernement très éloigné du peuple qu'il est censé servir.

Les systèmes se renforcent d'eux-mêmes ; si ce n'était pas le cas, ils ne perdureraient pas. Le fonctionnement de notre système de santé engendre des forces puissantes, qui recherchent le profit au détriment de la santé. Il génère également d'autres forces tout aussi puissantes, qui maintiennent le système en place, lui permettant de résister à toutes les données scientifiques qui montrent qu'on pourrait avoir un système meilleur, moins coûteux et plus efficace. Mais les systèmes s'effondrent quand leurs ressources ne leur permettent plus de maintenir leurs objectifs. C'est ce qui se passe aujourd'hui : les coûts exorbitants de notre système de santé, aussi bien économiques que sanitaires, menacent de détruire notre société.

Dans un système qui se soucierait plus du bien-être de la population que du profit de quelques-uns, les entreprises comme les individus pourraient toujours faire fortune, tout comme les chênes et les noyers blancs sont les arbres les plus majestueux de la forêt. Ils le feraient simplement d'une manière durable, car les autres éléments du système s'épanouiraient eux aussi.

LE LIEN ENTRE RÉDUCTIONNISME ET PROFIT

Avant d'expliquer en quoi cette recherche du profit affecte notre système de santé, il est important de comprendre pourquoi. Pourquoi la science, la médecine et l'alimentation réductionnistes sont-elles infiniment plus lucratives que leurs équivalents holistiques ? Après tout, une bonne santé n'est-elle pas meilleure pour l'économie qu'une mauvaise ? Les personnes en bonne santé sont plus productives au travail et ont plus envie de consommer et de profiter des bonnes choses de la vie. Ne devrait-on pas évaluer notre économie en fonction de sa contribution au bien-être de tous ?

Le réductionnisme va de pair avec l'optimisation des profits des entreprises car, en résolvant les problèmes actuels, il en crée de nouveaux. Chacun de ces nouveaux problèmes, bien que très coûteux pour l'ensemble de la société, ouvre de nouvelles perspectives économiques pour quelques industries.

En outre, les solutions réductionnistes sont plus faciles à commercialiser. Pour n'importe quel problème, figurez-vous un continuum de solutions potentielles, avec des solutions « magiques » d'un côté, et des solutions « réalistes » de l'autre (comme le montre la figure 13.3).

Magique	Réaliste
Instantanée Facile Infaillible	Prend du temps Demande des efforts Complexe

Figure 13.3. Solutions magiques contre solutions réalistes aux problèmes de santé

La solution « magique », décrite comme instantanée, facile et infaillible, est bien plus séduisante qu'une solution réaliste, qui prend du temps, demande des efforts et est complexe à mettre en place. Vous remarquerez que la plupart des publicités tendent à privilégier les solutions magiques. Des astuces pour perdre du poids aux services financiers, en passant par les produits de ménage et les cosmétiques, plus le produit est « magique », plus il est facile à vendre et plus on a envie de l'acheter. Cela peut engendrer des bénéfices exceptionnels pour la personne qui détient la propriété intellectuelle de cette solution miracle car, bien sûr, ces solutions réductionnistes simples peuvent être brevetées (et donc possédées), là où les autres ne le peuvent pas.

Il est bien plus facile de décrire les solutions réductionnistes comme magiques, car elles sont formulées pour répondre à un aspect circonscrit d'un problème. Vous avez peur de faire une crise cardiaque ? Eh bien, il vous suffit d'avaler quelques capsules d'oméga-3 par jour. Cela ne prend que quelques secondes et c'est simple comme, eh bien… avaler une capsule ! Vous avez du diabète ? Voici un stylo injecteur d'insuline muni d'un affichage numérique pour que vous n'ayez jamais à vous soucier de l'heure ni de la dose administrée – ni d'améliorer votre alimentation. Vous êtes en surpoids ? Buvez un milk-shake coupe-faim, ou faites-vous poser un anneau gastrique de façon à ne plus pouvoir vous suralimenter ni supporter les aliments riches.

Les solutions magiques fonctionnent en s'attaquant aux symptômes, pas aux causes. Les symptômes peuvent être gérés et disparaître assez rapidement, alors que les causes demandent beaucoup d'efforts, et donc plus de temps. Traiter temporairement un symptôme isolé est assez simple. Les causes sont plus complexes : elles nécessitent un plus grand engagement et une responsabilisation de la personne qui présente un problème.

Examinons maintenant la solution holistique aux maladies cardio-vasculaires, au diabète et au surpoids : une alimentation AEOV. Elle agit en supprimant la cause sous-jacente : les efforts que doit faire notre corps pour supporter une alimentation riche en produits transformés et d'origine animale. Et, bien qu'un régime AEOV *agisse* aussi rapidement (ou plus) qu'un médicament, une piqûre ou une intervention chirurgicale, il demande un entretien constant ; les interventions réductionnistes sont bien plus faciles à mettre en pratique. Changer son mode de vie peut représenter un véritable défi. Il faut être prêt à s'impliquer, à se responsabiliser, à s'ouvrir à de nouvelles expériences, et à acquérir de nouvelles habitudes et aptitudes.

Dans notre monde superficiel, avec notre mode de vie effréné et notre économie fondée sur la publicité, la solution miracle du réductionnisme (qui n'est pourtant que du rafistolage) est bien plus facile à vendre que la solution holistique, globale et de longue haleine. Les solutions réductionnistes créent de nouveaux besoins : des produits et des services, tels que des médicaments et d'autres traitements pour gérer les effets secondaires de la solution de départ et faire disparaître les autres symptômes liés au régime standard américain, ainsi que des interventions chirurgicales d'urgence quand la solution de départ échoue. Que du bonus pour les industries !

Encore plus d'argent pour s'assurer qu'elles continueront à augmenter leur capital à l'avenir. En un mot, les industries ont du *pouvoir*.

LE POUVOIR SUBTIL

Si on s'imagine une personne qui abuse de son pouvoir, on pense à la figure du méchant dans les films hollywoodiens : le banquier Henry F. Potter dans *La vie est belle*, Dark Vador dans *Star Wars*, l'infirmière Ratched dans *Vol au-dessus d'un nid de coucou*, pour n'en citer que quelques-uns, dont les actes abominables effraient et paralysent des populations entières. Ces archétypes de méchants ont recours à la violence, aux menaces et à la ruse pour créer des environnements dans lesquels ils jouissent de leur pouvoir en toute impunité et deviennent quasiment tout-puissants. Quand quelqu'un a ouvertement recours à ce genre de stratégie, on le remarque. On peut également utiliser l'argent de cette manière, quand on soudoie un responsable public pour qu'il ferme les yeux quand on enfreint la loi, ou qu'on paie des malfrats pour faire taire nos adversaires. Mais il existe une autre forme de pouvoir, que j'appelle le « pouvoir subtil » : un pouvoir exercé avec une telle finesse et une telle efficacité que son influence et son origine sont pratiquement imperceptibles.

À titre d'exemple, demandons-nous pourquoi des millions d'enfants américains boivent du lait à la place de l'eau à l'école. Cela présente deux énormes avantages pour l'industrie laitière : des bénéfices considérables, et un moyen de sensibiliser les enfants aux bienfaits supposés du lait dès leur plus jeune âge. De toute évidence, l'industrie du lait ne poste pas de sentinelle armée à l'entrée de chaque école pour forcer la direction à acheter du lait, les employés de la cafétéria à le servir, et les enfants à le boire. Elle n'a pas à le faire : l'influence subtile qu'elle exerce est plus efficace qu'un passage en force.

Premièrement, l'industrie du lait a dépensé énormément d'argent ces soixante dernières années pour faire pression sur le gouvernement et l'amener à promouvoir les produits laitiers comme l'une des pierres angulaires d'une bonne nutrition. Quand les directeurs d'établissement actuels étaient enfants, l'école leur a inculqué que les produits laitiers étaient l'un des quatre « groupes alimentaires fondamentaux ». L'argent que l'industrie dépense pour acheter de l'influence politique sert aussi à financer les politiques agricoles gouvernementales qui subventionnent en grande partie la production de lait. Pour que les écoles profitent du programme national des repas scolaires et de ses subventions, elles sont obligées de proposer du lait à la cantine. Les autorités fédérales n'exigent pas que les enfants *boivent* le lait, mais elles n'ont pas à le faire. Les autorités scolaires s'en chargent. Elles ont été bien coachées : le lait est indispensable pour avoir de bons os et de bonnes dents. Le lobby du lait a également réussi à pousser le gouvernement à acheter des milliards de litres de lait pour d'autres programmes fédéraux, tels que les prisons, les hôpitaux pour anciens combattants et l'armée. Quand je vous disais que le public était prisonnier !

En plus du pouvoir subtil qu'elle exerce sur notre appareil politique, l'industrie laitière consacre des millions de dollars chaque année à la publicité, pour vendre les prétendus bienfaits du lait aux consommateurs. Ce discours nous est servi depuis si longtemps qu'on ne se rend même plus compte qu'il s'agit de publicité payée, d'une tactique commerciale, et non d'un message d'intérêt public. La plupart d'entre nous se contentent d'accepter que le lait est bon pour la santé. Et la célèbre campagne publicitaire « Got Milk ? » met en scène des personnages populaires pour convaincre les plus jeunes que le lait rend mince, riche, sexy et en bonne santé.

Les intérêts laitiers versent également de coquettes sommes d'argent à différentes organisations à but non lucratif ayant trait à la santé, influençant les déclarations publiques que ces dernières font sur les bienfaits des produits laitiers, qui sont très écoutées. Ces associations doivent faire des pieds et des mains pour obtenir des financements : elles subissent donc des pressions pour ne pas contrarier leurs généreux donateurs. Ces intérêts financent également des travaux universitaires qui passent pour de la « recherche » : des études qui partent du postulat que le lait a des bienfaits pour la santé, puis trouvent des moyens de plus en plus créatifs et malhonnêtes de « prouver » ces bienfaits. Les médias grand public, dans la mesure où ils sont financés par la campagne « Got Milk ? » et d'autres publicités de l'industrie laitière, ignorent, ne rapportent pas ou remettent en question les tonnes d'études qui montrent que le lait et les autres produits laitiers ne sont absolument pas « bons pour le corps ». À l'heure du numérique, la presse écrite et les informations télévisées se démènent pour se maintenir à flot, et cèdent plus facilement à la pression qu'exerce subtilement l'industrie laitière pour qu'elles privilégient leur version des faits.

Voilà pourquoi les directeurs d'école ont toutes les raisons d'acheter d'énormes quantités de lait. Il ne coûte pas cher (grâce aux subventions gouvernementales) et est facile à se procurer, avec un minimum de paperasse (car le gouvernement a fait du lait la boisson par défaut). Grâce à l'éducation et à la publicité, les élèves s'attendent à boire du lait, les parents en réclament, et le lait se vend : il rapporte des bénéfices, qui paient des salaires, alors que l'eau de la fontaine est gratuite. Au cas où les milliers d'images de célébrités arborant des moustaches de lait n'auraient pas réussi à convaincre les enfants que le lait est un aliment santé, pour les encourager à en boire, l'industrie laitière le « fortifie » avec des édulcorants et des arômes de chocolat ou de fraise.

Ce même pouvoir subtil est à l'œuvre partout : quand les gens achètent du lait écrémé (car moins de matières grasses, c'est toujours bon pour la santé), préfèrent deux œufs et quatre tranches de bacon à un bagel pour le petit déjeuner (car les glucides sont mauvais), et choisissent leurs céréales du matin en fonction des minéraux et nutriments qu'elles contiennent (parce que c'est la meilleure façon d'obtenir les substances nutritives dont on a besoin). Ces choix semblent autonomes, mais sont en réalité largement influencés par les millions de dollars que les industries des produits laitiers, des œufs, du porc et des aliments transformés dépensent.

D'ailleurs, le pouvoir de ces industries explique aussi pourquoi on pose toujours la même question aux végétariens : « Mais d'où tirez-vous vos protéines ? » – comme si les protéines n'existaient que dans les produits d'origine animale. C'est aussi lui qui nous pousse à accepter des procédures médicales invasives, qui rapportent plus d'argent à l'industrie médicale que si on améliorait notre alimentation. Quand vous voyez un grand nombre de personnes faire « librement » des choix qui vont à l'encontre de leurs intérêts, vous pouvez parier que, tapi dans l'ombre, le pouvoir subtil est à l'œuvre.

Comme vous le voyez, l'argent est un levier de ce pouvoir subtil. Dans un système de santé comme le nôtre, où le profit est le principal objectif, l'argent est la force la plus puissante à disposition, qui permet à ceux qui en ont d'influer, de manière presque invisible, sur les politiques gouvernementales, les médias, la culture populaire, nos conversations privées et nos opinions personnelles.

Les chercheurs ont plus de chances de recevoir des financements et de signer des contrats juteux avec des entreprises en faisant des recherches capables de produire le prochain comprimé, complément, « superaliment » ou traitement hospitalier : ces recherches sont donc les plus courantes. Si les médias se montrent critiques envers les produits d'un annonceur, on leur retire les publicités : les journalistes, qui savent que leurs salaires dépendent de cette rentrée d'argent, sont donc peu enclins à le faire. Les hommes politiques qui rédigent et font voter des lois favorables à certains commerces se voient récompensés : les groupes que ces lois avantagent financent leurs campagnes électorales. Aucun usage de la violence dans ce processus. Personne n'a appelé ces scientifiques, ces journalistes ou ces politiciens pour les menacer. Personne ne les a fait chanter, ne leur a offert de pots-de-vin pour faire une chose qu'ils ne voulaient pas. Non, rien de tout cela, mais les comportements qui soutiennent le paradigme actuel sont récompensés, au contraire des autres. Or, cette technique de la carotte et du bâton est passée sous silence : on la fait rarement remarquer et on n'en parle jamais.

Voilà comment un système tel que le nôtre – dont l'objectif principal est toujours plus de profits pour quelques-uns au détriment de la santé collective – peut perdurer, même si la majorité des gens dans ce système ne partage pas cet objectif. Grâce aux récompenses et aux punitions auxquelles le pouvoir a subtilement recours, les gens ont des comportements qu'ils n'auraient pas naturellement – des comportements qui maintiennent le système en place. Plus l'industrie fait de bénéfices, et plus elle a d'argent pour récompenser le bon comportement. En d'autres termes, l'argent dépensé pour exercer cette influence subtile permet un retour sur investissement, qui engendre encore plus de bénéfices et permet d'exercer à nouveau ce pouvoir. C'est donc un cercle vicieux, qui concentre de plus en plus le pouvoir entre les mains de ceux qui l'exercent déjà.

Si le pouvoir tend à corrompre et le pouvoir absolu corrompt absolument*, il faut s'attendre à voir beaucoup de corruption « légale » dans notre système de santé. Dans le chapitre qui suit, nous allons lever le voile sur certaines de ces pratiques de corruption, et voir qu'elles nous empêchent d'être réellement en bonne santé, et ce de manière durable.

* Allusion à la célèbre formule de lord Acton, historien et philosophe anglais du XIXe siècle (N.D.T.).

2

L'exploitation et le contrôle de l'industrie

J'espère que nous écraserons au berceau l'aristocratie de nos sociétés financières qui ose déjà provoquer notre gouvernement dans une épreuve de force et défier les lois de notre pays.

Thomas Jefferson

Les industries fortunées et puissantes qui constituent notre système de santé ont remplacé son but initial – la santé humaine – par la recherche du profit. Leur argent fausse les programmes de recherche, les comptes rendus des médias sur la santé et les politiques gouvernementales. Et grâce à leur exercice subtil du pouvoir, elles le font sans laisser de traces. Ce chapitre a pour but de faire apparaître ces traces, et de montrer que l'industrie contrôle l'information à tous les niveaux, de sa production à sa diffusion, en passant par son utilisation. Je m'intéresserai ici tout particulièrement à l'une des principales victimes de ce contrôle : la nutrition.

Les industries médicale, pharmaceutique et des compléments ont compris depuis longtemps déjà qu'une population s'alimentant sainement serait un désastre pour leur porte-monnaie. Elles gagnent bien plus d'argent à ignorer et discréditer le régime AEOV qu'à y adhérer. Penchons-nous donc sur ces trois industries et la manière dont elles maximisent leurs profits, au détriment de la santé humaine.

L'INDUSTRIE MÉDICALE

Le but du corps médical est de traiter les maladies. Les médecins font de longues études pour apprendre les meilleures manières d'y arriver grâce à la science. On se rend chez le médecin en espérant qu'il nous indiquera la marche à suivre pour être en bonne santé. On lui fait confiance : il sait des choses qu'on ne connaît pas et agit dans notre seul intérêt. Par conséquent, quand on est confronté à un diagnostic potentiellement mortel, la plupart d'entre nous suivent les recommandations de leur médecin, comme une chirurgie agressive, une radiothérapie ou une chimiothérapie, même si on se demande parfois si une autre voie est possible.

Le corps médical s'est accaparé le marché de la légitimité. À ma connaissance et d'après mon expérience, la plupart des médecins sont de grands professionnels qui font leur possible pour soigner au mieux leurs patients, en se basant sur leur formation médicale et ce qu'ils apprennent au quotidien. Or, comme nous l'avons vu, notre pratique réductionniste de la science limite leurs connaissances. Et, comme tous les groupes qui « savent mieux que les autres », les médecins peuvent passer à côté des autres options possibles, qui pourraient s'avérer plus efficaces que les compétences et outils dont ils disposent. Certains d'entre eux, motivés par le double désir de guérir et d'être irréprochables, abusent de leur pouvoir pour intimider et faire taire les sceptiques qui envisageraient d'explorer des méthodes de traitement holistiques. Résultat, même les patients les plus courageux et les plus ouverts d'esprit ont en général l'impression que les médicaments et la chirurgie sont leur meilleur atout.

Le cancer et les maladies cardiaques ont tendance à nous réduire à l'impuissance face au corps médical. De trop nombreux médecins profitent de leur position de pouvoir pour faire peur à leurs patients et les pousser à acquiescer sans sourciller, tout en pensant sincèrement servir au mieux leurs intérêts. On dit souvent que les médecins sont le clergé de l'époque laïque : ils ont les clés de la vie et de la mort entre leurs mains et n'admettent aucune hérésie. Comme le clergé traditionnel, ils ont recours au symbolisme et aux rituels pour asseoir et renforcer leur pouvoir (pensez à la salle d'attente, à la réceptionniste, à toute la paperasse que vous devez remplir en feuilletant de vieux magazines). Loin de les exaspérer, ces rituels (entre autres) servent à réconforter des patients vulnérables, qui désirent plus que tout faire confiance à leur médecin. En pareilles circonstances, la relation médecin/patient est déséquilibrée, même si ce n'est pas intentionnel : d'un côté, des patients qui veulent désespérément qu'on leur sauve la vie, de l'autre, des médecins qu'on croit capables d'y arriver. Quand le diagnostic est le cancer, si un médecin exploite involontairement cette vulnérabilité émotionnelle, l'issue peut être douloureuse, voire tragique. Et ce n'est pas un hasard si les traitements qu'ils prescrivent sont ceux qui génèrent le plus de bénéfices pour l'industrie médicale et son acolyte, l'industrie pharmaceutique.

Quand les gens découvrent que j'ai passé ma carrière à chercher des moyens de prévenir et de guérir le cancer, ils me demandent naturellement mon avis sur des diagnostics précis : pour des parents, des amis, eux-mêmes. Bien sûr, j'insiste sur le fait que je ne suis pas diplômé de médecine et ne suis pas à même de leur donner de conseils précis : leur médecin a des années d'études et de formation derrière lui, ce qui n'est pas mon cas.

Mais, quand elles sont confrontées à un diagnostic de cancer, de nombreuses personnes insistent. Elles me demandent : « Que feriez-vous si on vous diagnostiquait un cancer, ou à un membre de votre famille ? » Au mieux, je ne peux que leur exposer mon interprétation des faits scientifiques, et je leur conseille souvent de demander un deuxième avis tout en les incitant à respecter celui de leur médecin. En 2005, ma meilleure amie, après avoir égratigné un grain de beauté sur sa cuisse qui avait laissé une petite croûte, décida de le faire vérifier et enlever si nécessaire, car il y avait déjà eu des cas de cancer dans sa famille.

Quelques jours plus tard, quand ses résultats d'analyse furent prêts, son médecin lui téléphona pour qu'elle passe le voir. Un peu inquiète, elle me demanda de l'accompagner. Lorsque son médecin entra dans la salle d'examen, il était on ne peut plus sérieux. Le diagnostic ? Mélanome avancé, de stade III, la forme la plus grave de cancer de la peau. Il lui conseilla d'agir rapidement et l'adressa à un chirurgien et un oncologue. Dévastée, elle passa par toutes les émotions que ressentent les patients atteints de cancer : une peur paralysante et un grand sentiment de confusion.

Après avoir demandé deux avis supplémentaires pour confirmer le diagnostic, elle programma son intervention chirurgicale. On préleva les tissus cancéreux sur sa cuisse et fit une biopsie de son ganglion sentinelle pour voir s'il avait métastasé. Le ganglion sentinelle désigne le premier ganglion lymphatique à être envahi par les cellules cancéreuses : s'il en contient, on présume généralement que le cancer s'est propagé aux autres ganglions lymphatiques. Envisagez le ganglion sentinelle comme une porte donnant sur une pièce – dans ce cas, les autres ganglions. Si les cellules cancéreuses du mélanome ont migré dans le ganglion sentinelle, on suppose qu'elles ont également migré dans les autres ganglions et qu'on doit les retirer – tactique qui équivaut à « détruire le village pour le sauver ».

À peu près à la même époque, mon amie rencontra son oncologue pour parler des possibilités de traitement, qui dépendraient du résultat de ses analyses (si les autres ganglions étaient atteints ou non). Cette fois-ci, je ne l'accompagnai pas, car ses fils étaient avec elle, mais elle me raconta plus tard : son médecin lui avait parlé des options de traitement que les patients envisagent habituellement, dont la chimio et la radiothérapie. Elle lui avait expliqué qu'elle ne voulait entreprendre aucun de ces deux traitements, indépendamment des résultats de sa biopsie, et il avait semblé d'accord. Elle devait retourner le voir quelques jours plus tard, quand elle aurait reçu les résultats de la biopsie de son ganglion sentinelle. C'est à peu près à ce moment-là qu'elle apprit que les résultats étaient positifs : le ganglion sentinelle montrait que le cancer avait atteint le système lymphatique. Trois pathologistes confirmèrent le diagnostic.

Avant de retourner voir l'oncologue avec elle, je décidai de me renseigner davantage sur le mélanome et son traitement. Entre autres choses, je rendis visite à un pathologiste très accueillant et ouvert d'esprit afin de voir par moi-même le tissu prélevé pour l'examen histologique (j'avais étudié l'histologie et avais souvent eu l'occasion de travailler au microscope dans mon laboratoire).

J'étais déjà familier des mélanomes. Une douzaine d'années plus tôt, dans mon cours de nutrition à base de plantes à Cornell, j'avais recommandé la lecture d'un rapport sur des cas de mélanome publié en 1995[1], car il montrait l'effet remarquable de la nutrition sur les taux de survie. Ce rapport était important, car c'était l'un des rares ayant été évalués par les pairs à montrer l'effet positif de l'alimentation sur un cancer grave, mais pas seulement. Son principal auteur avait fait partie d'un éminent panel scientifique chargé de recommander la manière dont les résultats des bases de données cliniques alternatives devaient être interprétés et publiés. Ce rapport présentait des éléments de preuve détaillés montrant qu'une alimentation végétale avait un potentiel considérable pour inhiber la progression des mélanomes, mais évoquait aussi un effet similaire sur d'autres cancers. Dans cette étude, les patients suivirent un régime constitué presque entièrement d'aliments entiers d'origine végétale, prescrit par le célèbre (ou, si vous préférez, tristement célèbre*) Institut Gerson de Tijuana, au Mexique. Le taux de survie connut une hausse remarquable, même pour des cancers diagnostiqués de stade III et IV.

Je me renseignai également sur les conséquences indésirables de l'ablation des ganglions lymphatiques. La littérature scientifique indiquait que retirer un ganglion lymphatique dans l'aine entraînait souvent la perte de l'usage de la jambe pendant environ un an, avec tout un tas d'effets secondaires et de gêne, sans parler de l'affaiblissement du système immunitaire. Effectivement, le médecin de mon amie lui avait dit qu'elle devait envisager d'être « hors service » pendant un an.

J'appris aussi que, pour compenser l'affaiblissement du système immunitaire, les médecins prescrivaient souvent de l'interféron, un puissant médicament d'immunothérapie. J'entrepris donc de trouver un compte rendu récent sur l'interféron et les traitements associés pour les patients atteints de mélanomes de stade II et III[2]. J'en trouvai un, qui concluait : « Actuellement, il n'existe aucune thérapie [y compris l'interféron] qui prolonge la survie globale dans les cas de mélanomes de stade II et III. » La recherche sur ce sujet est d'une complexité

* Le Dr Max Gerson préconisa l'alimentation végétale comme remède possible contre le cancer dès 1936 et fut sévèrement condamné lors d'une audition au Sénat dans les années 1940.

folle : elle implique différents types d'interférons, divers protocoles et dosages, et plusieurs stades de mélanomes, ainsi que de nombreux débats sur les différentes réactions. Pour le dire autrement : pas vraiment une lecture de chevet ! Je ne vois pas comment une personne sans les connaissances et l'expérience requises – ce qui inclut la majorité des patients atteints de mélanome – pourrait comprendre ces recherches, et encore moins s'en servir pour proposer un traitement alternatif à son oncologue.

C'est le fils aîné de mon amie, qui n'est ni médecin ni chercheur en médecine, qui attira notre attention sur une observation des plus intéressantes. Il repéra la publication (évaluée par les pairs) d'un groupe de chercheurs londoniens qui résumait les études de cas de 146 patients atteints de mélanome. Si vous pensez que les faits scientifiques présentés dans *ce* livre sont un peu compliqués, voici le titre de cet article : « L'emplacement microanatomique du mélanome métastatique dans les ganglions lymphatiques sentinelles prédit l'implication de ganglions lymphatiques non sentinelles[3]. » Tout un programme !

Voici ce que rapportait cet article : les 146 patients de l'étude, comme mon amie, présentaient des métastases dans le ganglion sentinelle, résultat qui justifie en général l'ablation des ganglions lymphatiques voisins. Comme ces 146 patients avaient des cellules cancéreuses dans leur ganglion sentinelle, on leur retira les autres ganglions. Or, en réexaminant rétrospectivement les échantillons de leurs ganglions lymphatiques, on découvrit que seuls 20 % d'entre eux avaient effectivement des cellules cancéreuses dans les autres ganglions[4], ce qui suggérait que pour 80 % de ces patients, l'ablation était inutile. Pour 38 sujets sur ces 80 %, les métastases se limitaient à une seule partie du ganglion sentinelle, la région sous capsulaire.

Ces résultats étaient sidérants. J'appelai le chercheur qui dirigeait cette étude, le Dr Martin Cook, à Londres, et il me confirma l'exactitude des conclusions du rapport. Vous imaginez notre excitation devant ce résultat puissant, abscons, car la biopsie de mon amie avait montré que ses métastases se limitaient également à la région sous capsulaire. Je donnai des copies de cette publication au chirurgien et au pathologiste de mon amie (aucun n'en avait eu vent), et en conservai une copie pour la visite à venir chez l'oncologue.

Muni de cette information et ayant moi-même examiné les prélèvements de tissus, j'accompagnai mon amie lors de son deuxième entretien avec l'oncologue. Ce dernier s'attendait à ce qu'elle lui dise quel traitement elle préférait et quand elle pouvait commencer – même si elle lui avait déjà expliqué qu'elle ne voulait entreprendre aucun des traitements recommandés. Cette décision était bien sûr la sienne, même si j'étais moi aussi persuadé que ces traitements étaient inappropriés dans son cas. Retirer les ganglions n'avait aucun sens et aurait de sérieux effets secondaires. Des essais cliniques avaient montré que l'interféron n'était pas efficace et s'accompagnait de tout un tas d'effets indésirables. En outre, le pronostic était bon (puisqu'elle n'avait des cellules cancéreuses que dans la région sous capsulaire de son ganglion sentinelle), surtout si elle suivait un régime AEOV.

L'oncologue de mon amie ne savait pas que j'étais chercheur en cancérologie et, autant que je sache, n'était pas au courant que j'avais rendu visite au pathologiste pour m'entretenir avec lui de l'étude du Dr Cook. Il pensait que j'étais seulement là pour soutenir sa patiente et j'essayai de me contenter d'écouter. Pour lui, les faits étaient simples : il s'agissait d'un mélanome « avancé », comme l'avait confirmé le diagnostic, qui avait déjà métastasé au ganglion sentinelle. De fait, le ganglion lymphatique devait être retiré et le traitement à l'interféron ou un équivalent devait être entrepris. Selon lui, il était urgent d'agir et son comportement ne laissait aucun doute sur la réponse qu'il attendait d'elle.

Après avoir énoncé froidement les « faits », il posa sa question : « Alors, quand serez-vous prête à commencer ? »

Mon amie lui répéta ce qu'elle lui avait déjà dit : « Je ne veux entreprendre aucun des traitements que vous suggérez. »

Visiblement stupéfait et agacé, l'oncologue comprit que son comportement policé lors de la première visite n'avait pas porté ses fruits. Il explosa : « Si vous ne le faites pas maintenant, quand vous reviendrez, il sera trop tard ! » Il s'attendait visiblement à ce que « trop tard » arrive rapidement.

Ce genre de pression exercée par une personne avertie sur le plan médical sur un patient mal informé et vulnérable émotionnellement, inquiet pour sa vie, n'est pas équitable. Cela conduit à coup sûr à l'acceptation de la recommandation du médecin. Les patients atteints de cancer désirent plus que tout avoir confiance en leur oncologue, pensant qu'il détient la clé de leur guérison.

Au vu de sa réaction, je lui proposai de lui montrer certains des articles que j'avais emportés. Brusquement, grossièrement, il rejeta d'un geste de la main ce qu'il considérait de toute évidence comme des inepties. Seul son avis lui importait.

Je ne peux qu'imaginer le nombre de fois où de tels incidents se produisent dans les cabinets des oncologues de notre pays. Compte tenu de l'incidence du cancer aux États-Unis, je dirais entre 2 000 à 3 000 fois par jour*. Dans la plupart des cas, le patient et ses proches

---

* Cette estimation approximative est basée sur le nombre de cancers diagnostiqués par an, soit un million, chiffre issu du nombre de décès liés au

ne sont pas capables, ou n'ont pas envie, de remettre en question l'opinion de leur médecin. Cet homme était si sûr de lui que j'en fus moi aussi interloqué. Je ne pus m'empêcher de me demander : est-ce que j'ai loupé quelque chose ? Son comportement – mélange de conviction, d'ignorance professionnelle et d'arrogance personnelle – était révélateur, du moins à mes yeux. Il ne voulait rien savoir des solutions alternatives au « traitement habituel », qui privilégiait la chimiothérapie.

Des dizaines, voire des centaines de personnes atteintes de cancer, à la recherche d'informations sur le lien entre nutrition et cancer, m'ont raconté avoir eu le même genre d'expérience – des cas pour lesquels les recherches montrent qu'une approche nutritionnelle serait préférable, mais où les médecins insistent pour entreprendre des traitements invasifs, dangereux et coûteux, avec des taux de réussite très faibles. Mais cette fois-ci, je m'impliquai beaucoup plus, puisqu'en l'occurrence la patiente était ma femme, Karen. Je sais que son cas n'était qu'un cas parmi d'autres et que ce n'est pas moi qui en ai rendu compte. C'est un cas isolé, un point c'est tout. Mais Karen choisit de ne rien faire, si ce n'est continuer à ne manger que des aliments d'origine végétale : elle n'a eu aucun effet secondaire et, huit ans plus tard, est toujours en excellente santé et profite avec moi de notre cinquantième année de mariage. En réalité, je suis persuadé que l'alimentation de Karen ne l'a pas aidée seulement après que son cancer a été diagnostiqué, mais des années auparavant. Elle avait ce grain de beauté sur la cuisse depuis des années et aurait dû le faire vérifier plus tôt. Ce dernier était très probablement déjà cancéreux avant que notre famille n'adopte un régime AEOV et sa progression a sans doute été ralentie,

---

cancer par an (environ 500 000) et du taux de mortalité estimé chez les patients atteints de cancer (50 %).

stoppée, et peut-être même inversée suite à ça. Les résultats de la biopsie auraient peut-être même pu montrer que le cancer ne se propageait pas, mais régressait.

Rétrospectivement, je me rends compte que cet incident est représentatif des nombreuses histoires personnelles qui m'ont poussé à écrire ce livre. Comme je ne peux pas accompagner tous les patients lors des rendez-vous cruciaux qu'ils ont avec les professionnels de la médecine, je voulais faire quelque chose pour rendre les faits plus équitables – donner une voix à des hommes et des femmes vulnérables et leur faire comprendre qu'ils ont le choix : ils peuvent refuser des traitements médicaux agressifs et onéreux pour des maladies graves.

D'un certain côté, cette relation entre Karen et son médecin n'est rien de plus qu'un professionnel arrogant faisant pression sur une patiente vulnérable pour qu'elle fasse ce qu'il pense être le mieux pour elle. Il connaît le traitement habituel. Pas elle. Un point c'est tout. Mais quand on prend du recul et qu'on réfléchit au fait que plusieurs milliers d'interactions de ce genre se produisent chaque jour, on y voit la marque de l'industrie médicale, dont les profits dépendent des convictions absolues et du pouvoir de persuasion des médecins – si ce n'est de leur arrogance. Prenons une minute pour suivre l'argent dans cette histoire. Où va-t-il quand une approche chirurgicale/chimique est préférée à l'approche nutritionnelle ? Qui en profite ?

Tout d'abord, évidemment, plus on prescrit de chimiothérapies, de chirurgies et de médicaments aux patients, plus cela rapporte à l'industrie entière. Même en partant du principe qu'une approche chimique est aussi efficace qu'une approche nutritionnelle (bien qu'on en ait aucune preuve), l'industrie médicale a plus à gagner avec une solution chimique : elle forme donc et encourage ses membres dans ce sens. Il y a beaucoup d'argent à se faire avec le traitement du cancer. Voilà pourquoi on trouve autant de publicités pour des entreprises qui vendent des médicaments et des équipements médicaux dans les revues médicales. (Ces publicités expliquent pourquoi les revues médicales répugnent à publier des résultats qui remettent en question les pratiques et l'efficacité de ces industries, mais nous nous pencherons sur le cas des revues professionnelles au chapitre 15.)

Ensuite, en se renvoyant les patients, le club très fermé des « médecins » remplit l'emploi du temps et le porte-monnaie de ses membres. Karen a vu trois médecins différents pour son diagnostic : chaque nouvelle visite était synonyme d'un nouveau ticket modérateur pour elle et d'énormes dépenses pour son assurance-maladie. Quand on choisit un traitement chimique, il est obligatoire de voir autant de médecins, car chacun d'eux est un spécialiste qui se concentre sur un aspect réductionniste du cancer. Or, ils ne se spécialisent pas parce que c'est la meilleure manière de guérir les patients. Non, ils le font à cause de notre mauvaise approche de la maladie. Il ne faudrait qu'un seul médecin pour prescrire un régime AEOV et surveiller les résultats – si cette stratégie est un jour utilisée.

Par ailleurs, il était très probable que les médecins auxquels Karen fut adressée partagaient le point de vue du premier. Ils partageaient un paradigme, grâce à la formation médicale standardisée qui exclut la nutrition holistique, et peut-être même un cercle social. Vous pouvez être sûr que les oncologues de Karen ne jouaient pas au golf avec les nutritionnistes qui promeuvent l'alimentation AEOV !

Je sais que de nombreuses personnes pensent que le genre de comportement que je décris ici est symptomatique de tout le corps médical, mais je ne suis pas d'accord. J'ai rencontré de nombreux médecins brillants, sincèrement dévoués à leurs patients. Les praticiens ne sont pas responsables de ce climat de contrainte et d'hostilité envers les solutions alternatives possibles : c'est le système dans lequel ils sont formés et sont censés pratiquer qui est à blâmer. À cause de la structure de l'industrie médicale, il est très difficile pour les médecins honnêtes et bienveillants d'aller à l'encontre de sa stratégie égoïste, lucrative et défensive. Ceux qui se rebiffent contre le système font non seulement face à une pression idéologique, mais aussi à une pression idéologique soutenue subtilement par le pouvoir de l'argent. Dans certains cas, ils peuvent même se voir menacés de radiation de l'ordre des médecins.

L'INDUSTRIE PHARMACEUTIQUE

Notre société croit naïvement que l'industrie pharmaceutique est un groupe de scientifiques altruistes, motivés par la seule soif de connaissances et le désir de servir l'humanité, s'échinant à découvrir le remède contre le cancer, le diabète ou les maladies cardiaques – idée défendue par les Big Pharma*. On a en grande partie cette impression, car les Big Pharma sont très habiles à faire semblant d'être vertueuses tout en jouant avec les émotions du public. Elles comptent de nombreuses personnes sincèrement bien intentionnées, mais les impératifs économiques du système l'emportent sur leur envie de bien faire.

Les Big Pharma sont une industrie, et ses membres constitutifs sont des entreprises. La plupart sont cotées en Bourse ou, dans le cas des nouvelles sociétés de thérapie génique, financées par des investisseurs privés qui

* Par l'expression « Big Pharma », on désigne une quinzaine de firmes pharmaceutiques qui contrôlent les deux tiers du marché mondial des produits pharmaceutiques, qui s'élève à environ 900 milliards de dollars (N.D.T.).

souhaitent en avoir pour leur argent, le plus rapidement possible. Leur unique responsabilité fiduciaire envers leurs actionnaires est d'engranger des bénéfices.

La belle affaire ! C'est le propre d'une entreprise de vouloir gagner de l'argent, non ? Si les Big Pharma s'enrichissent en vendant des médicaments qui aident à vivre plus longtemps et à moins souffrir, pourquoi devraient-elles s'en priver ? On devrait applaudir leur capacité à générer des bénéfices, car cet argent retourne dans le système pour financer la recherche et le développement (R&D), qui créent de nouveaux médicaments et perfectionnent, améliorent ceux qui existent déjà. C'est le b.a.-ba du business, que même un simple professeur de biochimie nutritionnelle peut comprendre. Malheureusement, les Big Pharma ne font pas que du business, car elles amènent ingénieusement, insidieusement leurs clients (nous) à financer généreusement (et involontairement) la plupart de leurs recherches, bien avant qu'on n'achète nos médicaments sur ordonnance.

Vous payez des impôts ? Si oui, vous contribuez au budget recherche de la principale agence gouvernementale de recherche sur la santé, les Instituts nationaux de la santé (NIH), dont les priorités de recherche visent largement à profiter aux Big Pharma. Avez-vous déjà fait un don à un organisme privé de financement de la recherche, comme l'Association américaine des maladies du cœur (*American Heart Association*, ou AHA), la Société américaine du cancer (*American Cancer Society*, ou ACS) ou l'Association américaine du diabète (*American Diabetes Association*, ou ADA) ? Si oui, vous financez directement des recherches qui produisent fréquemment des médicaments inefficaces et souvent dangereux, vendus au peuple américain en engrangeant des bénéfices phénoménaux. Et ces bénéfices ne nous reviennent pas à nous, les vrais investisseurs, mais aux entreprises pharmaceutiques qui font breveter, fabriquent et commercialisent ces produits. Nous payons deux fois pour des produits qui, au mieux, ne marchent pas et, au pire, nous tuent.

Cet arrangement commode n'est pourtant pas suffisant pour les Big Pharma. Elles tentent constamment d'accroître leurs profits et cherchent à ce que le gouvernement les protège du marché libre, alors même qu'elles l'exploitent au maximum. Elles veulent le beurre et l'argent du beurre ! Voilà comment cela fonctionne (je salue le professeur Donald Light de l'université de médecine et de dentisterie du New Jersey et le professeur Rebecca Warburton de l'université de Victoria, au Canada, dont les travaux ont récemment révélé des faits peu connus et accablants au sujet des déclarations que font les Big Pharma sur leurs grandes dépenses[5]).

Dans un résumé de leurs résultats rendus publics consultable en ligne, les professeurs Light et Warburton arrivent à la conclusion suivante : les Big Pharma justifient leurs dépenses et leurs bénéfices faramineux par les énormes coûts de la R&D pour mettre un nouveau produit sur le marché. Elles citent le plus souvent le chiffre de 1,32 milliard de dollars par médicament. C'est beaucoup d'argent quand, selon des commissions d'examen indépendantes, 85 % des nouveaux médicaments sont inutiles ou pas plus performants que ceux déjà disponibles. Mais il s'avère que les fabricants de médicaments exagèrent ce chiffre de 1,32 milliard de dollars. Selon Light et Warburton, ils le font pour « justifier des prix plus élevés [sur le marché], être mieux protégés de la concurrence par le gouvernement, et jouir de plus grandes réductions d'impôt ». Une estimation exagérée des coûts les aide à se faire passer pour pauvres et à duper le gouvernement pour qu'il vote des lois anticoncurrentielles et réduise leur charge fiscale. Après tout, une industrie pharmaceutique en difficulté financière serait un désastre, et même une tragédie pour notre pays

– imaginez un peu que la découverte capitale imminente dans notre lutte contre le cancer ne se concrétise jamais parce qu'un fabricant de médicaments a dû réduire ses frais de R&D.

Après avoir soigneusement évalué et publié leurs résultats dans des revues professionnelles, les professeurs Light et Warburton ont déclaré que « personne ne devrait jamais se fier à une estimation » des coûts de développement des médicaments donnée par les Big Pharma. Ils ont découvert que ces coûts sont bien moins élevés pour les médicaments courants : ils avoisinent en moyenne les 98 millions de dollars pour le développement (de 21 à 333 millions), plus une somme incertaine pour la recherche. Les coûts de la recherche sont quasiment impossibles à estimer, car on ne peut pas déterminer précisément quelles recherches scientifiques prendre en compte – lesquelles ont mené au développement d'un médicament précis. Et la plupart des recherches fondamentales sont effectuées aux frais des gouvernements : selon un rapport de l'Académie nationale des sciences (NAS) et d'autres rapports officiels, « 84 % des financements mondiaux pour la recherche [proviennent] de sources publiques ou de fondations ».

Quand ces coûts sont estimés par des sources indépendantes et fiables, on se rend compte que les Big Pharma arnaquent le système – et pas qu'un peu. Tout d'abord, elles sont arrivées à ce chiffre de 1,32 milliard de dollars en ne se basant que sur les coûts de 22 % des médicaments les plus chers (de nouvelles entités chimiques développées en interne) et en en déduisant qu'il s'agissait de la moyenne pour tous les médicaments. Deuxièmement, les coûts qu'elles déclarent pour leurs essais randomisés contrôlés semblent excessifs : chaque essai comporte deux fois plus de sujets que les moyennes recensées par la FDA, et le coût par sujet est six fois plus élevé que celui donné par les NIH ; au total, le coût des essais menés par les Big Pharma est plus de douze fois supérieur à la moyenne des essais indépendants. Troisièmement, la durée de leurs essais et le temps qu'il faut selon elles à la FDA pour passer en revue les candidats médicaments et les approuver sont beaucoup plus longs que ceux rapportés par la FDA.

Et ça ne s'arrête pas là ! Les Big Pharma gonflent aussi le taux d'intérêt qu'elles utilisent pour déterminer le coût de leur capital et ne tiennent pas compte des économies d'impôt significatives qu'elles réalisent grâce à la R&D et à leurs paradis fiscaux à l'étranger. Selon Light et Warburton, ces pertes fiscales « pourraient couvrir la quasi-totalité des coûts de la R&D pharmaceutique[6] ».

En tout, le coût total que l'industrie paie pour le développement d'un nouveau médicament (incluant les subventions gouvernementales qu'elle reçoit) avoisine seulement les 70 millions de dollars – et non les 1,32 milliard qu'elle déclare. Et ajouter 0,02 milliard à 1,30 milliard est stupide : cela ne fait que montrer que les Big Pharma ont recours à l'astuce marketing de la fausse précision pour amener le public à croire que leur estimation est mathématiquement correcte.

Les Big Pharma nous racontent ce genre de mensonges éhontés depuis des décennies. Déjà en 1969, quand le président Lyndon Johnson rencontra un groupe de cadres des Big Pharma, il leur dit sans ménagement qu'ils étaient parfaitement conscients que les NIH faisaient leurs recherches et que le public payait la note.

Ces entreprises réinvestissent leurs bénéfices de manière stratégique, en achetant du temps d'antenne pour continuer à diffuser leurs mensonges. Les États-Unis sont le seul pays au monde, avec la Nouvelle-Zélande, où les fabricants de médicaments sont autorisés à faire de la publicité directement auprès des consommateurs, et non des médecins[7]. Sous l'emprise des annonceurs, de plus en plus de personnes demandent à leur médecin des renseignements sur le Viagra et d'autres marques de médicaments.

Les Big Pharma n'ont pas oublié d'« éduquer » les médecins non plus. Selon un rapport datant de 2008, elles dépensent en moyenne 61 000 dollars par an (année de référence : 2004) et par médecin pour promouvoir leurs produits. Elles organisent également un grand nombre de colloques pour les médecins, leur proposant des dîners bien arrosés et leur offrant des vacances, des ordinateurs ou d'autres avantages en nature. En 2004, l'année la plus récente pour laquelle j'ai pu trouver ces renseignements, il y a eu 371 000 réunions de ce genre aux États-Unis, soit plus de 1 000 par jour. Ce qui fait une moyenne de vingt rassemblements de médecins par jour dans chaque État[8].

Pour résumer, grâce aux contribuables, les Big Pharma reçoivent d'énormes subventions pour financer leurs recherches et paient bien moins d'impôts qu'elles ne le devraient. Elles cherchent aussi par tous les moyens – en gonflant leurs coûts de recherche – à obtenir des avantages fiscaux, et ont le droit de faire leur publicité directement auprès des consommateurs sans que personne ne contrôle leurs dires. Chose peu surprenante, cette attitude laxiste a récemment conduit à l'estimation suivante : « Sur les 192 publicités pour 82 produits uniques [qui furent examinés], seuls 15 étaient entièrement conformes aux 20 recommandations de la FDA concernant la publicité pour les médicaments sur ordonnance. En outre, 57,8 % [...] ne quantifiaient pas les risques sérieux et 48,2 % n'avaient pas de références vérifiables[9]. » Et ce n'est pas tout : les Big Pharma dépensent bien plus en publicité qu'en R&D. Un rapport de 2008 mentionne que l'année précédente, elles avaient consacré deux fois plus d'argent à la pub qu'à la R&D[10]. Priorités discutables, non ? Le programme « désintéressé » des Big Pharma est simple : vendre,

vendre, vendre, vendre et, pendant leur temps libre, faire pression sur le gouvernement pour bénéficier d'avantages fiscaux et de subventions supplémentaires.

Le chiffre d'affaires annuel des Big Pharma, 289 milliards de dollars en 2010[11], dépasse les budgets nationaux cumulés d'au moins 80 % des pays du monde[12]. Cela pourrait sans doute être acceptable si l'issue – ou même l'objectif – était l'amélioration de la santé publique. Mais, comme nous l'avons vu, c'est loin d'être le cas.

Comme si tout cela n'était pas assez grave, les Big Pharma nous réservent encore des surprises. L'un des principaux problèmes du *business model* de l'industrie pharmaceutique, c'est que les personnes en bonne santé ne prennent pas de médicaments. Des vitamines, des minéraux et des herbes, oui. Des produits pharmaceutiques, non. La prochaine étape pour les Big Pharma consiste donc à développer des médicaments préventifs qu'on pourrait distribuer comme des bonbons à tous ceux qui présentent un risque de maladie mortelle, comme les maladies cardiaques, les AVC, le cancer et le diabète – c'est-à-dire, dans un pays comme le nôtre, totalement ignorant sur le plan nutritionnel, à peu près tout le monde.

Exemple de ces tentatives de « prévention » inquiétantes : développer une « polypill » pour réduire les risques de maladies cardio-vasculaires (MCV)[13]. Ce comprimé pourrait comprendre plusieurs médicaments apparemment efficaces, comme « trois hypertenseurs de différentes classes, à la demi-posologie standard, de l'aspirine, une statine et de l'acide folique[14] ». Le motif invoqué pour justifier ce comprimé est le besoin « [de réduire] le fardeau des maladies cardio-vasculaires [grâce à] des stratégies appliquées à la population dans son ensemble, ou à de larges pans[15] ». Quelle usine à gaz !

Ce comprimé serait en théorie bénéfique, et donc recommandé, à « tous les individus atteints d'une MCV et à toutes les personnes de plus de 55 ans qui n'en sont pas atteintes[16] » – un nombre impressionnant de personnes. Cette estimation n'est fondée que sur des hypothèses et semble avoir été obtenue en additionnant les effets de différentes interventions individuelles sur des périodes de temps prolongées. Or, les effets combinés de deux agents ou plus ne sont presque jamais cumulatifs. Sans compter que les effets secondaires d'un traitement d'association sont presque impossibles à déterminer à l'avance. Et cette affaire est d'autant plus inquiétante que les prestigieuses agences nationales et internationales de santé accordent du crédit à cette idée[17].

Pour défendre sa « polypill », le lobby pharmaceutique déclare que « la prévention primaire devrait comprendre plusieurs stratégies : changements de politiques sociales et environnementales, modifications des comportements individuels et utilisation de médicaments sans danger, ayant fait leurs preuves[18] ». Il déclare en outre que des interventions sur le mode de vie nécessitent des changements de comportements – c'est vrai –, mais ajoute que de tels changements coûtent trop cher, « n'ont qu'un impact modeste et non durable, et n'ont pas fait baisser le nombre de MCV lors des différents essais menés à long terme[19] ». En d'autres termes, pour reprendre une image citée au chapitre 2, si toute une population souffrait de maux de tête parce que les individus se frappaient régulièrement la tête avec un marteau, leur apprendre à ne pas le faire coûterait trop cher et ne serait pas assez efficace. Non, il faudrait effectuer des changements de politique sanitaire et environnementale, comme diffuser des messages d'utilité publique pour rappeler aux gens de porter un casque et leur recommander de prendre un analgésique à chaque repas.

Le rapport[20] auquel se réfère le lobby pharmaceutique (censé montrer qu'un changement de mode de vie n'a qu'un faible impact et n'est pas durable) était une méta-analyse de trente-neuf études, qui ne décrivait qu'un ensemble d'interventions indépendantes les unes des autres. Les études présentées dans ce rapport intervenaient d'abord avec des médicaments (pour l'hypertension, réduire le taux de cholestérol, ou l'hyperglycémie), puis mettaient en place des interventions insignifiantes, agissant indépendamment les unes des autres (mais pas nécessairement cumulatives), visant à faire perdre du poids, diminuer l'apport en matières grasses, faire plus d'exercice et arrêter de fumer. En d'autres termes, donner des médicaments aux gens et les encourager à perdre du poids, manger moins gras et faire le tour du pâté de maisons une fois par jour ne les a pas miraculeusement rendus en bonne santé. C'est ça qu'ils appellent un « changement de mode de vie » ? Cela surprend-il quelqu'un que cette approche n'ait pas fonctionné ?

Les Big Pharma se sont servies de ces études erronées comme d'un faux argument pour affirmer qu'un « changement de comportement » n'améliorait pas les résultats de santé. Or, l'association d'interventions médicamenteuses (qui échouent à présenter des bienfaits à long terme) et de vagues recommandations pour perdre du poids (d'ailleurs, c'est sain ou pas ?) et diminuer sa consommation de matières grasses (autre résultat réductionniste auquel on peut arriver en se contentant de manger des aliments transformés « pauvres en glucides », au lieu d'améliorer significativement son alimentation) ne peut en aucun cas être considérée comme un « changement de mode de vie ». Les changements de mode de vie sont holistiques, systémiques, permanents et globaux. Une étude crédible sur un vrai changement de mode de vie pour améliorer la santé ferait au minimum suivre un régime AEOV à ses participants. Mais la plupart des chercheurs dans ce domaine ne reconnaissent pas que la nutrition peut créer et rétablir la santé. Pis, ils refusent carrément de s'intéresser à son potentiel.

L'INDUSTRIE DES COMPLÉMENTS ET DES NUTRACEUTIQUES

Les compléments alimentaires (les compléments avec un unique nutriment, mais aussi les extraits d'aliments et d'herbes) représentent un marché énorme – selon des calculs récent, il s'élève à 60 milliards de dollars aux États-Unis –, qui a tout à perdre dans un paradigme holistique. Après tout, les compléments, comme les produits pharmaceutiques, sont le résultat de la science réductionniste, dans laquelle les nutriments individuels sont considérés comme des acteurs autonomes, chacun accomplissant une « tâche » indépendamment de tout ce qui se passe dans le corps et l'environnement. Comme nous l'avons vu dans la partie I, l'efficacité limitée des compléments reflète la science limitée qui les a créés : isoler des nutriments de l'aliment entier offre peu de bienfaits et peut même s'avérer très dangereux.

Pourtant, cela n'a pas arrêté l'industrie des compléments – mais pourquoi cela le devrait-il ? Il y a tellement d'études parmi lesquelles choisir, et tant d'argent à se faire en privilégiant celles (peu importe qu'elles soient erronées) qui soutiennent la consommation de compléments.

Aujourd'hui, on considère que l'industrie des compléments fait de la « science ». De nouvelles recherches scientifiques sur des nutriments isolés font des généralisations très superficielles sur leur capacité à promouvoir la santé. Les entreprises mettent ces nouveaux « nutriments » dans des pilules, organisent des campagnes de relations publiques et élaborent des plans marketing pour inciter un public désorienté à acheter. Mais cela n'a pas toujours été ainsi. L'industrie des compléments est devenue le monstre valant plusieurs milliards de dollars qu'elle est aujourd'hui en exploitant des politiques gouvernementales relativement récentes visant à déréglementer la vente de certains comprimés santé.

L'industrie des compléments alimentaires vit le jour dans les années 1930 et, pendant plusieurs décennies, n'enregistra qu'une croissance modeste. C'est dans les années 1970 et 1980 qu'elle connut un boom, grâce à deux événements. Premièrement, en 1976, le sénateur américain William Proxmire et ses collègues réussirent à amender les réglementations des aliments et médicaments pour permettre aux entreprises de vendre des vitamines et des minéraux sans ordonnance médicale[21]. Auparavant, une ordonnance était indispensable pour toute préparation contenant plus de 150 % d'un apport journalier recommandé. Deuxièmement, en 1982, l'Académie nationale des sciences (NAS) publia un rapport très médiatisé sur l'alimentation, le cancer et la nutrition (nous l'avons déjà évoqué[22]), dont l'industrie se servit pour apporter une justification scientifique à ses produits. Ce rapport – coécrit par treize scientifiques (dont moi-même) sur une période de deux ans – parlait des nutriments individuels tels qu'ils existent dans les aliments entiers, comme les légumes crucifères. Nous mentionnions certains minéraux et vitamines, mais n'avions en aucun cas l'intention d'encourager l'émergence d'une industrie des compléments, et l'avons clairement exprimé dans notre résumé du rapport. Ne tenant aucun compte de nos conclusions, l'industrie eut le toupet de prétendre que nous avions affirmé le contraire, comme si elle savait mieux que nous ce que nous avions écrit !

Cette industrie naissante avait le vent en poupe. L'amendement Proxmire ouvrit le marché et, aux yeux des fabricants de compléments, le rapport de la NAS fournit les preuves scientifiques justifiant leurs produits. La formule magique ! Toutefois, il subsistait un obstacle à la croissance : l'industrie ne pouvait pas encore faire des allégations de santé qui répondaient aux critères de la FDA pour les aider à vendre ses produits. Les critiques s'inquiétaient à juste titre des allégations surmédiatisées : l'industrie avait déjà montré qu'elle était capable de débordements en déformant grossièrement notre rapport. La NAS fit même appel à la Commission fédérale du commerce (*Federal Trade Commission*, ou FTC) pour enquêter sur le sujet et me demanda de la représenter lors des procédures judiciaires ultérieures, qui durèrent environ trois ans. Mon travail consistait à évaluer les éléments de preuve que l'industrie avait présentés pour soutenir ses allégations. Je déclarai que la plupart des faits présentés étaient faux. La cour de la FTC émit le même avis.

Ni la NAS ni la FTC n'avait trouvé de faits corroborant ces nouvelles allégations de santé. Malgré tout, l'industrie réussit à trouver des débouchés commerciaux et, peu à peu, fut de plus en plus libre de faire des allégations de santé. Malgré ce qui, à mes yeux, était (et est toujours) de petites restrictions sur les allégations qu'elle avait le droit de faire, elle trouva des moyens – subtils mais efficaces – de promouvoir les bienfaits pour la santé des compléments et de se renforcer. Je suis moins au courant des différentes décisions réglementaires et judiciaires qui permirent sa croissance dans les années qui suivirent, car je me consacrais alors plus à la recherche qu'aux manigances politiques. Mais je sais que cette industrie continua à grossir – tout comme les honoraires des juristes qui s'assuraient que l'environnement réglementaire lui restait favorable ! Son chiffre d'affaires continua lui aussi à grossir, à mesure que de plus en plus de personnes se laissaient séduire par le matraquage publicitaire et l'idée que le secret de la santé pouvait résider dans des bouteilles de vitamines et des comprimés de minéraux.

L'industrie, désormais bien établie, reçut un coup de pouce supplémentaire en 1994, avec l'adoption de la loi sur les compléments alimentaires, volets éducation et santé (*Dietary Supplement Health and Education Act*), qui amendait le *Federal Food, Drug, and Cosmetics Act*. Cet amendement visait à standardiser les normes d'étiquetage des compléments, entre autres corvées d'« économie domestique », ce qui donna aux compléments une apparence de crédibilité scientifique. La plupart des compléments et des ingrédients diététiques pouvaient désormais être classés comme de la nourriture, changement dont l'industrie se réjouit. À ce stade, l'industrie des compléments faisait partie du paysage américain, au même titre que les voitures, les églises et la tarte aux pommes. Les compléments étaient devenus des produits alimentaires prestigieux, un peu comme les produits laitiers.

Selon un rapport datant de 2008[23], les différents types de compléments alimentaires se sont multipliés ces trente dernières années, des premiers minéraux et vitamines (A, complexes de vitamines B, C, D et E), aux prébiotiques, probiotiques, acides gras oméga-3 et divers concentrés d'aliments entiers. Or, la quasi-totalité des allégations de santé de ces produits repose sur le genre de résultats à court terme que nous avons discrédités dans la partie II.

J'ai déjà mentionné ces statistiques, mais cela vaut le coup de les rappeler ici : 68 % des adultes américains prennent des compléments alimentaires, et 52 % se considèrent comme des consommateurs « réguliers »*.

* Les estimations de la taille de l'industrie des compléments varient en fonction des types de produits considérés. Les compléments nutritionnels ne représentent qu'une part de ce marché.

En 2007, le marché des compléments alimentaires américain était de 25 à 30 milliards de dollars par an, avec 7,4 milliards dépensés pour les seules vitamines. Selon des estimations plus récentes, le marché américain s'élève à 60 milliards de dollars. Les ventes mondiales de compléments alimentaires en 2007 représentaient 187 milliards de dollars. Or, malgré l'exceptionnelle croissance de ce marché des produits « santé », la seule chose qui se porte bien, c'est le résultat net de l'industrie des compléments.

BUSINESS AS USUAL

De nombreux ouvrages détaillent la façon dont l'argent des entreprises corrompt les politiques gouvernementales et institutionnelles, et ce pas seulement en matière de santé. Je pourrais consacrer un livre entier aux seuls exemples dont j'ai été témoin, et que j'expose pour certains dans *L'Enquête Campbell*. De même, les trois industries évoquées ici – les industries médicale, pharmaceutique et des compléments – ne sont pas les seules qui participent à notre système de santé. Les industries alimentaires, en particulier celles de la viande et de la malbouffe (que mon fils Tom et moi avons examinées en détail dans *L'Enquête Campbell*), jouent également un rôle important et faussent elles aussi notre système de santé – comme nous allons le voir dans la suite de la partie III. Mais ce sont ces trois industries qui bénéficient le plus directement du paradigme réductionniste de la santé et s'évertuent à le promouvoir et à le maintenir.

Ce qu'il faut retenir des exemples que j'ai cités ici, c'est que préférer les solutions réductionnistes à la nutrition holistique est beaucoup plus lucratif, et que l'industrie est prête à tout pour gagner toujours plus d'argent. Dans notre système de santé actuel, ces exemples ne font pas figure d'exception : c'est « business as usual ». Sous le couvert d'initiatives sanitaires, l'industrie fait semblant de contribuer à notre bien-être, alors qu'elle ne recherche que le profit. L'industrie n'encourage que les produits, services et idées qui génèrent à coup sûr des bénéfices pour les entreprises, et ce à de nombreux égards et en tous lieux : c'est ce que nous allons voir maintenant – en commençant par l'influence qu'a l'industrie sur la science elle-même.

3

La recherche et le profit

Il est plus aisé de critiquer que d'avoir raison.

Benjamin Disraeli

À ce stade, vous vous demandez peut-être : mais pourquoi le milieu scientifique accepte-t-ils ces procédés qui nuisent à la santé ? Pourquoi les spécialistes des différentes disciplines de la santé produisent-ils des travaux qui encouragent les stratégies qui nous ont mis dans le pétrin ? Réponse : dans notre système de santé dévoyé, la recherche de la vérité à laquelle la science a toujours aspiré a été remplacée par d'autres objectifs : l'argent, le prestige, l'influence et la sécurité personnelle, entre autres. Le fondement d'un système d'information sain, c'est la qualité de l'information elle-même. Or, l'appât du gain de l'industrie fausse la recherche universitaire, qui produit cette information.

Vous vous rappelez la manière dont l'information circule dans le système de santé d'une société idéale ? La contribution la plus importante à ce système, ce sont les questions importantes, dignes de recherche. Les scientifiques s'attaquent ensemble à ces questions, avec différents plans d'étude, du plus réductionniste au plus holistique, en passant par tous les intermédiaires possibles et imaginables. Cette diversité sert plusieurs objectifs. Premièrement, quand les résultats concordent plus ou moins, on peut considérer qu'ils sont fiables. Deuxièmement, les études réductionnistes produisent de nouvelles questions, de nouveaux paramètres et de nouvelles contraintes pour les études holistiques, et vice versa. Troisièmement, des résultats contradictoires obtenus grâce à différents types de plans d'étude nous montrent les domaines où nous devrions peut-être reformuler nos hypothèses et chercher à changer de paradigme pour nous rapprocher de la vérité. Comme dans tout écosystème, la diversité contribue à la complexité, à la résilience et à la santé de la production de l'information scientifique.

Dans notre système axé sur le profit, la valeur ajoutée de cette diversité est sacrifiée. Au lieu de provenir d'une multitude de points de vue, le poids de la preuve n'est bâti que sur les données que le paradigme réductionniste juge crédibles – données qui résultent d'un type de plan d'étude réductionniste. Cet éventail restreint de méthodologies d'étude et de données de recherche acceptables sert à produire de nouvelles « solutions » lucratives qui, à leur tour, engendrent de nouveaux problèmes nécessitant des recherches et des traitements supplémentaires.

La question qu'il faut se poser, c'est : pourquoi ? La réponse est simple. Nous allons le voir, les scientifiques qui fournissent des informations sorties de leur contexte, mais favorables aux objectifs de l'industrie (bien que néfastes pour notre santé), sont récompensés. Les autres sont pénalisés.

L'APPAUVRISSEMENT DE LA SCIENCE

Au mieux, là où elle est le plus utile, la science allie les arts de l'observation holistique, de l'observation réductionniste et de l'expérimentation dans la recherche du bien-être de l'homme. Mais aujourd'hui, on néglige l'observation des touts, ou systèmes, car on préfère quantifier précisément et manipuler des détails. Dans les disciplines de la santé, on juge à tort la qualité d'une étude scientifique à sa précision et à l'attention prêtée aux détails – en d'autres termes, à quel point elle est réductionniste. Les « vrais » scientifiques étudient les parties, pas les touts. Or, cela réduit les objectifs de la vraie science. Ce que la plupart des scientifiques font aujourd'hui devrait s'appeler de la technologie, pas de la science.

Cette distinction est fondamentale. La « technologie » désigne un moyen, une manière d'accomplir une tâche. C'est la dernière étape des sciences appliquées, grâce à laquelle les résultats d'études libres et inventives contribuent à la création de nouveaux produits et services. Quand l'étape de « l'étude libre et inventive » est exclue de la procédure scientifique (comme c'est trop souvent le cas dans la recherche médicale), nous n'avons plus qu'une apparence de science. C'est la méthode scientifique qui définit la science : la recherche impartiale de la vérité et l'acceptation de la réfutabilité. La technologie, elle, est définie par le potentiel commercial : seules les questions auxquelles on peut répondre avec des dollars sont jugées dignes de considération.

Les technobiologistes modernes sont censés examiner l'ADN et le métabolisme cellulaire, mais sont incapables de s'intéresser à un sujet comme le bien-être de l'homme. Une recherche aussi vaste n'est tout bonnement pas « scientifique ». Comme on limite la portée de l'étude scientifique à des détails réductionnistes, on perd de vue le sens réel du progrès. On assimile le progrès au développement de nouvelles technologies, de nouveaux produits et services, plutôt qu'au bien-être et au bonheur de l'homme.

Ce phénomène n'est pas récent. La science est assujettie aux profits de l'industrie depuis au moins un siècle, depuis que le capitalisme a imaginé les protections de la propriété intellectuelle qui enrichissent ceux dont les découvertes et inventions peuvent être converties en produits, en ventes et en capital. Dès que les brevets, les marques déposées et les copyrights, entre autres, eurent fourni cette protection, la machine du capitalisme industriel put se déployer dans la société en toute liberté, se servant des avancées technologiques pour produire des bénéfices qui furent ensuite réinjectés dans le système pour financer de nouvelles recherches et de nouveaux progrès. Le système commença alors à s'autoreproduire et s'autoperpétuer : les premiers succès commerciaux fournirent les capitaux nécessaires pour en financer de nouveaux.

Les faits et les informations générés par la science et utilisés pour créer des capitaux sont le carburant qui permet au libre marché de fonctionner. Plus les faits et les informations censés être produits par une étude sont utiles – plus le carburant est bon –, plus l'étude a de chances d'être financée. Si l'issue n'est pas un produit portant un code-barres, l'étude ne trouvera probablement jamais de financements.

Comme nous l'avons vu, l'approche technologique de la nutrition – le genre qui fait gagner de l'argent à l'industrie – comprend médicaments, compléments, et aliments enrichis et fortifiés. Ces derniers sont tous très lucratifs et protégés par les lois sur la propriété intellectuelle. Il existe des tonnes de financements pour ce type de science : de nombreuses études de ce type sont donc effectuées. À l'inverse, les recherches sur les bienfaits nutritionnels des aliments entiers d'origine végétale n'ont pas vraiment de potentiel commercial. Impossible de faire breveter la recommandation de manger des fruits, des légumes, des noix, des graines et des céréales complètes. Résultat : rien ne pousse l'industrie à investir dans de telles recherches, ni les chercheurs à étudier et confirmer de telles déclarations.

La santé, le bonheur et le bien-être général de l'homme ne peuvent pas, et ne pourront jamais, progresser dans une économie de marché corrompue par ses acteurs les plus puissants. Au lieu d'une nutrition holistique, le marché libre nous propose des fragments facilement commercialisables : des compléments et des nutraceutiques. Quand on tombe malade à cause de notre alimentation malsaine, le marché nous rend service avec des solutions réductionnistes : des médicaments brevetés et des opérations chirurgicales hors de prix. Et la communauté de la recherche suit la logique de l'industrie : les scientifiques se font passer pour des chercheurs de vérité, alors qu'ils produisent à tour de bras de nouvelles manières de gagner de l'argent, au détriment de notre bien-être.

SUIVRE L'ARGENT

Vous êtes-vous déjà demandé qui paie la recherche médicale, celle qui étudie les principes biologiques fondamentaux et jette les bases de leur application ultérieure ? Les professeurs d'université – du moins ceux qui sont titulaires – reçoivent un salaire de leur établissement*, mais celui-ci ne couvre pas les coûts du matériel de laboratoire dédié à la recherche, ni le temps des assistants et des postdoctorants qui se chargent du travail de défrichage.

* Notons toutefois que, depuis quelques années, les pressions sur les professeurs sont de plus en plus fréquentes : on incite ceux qui souhaitent mener des recherches à obtenir des financements couvrant également leur salaire.

Tout comme les hommes politiques doivent passer le plus clair de leur temps à recueillir des fonds pour leur réélection, la plupart des chercheurs doivent consacrer de nombreuses heures à faire des demandes de subvention et à s'efforcer de conserver ces financements. Outre l'université, les principales sources de financements sont le secteur privé et l'État. Étant donné qu'il y a plus de chercheurs en quête de financements que d'argent disponible, la compétition est rude. Les entreprises privées et les agences gouvernementales doivent trancher et approuver un petit pourcentage des demandes de subvention.

Ce qu'on appelle « la recherche » va des études les plus fondamentales, presque ésotériques, aux expériences les plus appliquées, qu'on pourrait qualifier avec plus d'à-propos de développement technologique (bien que la distinction entre science appliquée et science fondamentale soit souvent vague et contestée, y compris au sein d'une même institution). Ces deux types de recherche sont utiles mais, en matière de financements, notre système favorise le second – et ce même quand les financements ne proviennent pas de l'industrie.

La majorité de la recherche en santé (fondamentale comme appliquée) est financée par l'industrie pharmaceutique ou des agences qui en dépendent (comme les Instituts nationaux de la santé, ou NIH). Comme l'industrie pharmaceutique attend un bon retour sur investissement, ses décisions de financement favorisent naturellement la science appliquée : leur principal critère pour évaluer les propositions de recherche est en général l'argent que ces dernières peuvent rapporter. Toutefois, même le financement gouvernemental, par le bais d'agences comme les NIH et la Fondation nationale pour la sciences (*National Science Foundation*, ou NSF, la principale source de financements pour la recherche fondamentale), impose des critères réductionnistes, directement ou indirectement, à pratiquement toutes les recherches en santé et en nutrition.

Malheureusement, ces dernières décennies, j'ai pu observer que le secteur privé et ses priorités empiétaient de plus en plus sur la recherche fondamentale effectuée dans les universités et les organismes de recherche associés. Cette présence est perceptible à tous les niveaux, des plans d'étude individuels (ce qui est étudié et comment) et la façon dont les scientifiques interprètent leurs résultats, à la direction que prend leur carrière.

COMMENT LE FINANCEMENT INFLUENCE LES PLANS D'ÉTUDE

Si une personne postulant pour une recherche fondamentale espère recevoir des financements, elle est priée de s'assurer que l'hypothèse qu'elle propose est « ciblée » – un mot codé pour « réductionniste ». Pour obtenir des financements pour ce genre de recherche, les candidats doivent vouloir étudier en détail les effets biologiques d'un unique nutriment plutôt que l'aliment duquel il est tiré, ou chercher le mécanisme biologique clé qui explique un effet plutôt qu'envisager un éventail de mécanismes possible. Dans le jargon du milieu de la recherche, la recherche holistique est décrite de manière péjorative comme une « recherche à l'aveuglette » ou « au petit bonheur ».

Dans la recherche fondamentale, tout nouveau résultat réductionniste conduit généralement à une question évidente : « Et après ? » La réponse quasi universelle (et parfois légitime) des scientifiques est de recommander des recherches supplémentaires. (Cela assure des financements et du travail à nos labos !) Par conséquent, ces chercheurs limitent leur capacité à mieux comprendre des phénomènes plus essentiels, ce qui devrait être le mandat de tout chercheur en science fondamentale. La question « Et après ? » est presque toujours réductionniste : elle rapproche un peu plus les résultats de l'étude précédente du marché. Que les scientifiques expriment ou non un intérêt commercial dans ces débats sur la recherche n'est pas important ; au bout du compte, les résultats prennent de la valeur et de l'importance quand ils peuvent rapporter de l'argent, et cela influe sur la façon dont les chercheurs envisagent les prochaines étapes de leur travail. Quelle que soit la manière dont ces études sont conçues et menées, elles représentent toujours des étapes sur le chemin de l'exploitation commerciale. La valeur potentielle sur le marché s'avère être un aimant puissant qui attire inexorablement la recherche. En réalité, au fil des ans, je suis devenu de plus en plus convaincu que cette valeur potentielle est l'unique objectif de la recherche biomédicale, même la plus fondamentale et non appliquée.

Je ne suis pas en train de dire que les chercheurs sont nécessairement conscients de ce phénomène : ils peuvent en être totalement inconscients. Ils seront nombreux à s'offusquer de ces remarques et à nier faire de la recherche pour servir le marché et générer des retombées financières pour eux ou leur employeur. Mais ils travaillent malgré tout dans un système dont l'objectif principal est le retour sur investissement. Le profit est le principal moteur de notre système biomédical, et la quasi-totalité des chercheurs en biomédecine participe à ce système et en est tributaire. Plus un investissement dans la recherche est perçu comme capable de produire un retour, plus la société dans son ensemble (des consommateurs aux entrepreneurs en passant par les milieux politiques et les organismes de financement de la recherche) est enthousiaste et y est favorable.

COMMENT LE FINANCEMENT COMPROMET L'INTÉGRITÉ DE LA SCIENCE

Il existe des éléments de preuve indiquant que les contraintes de financement incitent certains chercheurs à commettre des fraudes pour contenter leurs bailleurs de fonds. Je ne parle pas de fraudes flagrantes comme la falsification de données ou la fabrication de preuves, mais de choses bien plus subtiles. Dans un article paru dans le numéro de juin 2005 de *Nature* au titre haut en couleur : « Le mauvais comportement des scientifiques », qui rapportait une étude menée sur plus de 3 000 chercheurs ayant reçu des financements des NIH, 15 % admettaient avoir « modifié le plan, la méthodologie ou les résultats d'une étude en réponse aux pressions exercées par leur source de financement[1] ». Quand on examine les données en fonction de l'état d'avancement des carrières, l'histoire devient encore plus intéressante. Tandis que seuls 9,5 % des chercheurs en début de carrière admettaient avoir eu ce genre de comportement, le chiffre s'élevait à 20,6 % pour ceux à mi-carrière. L'industrie semble avoir le don d'apprendre aux scientifiques à se conformer à ses motivations commerciales. Cette augmentation suggère aussi que plus des chercheurs sont plongés dans un système, moins ils veulent perturber son fonctionnement. Ils ont investi bien trop de temps, d'énergie et de leur personne dans leur laboratoire pour mettre leurs financements et leur carrière en péril.

Deux autres aveux révélés par cette étude nous aident à comprendre comment ces pratiques discutables concourent à nuire au champ entier de la recherche en santé. Tout d'abord, 15,3 % des chercheurs admettaient avoir « laissé tomber des observations ou des données, car leur instinct leur disait qu'elles étaient inexactes ». Quand je vous disais qu'on ne voit que ce qu'on a envie de voir sans tenir compte du reste ! Même si une observation aberrante réussissait à survivre au plan d'étude réductionniste, un septième des chercheurs se sentiraient libres de ne pas en tenir compte à cause de leur « instinct » ou, pour le dire autrement, de leurs préjugés. Ensuite, 12,5 % des chercheurs ont déclaré qu'ils fermeraient les yeux sur « l'utilisation de données erronées ou l'interprétation douteuse de données par d'autres chercheurs » si celles-ci contribuaient à leur propre programme de recherche ou étayaient leurs propres conclusions. En d'autres termes, ils seraient prêts à prétendre qu'une mauvaise recherche est bonne si elle soutenait leurs convictions personnelles, et la citeraient même dans leurs articles pour prouver leurs dires. À la suite de ces aveux, un constat s'impose : le milieu de la recherche médicale traite des vérités fondamentales à la légère, choisit ses données pour soutenir des conclusions partiales et prépayées, et n'est pas vraiment disposé à aller contre les projets de vente et l'agenda commercial des industries qui financent sa recherche.

Selon moi, les pourcentages cités ci-dessus sont en réalité plutôt bas, et ce à plusieurs titres. Premièrement, ce comportement est tellement automatique qu'il est en grande partie inconscient. De nombreux chercheurs n'ont pas du tout conscience que les attentes et les pressions de leurs bailleurs de fonds corrompent l'intégrité de leur recherche. Deuxièmement, les « mauvais » comportements sont souvent sous-évalués par les personnes interrogées, même quand on leur assure l'anonymat, comme c'était le cas ici. Et, troisièmement, le taux de participation à l'enquête était légèrement en dessous des 42 %. Il est probable que les 58 % de chercheurs qui ont refusé de répondre étaient encore plus sensibles aux pressions que les sondés car, la plupart du temps, ce sont ceux qui ont le moins à cacher et ont le moins honte de leur comportement qui répondent aux enquêtes facultatives.

Cette enquête n'examinait pas la nature des changements apportés au plan ou à la méthodologie des études ayant été modifiées, mais mon expérience (aussi bien en tant que bénéficiaire de financements qu'en tant que membre de comités d'évaluation des demandes de subvention) me dit qu'il est presque certain que ces recherches furent orientées vers un plus grand réductionnisme – vers plus de précision, plus d'hypothèses de causalité, et moins de plans d'étude basés sur l'observation, trop « complexes ».

COMMENT LE FINANCEMENT INFLUE SUR LES PARCOURS PROFESSIONNELS

Les chercheurs en nutrition sont récompensés s'ils créent et perpétuent un système qui se concentre sur des nutriments isolés, sortis de leur contexte, et punis s'ils étudient de vrais aliments et populations dans le monde réel. Cela fait une différence non seulement dans le cas des études individuelles, mais aussi dans les choix de carrière des scientifiques. Prenons pour exemple Rui Hai Liu, le chercheur chinois dont nous avons parlé au chapitre 11. Le professeur Liu fit des découvertes révolutionnaires en montrant que l'activité antioxydante d'une pomme est 263 fois plus puissante que la quantité de vitamine C qu'elle contient ne le laisse penser. Ayant fait cette découverte, le professeur Liu se retrouva face à un choix : quelle direction devaient prendre ses recherches ?

Il aurait pu choisir de démontrer cet effet – « le tout est supérieur à la somme de ses parties » – dans différents végétaux et substances chimiques. Ses recherches (nous le savons maintenant grâce à celles menées par d'autres) auraient pu mettre en doute les revendications mensongères et souvent dangereuses des industries des compléments et des nutraceutiques. Il aurait pu consacrer sa carrière à l'idée que consommer des aliments d'origine végétale est une meilleure option que l'approche réductionniste qui consiste à avaler des pilules contenant les seuls « ingrédients actifs » présents dans ces aliments.

Mais dans le monde universitaire, il n'y a pas de financement pour ce genre de carrière. Comme c'est un bon chercheur (en réalité, il est même remarquable), il choisit l'approche réductionniste, sa seule option, puisque c'est là que se trouve l'argent pour la recherche. S'il voulait que sa carrière avance et devenir titulaire – s'il voulait se payer les équipements et rémunérer les assistants dont il avait besoin pour mener n'importe quelle recherche –, cette décision s'imposait.

En choisissant la voie réductionniste, le professeur Liu put étudier de nombreuses idées intéressantes. Il chercha les autres composés similaires à la vitamine C dans les pommes qui pouvaient expliquer la différence entre l'activité chimique et l'activité biologique présumée de la vitamine C. Il confirma leurs structures chimiques, détermina comment ils sont absorbés et distribués après consommation, découvrit la manière dont ils sont métabolisés et montra combien ils sont puissants. Et il le fit très bien. De nombreux chercheurs rêveraient d'avoir sa réputation et sa situation professionnelle. Voilà le genre d'objectifs qui trouvent facilement des financements. De nombreux étudiants du professeur Liu ont vu leurs résultats de recherche publiés dans d'excellentes revues évaluées par les pairs.

Le problème n'est pas que l'approche réductionniste est inintéressante, ou qu'elle ne nous fournit pas des renseignements précieux. J'ai beaucoup aimé effectuer des recherches de ce type : elles étaient exigeantes et stimulantes sur le plan intellectuel et, tant que je « ciblais » mes propositions de recherche, j'ai eu tous les financements publics qu'il me fallait pour être créatif et entreprendre les projets qui me semblaient intéressants. Les étudiants des cycles supérieurs se servent de ces études pour développer leur pensée critique, leur plan d'expérience, leurs recherches et leurs capacités rédactionnelles – tout cela leur étant très utile, ainsi qu'à la communauté scientifique et à la société dans son ensemble.

Le problème n'est pas que l'approche réductionniste est un choix de carrière. Le problème, c'est que c'est le seul choix de carrière. Des milliers de jeunes chercheurs suivent la voie empruntée par le professeur Liu chaque année, dans des domaines allant de la biologie fondamentale aux sciences appliquées. D'une manière ou d'une autre, les chercheurs sont récompensés quand ils choisissent de suivre cette voie, réductionniste et conventionnelle. Il est beaucoup plus simple d'obtenir des financements. Et c'est aussi une excellente manière de se faire une réputation dans le monde scientifique.

Dans le monde universitaire occidental, si le professeur Liu avait entièrement fait honneur à ses racines holistiques (puisées dans la médecine chinoise), je suis sûr qu'il aurait dû quémander des financements, aurait été privé d'un labo décent et d'étudiants motivés, et n'aurait jamais été titularisé. Quand les scientifiques commencent à bien s'en sortir dans la recherche réductionniste, changer de voie pour embrasser le holisme est quasiment impossible. S'ils le font, ils risquent de perdre tout ce à quoi ils ont consacré leur vie : des financements, des équipements, le prestige et l'influence. Ainsi, une fois installé dans ce type de carrière, bien financée, un chercheur devient encore plus asservi à ses propres résultats de recherche – et au paradigme dominant sa discipline.

Je n'entends pas remettre en question les choix de mon ami et collègue, car je connais son dévouement, sa persévérance et la sincérité de son travail, et y attache une grande valeur. C'est son environnement qui me préoccupe. Cet exemple illustre parfaitement le choix auquel tous les chercheurs sont confrontés – choix qui, compte tenu de notre système actuel, n'est pas du tout un choix.

COMMENT LE FINANCEMENT MÈNE À DES SPÉCIALISATIONS ÉTROITES

Le programme réductionniste des bailleurs de fonds encourage les plans d'étude réductionnistes, mais pas seulement : il pousse aussi à avoir une vision étroite de ce qu'est une question importante – ce qui a conduit au développement de disciplines de plus en plus spécialisées.

Tout comme la « santé humaine » est un domaine trop vaste pour être considéré comme une vraie discipline scientifique, la « biologie » est devenue un fourre-tout plutôt qu'un champ d'étude légitime. Au lieu de devenir biologiste, on devient biochimiste, généticien, microbiologiste, neurobiologiste, chercheur en biologie computationnelle, ou biologiste moléculaire. Il n'y a plus de « naturaliste » aujourd'hui. Mais il y a des physiologistes « animal », des écologistes, des biologistes évolutionnistes, des entomologistes, des biologistes marins et des spécialistes des végétaux ou de la diversité biotique. Et même ces sous-disciplines (que j'ai trouvées sur le site Internet du département de biologie de Cornell) semblent curieusement généralistes aujourd'hui. Le département de biologie moléculaire et de génétique de Cornell (département totalement indépendant de celui de biologie au passage) propose les programmes suivants : « Biochimie, biologie moléculaire et cellulaire » ; « Biophysique » ; « Génétique, génomique et développement » ; et « Génomique des populations, génomique comparative et évolutive ».

Dans une certaine mesure, plus la biomédecine en apprenait sur notre biologie infiniment complexe, plus cette division en sous-disciplines devenait inévitable. Il y a tant à apprendre qu'il est naturel et utile de séparer ces connaissances en sous-disciplines, dont la biochimie, la génétique, la pathologie, la nutrition, la toxicologie, la pharmacologie, et ainsi de suite. Débattre intelligemment d'idées est plus facile quand les personnes partageant le même point de vue ont un langage commun.

Le problème, c'est que cette division renforce l'idée que chaque groupe étudie quelque chose de totalement indépendant des autres. Chacune de ces sous-disciplines se crée son identité propre : ce faisant, elle commence à ériger des frontières intellectuelles qui excluent les autres, alors qu'elles pourraient contribuer de manière constructive aux débats sur des questions de santé plus générales. Pour que les pathologistes vous prennent au sérieux, il faut être pathologiste. Aucun(e) généticien(ne) ne pense avoir quoi que ce soit à apprendre d'un nutritionniste. Et ainsi de suite. En réalité, ces enclaves (je me les représente comme de minuscules caves) ne sont plus seulement étroitement spécialisées, elles sont un facteur d'exclusion et d'isolement.

Par conséquent, se spécialiser dans une discipline ou une sous-discipline biomédicale, tout en conservant une bonne compréhension de l'ensemble de la recherche biomédicale dont sa spécialisation fait partie, est déconseillé. Pour éviter d'être considéré comme « bon à tout, bon à rien », les chercheurs en biomédecine tendent à se concentrer sur une unique discipline. Ils ont beau tout savoir sur l'art d'enfoncer un clou, ils n'ont souvent pas idée que, parfois, un assemblage à tenon et mortaise, un tournevis ou un tube de colle peuvent être plus efficaces.

D'autres ont soulevé ce problème avant moi et les institutions ont tenté de le résoudre en créant des programmes croisés et interdisciplinaires dans le but d'améliorer la communication entre les sous-disciplines. Mais même dans ces programmes interdisciplinaires, les identités de groupe continuent à exister. Les individus y arborent toujours leur étiquette. Et ici aussi, comme dans la recherche elle-même, l'expertise en une discipline particulière est plus valorisée que la compréhension holistique des liens qu'elles entretiennent entre elles.

J'accepte, je comprends cette spécialisation de plus en plus poussée de la recherche biomédicale. Mais elle s'accompagne d'un inconvénient qu'on oublie trop souvent – et c'est grave. Certaines de ces sous-disciplines produisent naturellement des solutions réductionnistes plus lucratives que d'autres : elles obtiennent donc plus de financements. Comme elles acquièrent une plus grande part des ressources dévolues à la recherche, elles dominent de plus en plus la communauté des chercheurs, leur fournissant par la même occasion une tribune pour dominer également l'opinion publique. En résumé, sans qu'elles en aient nécessairement conscience, elles commencent à dominer le débat sur la discipline plus large à laquelle elles appartiennent. Au lieu d'offrir un point de vue parmi d'autres, elles deviennent le point de vue dominant – et ce non pas parce que ce point de vue est le plus à même de résoudre le problème à l'étude, mais le plus susceptible de générer un retour sur investissement.

Le public doit savoir que ce milieu est très fragmenté, car cette fragmentation est en grande partie à l'origine de sa confusion. Une sous-discipline fait connaître son point de vue sur un sujet, tandis qu'une deuxième et une troisième, avec des points de vue différents, interviennent en donnant elles aussi leur opinion – et parfois, leurs points de vue sont contradictoires. Le public, novice en la matière, doit deviner qui a raison, quand la réponse est parfois aucune des trois. Vous vous rappelez les aveugles et l'éléphant ? Chacune de ces sous-disciplines repliées sur elles-mêmes a une connaissance très limitée de la vue d'ensemble.

Quand une personne est diplômée de biomédecine, cela signifie seulement qu'elle maîtrise une infime partie d'une sous-discipline spécialisée. Cela ne signifie pas nécessairement qu'elle est plus qualifiée qu'un profane pour commenter publiquement l'ensemble de la biomédecine. En effet, comme ces chercheurs se spécialisent à outrance, ils sont sans doute moins qualifiés pour évoquer le contexte général. C'est un peu comme si une grenouille ayant passé toute sa vie dans un silo venait nous parler du monde extérieur.

L'élite scientifique fait fausse route et, au sein de la recherche biomédicale, ceux qui se font appeler « généticiens » – en particulier ceux qui appartiennent à la sous-discipline de la « génétique moléculaire » – en sont la meilleure illustration. De nos jours, ce sont eux qui reçoivent la plus grosse partie des financements dévolus à la recherche biomédicale : de ce fait, ils occupent une position dominante dans la communauté, aussi bien professionnelle que publique. Ils ont l'argent nécessaire pour mener leurs recherches et rapporter leurs résultats, de manière à défendre leurs intérêts et soutenir leurs points de vue. Ils acceptent parfois d'ouvrir leurs frontières à d'autres disciplines, mais seulement à leurs conditions. Par exemple, les généticiens reconnaissent la nutrition comme une discipline quand elle n'a aucun rapport avec la leur – quand ils se donnent la peine de reconnaître que la nutrition est une discipline scientifique ! Quand les deux se recoupent, la nutrition est définie comme une sous-discipline de la génétique, comme dans les domaines de la « génomique nutritionnelle » ou de l'« épigénétique ». De fait, au mieux, la nutrition a moins d'importance que la génétique et, au pire, elle n'a plus aucun rapport avec la santé. Les généticiens dominent le débat. Il n'y a pas d'échange d'informations d'égal à égal : les généticiens se servent de la nutrition (car ils savent qu'elle a bonne presse auprès du public), mais ils faussent et contrôlent les informations nutritionnelles, dont ils cachent l'importance vitale au public.

Sans oublier que les bailleurs de fonds de la recherche « à but lucratif » profitent de la fragmentation et de la prolifération des sciences de la santé en disciplines de plus en plus distinctes. Comme dans tout système de libre marché, plus il y a de concurrents pour des fonds limités, plus la compétition est féroce – et plus les demandeurs de financements sont obligés d'exagérer l'importance de leur programme et de leur méthodologie de recherche pour contenter leurs riches bailleurs de fonds.

COMMENT LE FINANCEMENT DÉTERMINE LES PRIORITÉS DE RECHERCHE

L'objectif subliminal visant à « faire des bénéfices » (qui assortit de contraintes réductionnistes et lucratives la majorité des travaux de recherche subventionnés) a aussi des implications sur les priorités de financement. Certaines disciplines reçoivent plus de financements que d'autres. Nous l'avons vu, la génétique est bien plus à la mode que la nutrition. Le potentiel commercial de la thérapie génique pour renforcer le système immunitaire attire beaucoup plus de financements que le potentiel commercial du brocoli. L'argent ne va pas à la génétique et aux tests de médicaments parce que ce sont les moyens les plus prometteurs et les plus rentables d'améliorer la santé humaine, mais parce que ce sont les moyens les plus lucratifs de répondre à nos besoins en matière de santé – ou, pour le dire autrement, ce sont les meilleurs moyens de répondre à la demande du marché.

Pouvez-vous imaginer les gains pour la santé publique si le demi-billion de dollars que représente le chiffre d'affaires annuel des Big Pharma était affecté à sensibiliser la population à la nutrition AEOV et à s'assurer que des fruits et légumes frais, issus de l'agriculture biologique durable, étaient disponibles et abordables pour tous les Américains ? Difficile d'imaginer une telle initiative. Cela semble totalement impossible dans le système actuel. Mais pourquoi ? Pourquoi, si la défense acharnée du régime AEOV était si positive, est-il impensable que notre société s'unisse autour d'un projet Manhattan* de la nutrition ? Parce que nous savons que la recherche et les programmes sanitaires reflètent les priorités des industries à but lucratif, non de la science dans l'intérêt du public. Une telle initiative porterait ses fruits en termes de santé, pas en dollars (bien que, à long terme, elle rapporterait aussi de l'argent, grâce aux économies effectuées en soins de santé !).

Là aussi, l'accent mis par l'industrie sur le réductionnisme commercialisable influence le financement gouvernemental, même si celui-ci n'est, paraît-il, pas motivé par le profit. Prenons par exemple les NIH (Instituts nationaux de la santé), une agence du gouvernement américain qui est par ailleurs l'organisme de financement de la recherche le plus prestigieux et le plus fortuné au monde. Les NIH comprennent vingt-huit instituts, programmes et centres, consacrés au cancer, au vieillissement, à la santé oculaire, à l'abus d'alcool, et à de nombreuses autres facettes de la santé humaine et de la maladie. Mais aucun n'est entièrement consacré à la nutrition ! (À moins de compter l'Institut national

---

* Projet qui conduisit à l'élaboration de la première bombe atomique (N.D.T.).

sur l'abus d'alcool et l'alcoolisme, bien sûr !) Sur les rares financements consacrés à la recherche nutritionnelle dans les NIH (qui constituent seulement 2 à 3 % du budget des instituts consacrés au cancer et aux maladies du cœur, et encore moins pour les autres instituts et programmes), la majorité des fonds servent à étudier les effets de nutriments isolés lors d'essais randomisés contrôlés, dans le but d'optimiser la nutrition de patients prenant des médicaments spécifiques, et/ou de faire des recherches biochimiques sur la fonction des nutriments individuels. (Dans le passé, quelques projets des NIH ont tenu compte du fondement holistique de la recherche en santé et de la pratique clinique, mais ces études ont largement été ignorées dans les débats publics sur l'alimentation et la santé et sont rarement sorties des bibliothèques universitaires.) Malheureusement, le public est convaincu du fait que ces priorités de recherche sont la meilleure manière d'atteindre nos objectifs sanitaires, alors qu'elles ne sont que le meilleur moyen d'engranger plus de bénéfices.

LE POINT DE VUE D'UN INITIÉ SUR LE FINANCEMENT ET LA RECHERCHE

Je sais d'expérience que le financement détermine les priorités de recherche : j'ai longtemps fait des demandes de subvention pour mes travaux et ai été membre de plusieurs organismes de financement de la recherche qui déterminent les demandes qui reçoivent les financements. Je connais bien la frustration d'avoir à formuler ses sujets de recherche de manière à ce que les comités d'évaluation les jugent acceptables, et la pression qu'on subit pour trouver des réponses réductionnistes.

Au fil des ans, je pris conscience des limites de la recherche réductionniste et cela finit par me poser problème. Je trouvais de plus en plus difficile et dérangeant de continuer à enseigner la nutrition de manière traditionnelle (et réductionniste) – comme on me l'avait enseignée –, alors que mon point de vue sur la question changeait. Je me démenais dans le paradigme réductionniste, mais savais que quelque chose clochait.

Puis on commença à me mettre en garde : un ancien collègue par exemple, membre du comité des NIH qui évaluait notre dernière demande de subvention (que nous obtînmes) pour renouveler le financement de notre projet en Chine. Dans la demande, j'avais exprimé mon enthousiasme pour le lien biologique complexe entre alimentation et cancer et expliqué que notre projet pourrait fournir des occasions uniques de développer des modèles de causalité de la maladie plus complexes que le modèle mécaniste et linéaire, qui refléteraient sans doute la nature holistique de la maladie. Apparemment, cela avait soulevé beaucoup d'inquiétudes au sein du comité d'évaluation. D'après mon collègue – qui, en me confiant cela, avait brisé le code du silence généralement imposé aux membres –, la stratégie de recherche que je décrivais se rapprochait dangereusement du holisme. Il me conseilla de ne plus jamais défendre mon travail en me référant à l'interprétation holistique. Il me rappelait que je remettais en question l'un des principes de base de la recherche biomédicale et que, ce faisant, j'avais mis en péril le financement indispensable à la troisième et dernière phase (de trois ans) de notre projet de recherche. Peu après, je choisis de mettre un terme à mon programme de recherche expérimentale, débuté plus de trente ans auparavant – décision déchirante pour moi, car la recherche expérimentale était le travail de toute une vie, et j'adorais travailler avec mes étudiants. Je ne pouvais plus me résoudre à écrire des demandes de subvention pour n'étudier que des hypothèses très ciblées portant sur d'infimes détails sortis de leur contexte*.

Mais ce choix – sortir du système, ou seulement le mettre en cause – ne s'offre pas à tous les chercheurs. À l'époque, nous étions le groupe de recherche le plus financé d'un grand département des sciences nutritionnelles, longtemps considéré comme le meilleur du pays, ce qui me donna la liberté d'étudier subtilement des questions qui défiaient le paradigme dominant. D'autres chercheurs, surtout ceux qui débutent leur carrière et s'efforcent de devenir titulaires, subissent bien plus de pressions pour se conformer aux attentes de la communauté de la recherche, favorable à l'industrie.

Et les pressions ne concernent pas que les chercheurs. De la fin des années 1970 à la fin des années 1980, je fis partie d'un comité d'évaluation des demandes de subvention pour l'Institut national du cancer des NIH (et d'autres organismes de recherche contre le cancer) : à plusieurs occasions, nous reçûmes des demandes enthousiastes pour étudier un effet biologique en prenant en considération un large éventail de facteurs causaux – en d'autres termes, pour étudier un sujet d'un point de vue holistique. Ces approches « à l'aveuglette » ou « au petit bonheur » étaient systématiquement rejetées, sans examen supplémentaire. En général, j'étais d'accord avec ces refus car, trop souvent, les candidats n'avaient pas d'idée ni d'objectif précis. Mais pas toujours. Les refus systématiques de notre comité reflétaient autre chose, quelque chose que je trouve particulièrement révélateur et troublant dans le domaine des sciences :

* La quasi-totalité des financements de notre laboratoire de recherche provenait de l'Institut national du cancer des NIH, mais nous en reçûmes également de plus petits de l'Institut américain de recherche sur le cancer (*American Institute for Cancer Research*, AICR), de la Société américaine du cancer (*American Cancer Society*) et d'autres organismes publics.

la conviction que seules les hypothèses très ciblées – et non les recherches « au petit bonheur » – méritaient de recevoir des financements.

Aujourd'hui, il arrive que j'entende parler du financement d'une recherche ayant un modèle d'analyse similaire à celui de notre projet en Chine. Mais il y a quelques années, notre projet était le seul à interpréter les données de cette manière. Ce que nous avons appris en Chine, combiné à notre travail en laboratoire, a totalement changé ma compréhension de la nutrition. Imaginez un peu ce qu'on pourrait apprendre si on finançait quelques études non réductionnistes de plus !

LES COÛTS SOCIÉTAUX DU FINANCEMENT À BUT LUCRATIF

Je sais d'expérience que la grande majorité des chercheurs et des praticiens biomédicaux travaille avec passion et sincérité. Or, comme ils opèrent dans un système qui exerce une pression sur eux pour qu'ils ne mènent que des recherches réductionnistes, cette passion et cette sincérité se traduisent rarement en une démarche scientifique rigoureuse et efficace.

Comme nous l'avons vu dans la partie II, la recherche réductionniste est en elle-même fondamentalement insuffisante. La compréhension du tout, requise pour donner du sens aux différentes données, lui échappe par définition. Les solutions qu'elle propose (comme la solution ne fonctionnant qu'avec une vache sphérique dans un vacuum !) ne tiennent pas la route dans le contexte de la vie réelle. La recherche du profit ne se contente pas de limiter la capacité des chercheurs à avoir une démarche scientifique rigoureuse à cause des priorités de financement de l'industrie : elle a aussi de graves conséquences, comme quand l'industrie s'efforce de transformer en profit des résultats de recherche douteux, et ce le plus rapidement possible.

Les produits et services de santé qui résultent de recherches réductionnistes prennent majoritairement la forme de seringues, de pilules et de potions, et les personnes qui les financent (ou devrais-je dire leurs « investisseurs » ?) les mettent sur le marché le plus rapidement possible, en général avant que les implications des recherches sur lesquelles ils sont fondés aient été étudiées et intégrées. Bien sûr, les entreprises testent leurs nouveaux produits et services : en réalité, elles paient des fortunes pour cela, misant sur leurs essais randomisés contrôlés pour démontrer leurs bienfaits. Parfois, c'est le cas. Malgré tout, déclarer que ces résultats positifs sont réellement prometteurs présuppose que des résultats à court terme, extrêmement ciblés, favorisent la santé à long terme. C'est un postulat hasardeux et généralement infondé.

En résumé, les pressions exercées par le marché donnent naissance à des produits fondés sur des données de recherche non éprouvées et dont les effets à long terme sont imprévisibles. Pas vraiment étonnant qu'on finisse par s'apercevoir, au mieux, que ces produits sont peu utiles ou, au pire, dangereux.

La vitamine E, dont nous avons parlé au chapitre 11, est un bon exemple. Une étude importante suggéra une corrélation entre les taux de vitamine E dans l'organisme et une meilleure santé cardiaque[2]. L'industrie se hâta de commercialiser la vitamine E sous forme de compléments. Puis des éléments de preuve commencèrent à montrer que la supplémentation en vitamine E faisait en réalité augmenter la mortalité totale : entre autres choses, les taux de cancer de la prostate et de maladies cardiaques étaient plus élevés[3] – éléments de preuve que l'industrie ignora le plus longtemps possible. En prenant connaissance de cette information accablante au sujet de la vitamine E, les chercheurs arrivèrent à un consensus : la fête devait continuer[4]. Et, aujourd'hui encore, on cherche un moyen de sauver le marché de la vitamine E, ou une solution de remplacement si son cas est vraiment désespéré. Tout le monde est motivé pour apporter les preuves qui justifieront qu'on continue à commercialiser de tels produits.

En toute honnêteté, ce ne sont pas les individus au sein de ma communauté que je décrie (même si certains pourraient se montrer plus créatifs et faire preuve de plus de courage !), mais le monde de la recherche, fortement influencé par les forces du marché qui définissent ce qu'on attend des scientifiques. La plupart d'entre nous savent que « l'argent est roi », comme dit le proverbe. Or, peu de mes confrères, chercheurs comme praticiens, sont réellement conscients du pouvoir de corruption de l'argent. Il est tellement omniprésent qu'il est difficile à voir de l'intérieur. Quand on est dans le ventre de la bête, comment savoir de quelle bête il s'agit ? Et même qu'il s'agit d'une bête ?

Trop souvent, nos priorités de recherche sont davantage motivées par des satisfactions personnelles que par le bien de la communauté. Or, c'est le public qui finance ces recherches et dépend de leurs découvertes et, dans le système actuel, il est pénalisé pour cela. Les individus au sein de la communauté de la recherche ont beau assurer leur réussite personnelle en suivant la ligne réductionniste des entreprises, collectivement, on ne se rapproche pas de notre objectif : la santé.

3

L'importance des médias

La croyance absurde dans l'autorité est le pire ennemi de la vérité.

Albert Einstein

Les données scientifiques motivent nos décisions en matière de santé. Le public s'en sert pour faire ses choix de vie et de consommation ; les médecins pour diagnostiquer et traiter leurs patients ; les membres du gouvernement pour élaborer leurs politiques ; l'industrie pour créer et améliorer des services, et faire des allégations de santé à leur propos ; et les assureurs pour décider des maladies et des traitements qu'ils couvrent. Ce ne sont là que quelques exemples : les résultats de la recherche scientifique influent sur notre vie au quotidien à bien d'autres égards.

Le principal lien entre la recherche et les consommateurs est les médias. Les revues professionnelles évaluent et publient les travaux de recherche en fonction de l'avis du comité de rédaction – s'il pense que les résultats sont valides et importants. Les médias grand public rapportent ces résultats : ils les rendent accessibles pour les profanes, les commentent, et donnent des conseils relatifs au mode de vie en se fondant sur ces preuves. Sans les médias, les découvertes resteraient dans la tête et les carnets des scientifiques qui les ont faites : elles ne seraient ni reconnues publiquement ni appliquées. Les médias jouent donc un rôle indispensable pour faire voyager les informations du domaine de leur création à celui de leur application.

Dans l'idéal, les médias ne devraient pas se contenter de jouer les intermédiaires, transmettant aveuglément l'information de ses créateurs à la sphère sociale. Les médias ont toujours servi de contrepoids au pouvoir, que ce pouvoir soit gouvernemental ou scientifique (la capacité à scruter la nature pour révéler ses secrets est sans conteste une forme de pouvoir). Ce rôle de garde-fou nécessite de développer une pensée critique sur les données et leur fiabilité. Il demande de poser des questions qui fâchent. Il requiert l'indépendance journalistique. Et il exige la transparence, de façon à ce que les consommateurs de l'information puissent prendre des décisions éclairées et évaluer la manière dont les différents médias interprètent les preuves scientifiques.

Malheureusement, ce genre de journalisme indépendant et intelligent est rare en santé. On ne peut se fier ni aux revues professionnelles comme *The Journal of the American Medical Association* (*Jama*), ni aux médias grand public comme la *Corporation for Public Broadcasting* pour couvrir les questions de santé de manière informée, courageuse et impartiale. Je cite ces exemples de médias car on les considère comme les meilleurs dans leur genre : on ne s'attend pas à ce qu'ils s'arrangent avec la vérité. Je ne veux pas les désigner comme étant pires que les autres : en effet, pas besoin de chercher très loin pour trouver des reportages santé bien moins intelligents et honnêtes dans les journaux et aux informations télévisées. Je veux seulement que vous compreniez que le problème ne se résume pas à quelques « brebis galeuses » : il concerne l'ensemble du système auquel appartiennent les médias, et les entités qui recherchent le profit dont les médias dépendent.

LES REVUES DE RECHERCHE

Avant de parvenir au public, les résultats de recherche passent par les revues professionnelles, qui ne jouissent pas toutes du même prestige, ni de la même influence. Les articles parus dans *Nature*, *Jama* ou *The New England Journal of Medecine* (*NEJM*), qui semblent intéressants et pertinents, sont souvent relayés par les informations télévisées. D'autres revues prestigieuses sont plus obscures, seulement connues des praticiens du domaine concerné. Citons par exemple *Cancer Research* et *The American Journal of Cardiology* parmi les centaines de revues qui se concentrent exclusivement sur certaines disciplines ou sous-disciplines. Il en existe encore d'autres, considérées comme de second rang dans le milieu, qui survivent grâce aux contributions qui ne sont pas « à la hauteur » des publications les plus prestigieuses.

Pour se prémunir contre les « mauvaises » recherches, les revues ont principalement recours à l'évaluation par les pairs : le comité de rédaction envoie les manuscrits soumis au journal pour publication à deux ou trois relecteurs qualifiés (des scientifiques expérimentés en la matière), qui évaluent la qualité de la recherche et la pertinence des résultats. Les relecteurs restent anonymes. Ce système vise à exclure les recherches mal exécutées et non fiables. Quand elle est effectuée de manière honorable, cette évaluation est l'un des meilleurs moyens de garantir l'intégrité de la science. Selon moi, un article qui n'a pas été évalué par les pairs ne peut pas faire autorité et ne devrait en aucun cas être cité comme preuve.

Toutefois, l'évaluation par les pairs échoue quand les relecteurs laissent leurs partis pris influer sur leurs décisions. Quand ils décident à l'avance que certains sujets de recherche sortent des limites établies. Que certains types de plans d'étude (comme les holistiques) ne sont pas légitimes. Que certaines conclusions ne peuvent tout bonnement pas être correctes. En d'autres termes, quand ils s'accrochent de manière dogmatique à leur paradigme au lieu de chercher à l'élargir ou le transcender. L'évaluation par les pairs peut vite devenir une cage de fer qui étouffe toute curiosité et toute créativité, et décourage certains axes de recherche prometteurs en s'assurant qu'ils ne seront jamais publiés. C'est bien trop courant. Et ce n'est pas un hasard si l'évaluation par les pairs penche souvent du côté du réductionnisme, puisque ce parti pris peut servir les intérêts des revues elles-mêmes – en attirant les annonceurs, ou en permettant de les conserver.

Vous vous en souvenez peut-être, quand nous avons comparé les plans d'étude réductionnistes et holistiques, nous avons dit que les essais qui se prêtaient le mieux au plan d'étude réductionniste étaient les essais cliniques de médicaments. Il est logique d'étudier un phénomène réductionniste – par exemple, un comprimé à usage unique – à travers un prisme réductionniste. Et, fait peu étonnant, les revues médicales gagnent beaucoup d'argent quand elles font plaisir aux Big Pharma. Les revues professionnelles, comme les journaux et magazines grand public, sont en grande partie financés par la publicité. Marcia Angell, l'ancienne rédactrice en chef du *NEJM,* a rapporté qu'en 2001 l'industrie pharmaceutique avait dépensé 380 millions de dollars en publicités dans les revues médicales. Sans cette rentrée d'argent, ces revues ne pourraient pas exister. Qu'elles ne mordent pas la main qui les nourrit est donc peu surprenant.

Les Big Pharma financent également les revues médicales de manière plus insidieuse, par les reproductions d'articles. Quand une étude publiée dans une revue prestigieuse soutient les allégations d'un fabricant de médicaments, c'est bon signe pour les ventes. En effet, une entreprise pharmaceutique informe entre autres les médecins qui prescriront son médicament en faisant réimprimer l'article donné par le visiteur médical (en général accompagné d'une boîte de chocolats ou d'autres mets plus recherchés), et cela coûte cher. Grâce à ces reproductions, les revues empochent une bonne marge bénéficiaire, parfois jusqu'à 80 %, selon Richard Smith, l'ancien rédacteur en chef du *British Medical Journal*[1]. Et une étude publiée en 2010[2] a établi une corrélation entre prix de vente élevés des reproductions et études financées par l'industrie. En d'autres termes, les études publiées que les entreprises pharmaceutiques ont financées étaient beaucoup plus susceptibles de générer de gros bénéfices pour les revues. De quelles sommes parlons-nous ? Il n'est pas rare qu'une unique reproduction coûte plusieurs millions de dollars[3].

En mettant de côté la question évidente de savoir si les comités d'évaluation des revues médicales privilégient les études qui montrent les effets positifs des médicaments, on comprend facilement que la recherche holistique a peu de chances de devenir une source de profit grâce aux reproductions. À qui cela profiterait-il financièrement de dire que consommer des aliments transformés, et du bœuf, des produits laitiers et de la volaille provenant d'élevages industriels fait augmenter le risque de maladie ? Même les magasins Whole Foods, qui vendent des « aliments naturels », tirent profit des aliments transformés : le *Wall Street Journal* a rapporté en 2009 que John Mackey, le PDG de la chaîne, avait reconnu vendre « un peu de malbouffe[4] ».

Pour résumer, les entreprises pharmaceutiques incitent financièrement les revues médicales (pour ne pas dire qu'elles font carrément pression sur elles) à publier des études réductionnistes qui promeuvent l'efficacité des produits pharmaceutiques et d'autres interventions lucratives. Les autres modèles et points de vue sont largement sous-représentés dans la littérature médicale : ceux qui la lisent – les médecins, les chercheurs, les décideurs politiques et le public – croient donc à tort que les quelques données biaisées qui passent par le prisme de ces revues représentent bien la réalité.

Au cours de ma carrière, j'ai à plusieurs reprises assisté à ce biais de publication. Même si nos résultats sur l'effet des protéines animales ont été publiés dans des revues très qualifiées, commenter leur signification fut une tout autre histoire (et j'entends bien m'y atteler une fois que j'aurai fini ce livre).

Dans le chapitre 3, j'ai évoqué la conversation que j'eus avec mon collègue Peter Magee, le rédacteur en chef de *Cancer Research*, la plus importante revue de recherche sur le cancer, au cours de laquelle je lui parlai de la nouvelle expérience que je projetais dans mon labo. Nous allions comparer l'effet remarquable des protéines sur la progression du cancer à celui généralement admis d'un carcinogène chimique extrêmement puissant. Je soupçonnais qu'un changement relativement modeste dans notre consommation de nutriments pouvait avoir une plus grande influence sur le développement du cancer que l'exposition à un carcinogène puissant. Il se montra sceptique mais, si nous obtenions effectivement de tels résultats, accepta de réfléchir au fait de les mettre en couverture de sa revue.

Malheureusement, quand nous fûmes prêts à les publier, mon collègue rédacteur en chef était parti à la retraite. Son remplaçant et le nouveau comité de révision étaient enclins à rejeter les effets de la nutrition sur le cancer. Ils voulaient des articles sur des sujets plus « stimulants intellectuellement » – qui examinaient par exemple le fonctionnement du cancer en termes moléculaires, en particulier si la réponse concernait les produits chimiques, les gènes et les virus. Même si nous avions scrupuleusement respecté les procédures expérimentales réductionnistes, ils considéraient presque nos recherches sur les effets de la nutrition sur le cancer comme de la non-science. Cela va sans dire, *Cancer Research* ne publia pas notre article.

J'eus une autre mauvaise expérience avec les revues médicales après avoir collaboré avec le directeur et fondateur du *True North Health Center*, le Dr Alan Goldhamer. Nous coécrivîmes une analyse rétrospective des effets spectaculaires du jeûne sur ses patients souffrant d'hypertension[5]. La tension artérielle des 176 patients étudiés pour l'article chuta, pour la plupart quelques jours seulement après avoir commencé le jeûne. Cet effet se produisait relativement rapidement, était plus important que celui produit par tous les antihypertenseurs jamais testés, et n'avait aucun effet secondaire. Cette intervention s'avéra extrêmement efficace, mais des revues comme *Jama* et *NEJM*, dont les revenus dépendent des publicités pour les antihypertenseurs, refusèrent cette publication, en dépit de l'avis contraire du comité de relecture. Elles sacrifièrent notre santé à leur porte-monnaie.

L'exemple le plus flagrant de biais de publication et de musellement auquel j'ai assisté de la part d'une revue scientifique tournait autour d'une étude fallacieuse[6] censée prouver que le dangereux régime Atkins était plus efficace pour aider les femmes en surpoids et obèses à maigrir que trois autres régimes, dont celui du Dr Dean Ornish, « pauvre en graisses ». L'étude fut publiée dans *Jama* en mars 2007, en dépit du fait que l'article déformait grossièrement les résultats de l'étude. Un exemple : les auteurs affirmaient que les sujets suivant le régime Ornish ne consommaient que 10 % de graisses, comme le veut le régime. Mais l'examen attentif du tableau des données montra que, sur douze mois, les participants censés suivre ce régime avaient en réalité consommé environ 29 % de leurs calories sous forme de graisses.

Pourtant, les auteurs insistaient sur le fait que leur comparaison était juste. Le Dr Robert Golub, le responsable de la rubrique « Courrier des lecteurs » de *Jama*, les aida dans leur supercherie en refusant de publier toute critique qui attirait l'attention sur les défauts très graves de l'étude, y compris les commentaires que le Dr Ornish lui-même, le Dr John McDougall, le Dr Caldwell Esselstyn et moi-même lui soumîmes séparément. Comme *Jama* ignorait nos courriers, j'écrivis au Dr Golub pour me plaindre de la démarche antiscientifique de la revue et insister pour qu'il publie au moins une critique documentée de cette étude viciée. Sa réponse ? Lapidaire :

Cher Professeur Campbell,

Votre lettre a été rejetée et je n'entends pas me lancer dans une discussion à ce sujet avec vous par e-mail.

Le Dr Golub aurait dû être renvoyé sur-le-champ, avec un blâme. Ce manque d'intégrité est de la plus haute importance. Mais dans le système actuel des publications médicales, c'est la routine. Après tout, la fondation Atkins est bien plus qu'un régime : c'est l'arme de propagande d'une entreprise pesant un million de dollars. Elle décide, sous la forme de financements s'élevant à des millions de dollars chaque année[7], et les médecins et chercheurs que ça ne dérange pas de mettre à mal leur crédibilité professionnelle font ses quatre volontés dans les pages des publications médicales les plus respectées au monde.

LES MÉDIAS GRAND PUBLIC

La plupart des gens ne lisent pas les revues médicales. Ils trouvent les informations santé dans les journaux, aux informations télévisées et sur des sites Internet d'actualité qui appartiennent à de grands groupes de médias. Dans l'idéal, les journalistes spécialisés dans le domaine de la santé lisent attentivement les principales revues médicales, assistent à des conférences professionnelles et interviewent des scientifiques sur les nouvelles découvertes et les recherches en cours. Ils se servent de leur formation et de leur expérience scientifiques (souvent bien maigres) pour évaluer et interpréter des résultats pour un public qui manque de connaissances en la matière – ce qui inclut la majorité des représentants élus. L'une des principales contributions des journalistes santé est de mettre en contexte les découvertes récentes en confrontant les nouvelles informations aux connaissances actuelles. Confirment-elles, contredisent-elles, élargissent-elles ou nuancent-elles le paradigme en vigueur ?

En résumé, les médias qui s'adressent au public sont censés être justes et rigoureux, et bien maîtriser les sujets qu'ils traitent. Or, trop souvent, ce n'est pas le cas. La plupart des médias se soumettent au pouvoir subtil qu'exercent les conglomérats auxquels ils appartiennent (dans le cas des principaux médias papier et télévisuels), leurs annonceurs et/ou soutiens financiers, les organismes de réglementation gouvernementaux, et même les élus (dans le cas des chaînes publiques et des autres médias soutenus financièrement par le gouvernement).

Les médias à but lucratif, mais aussi la grande majorité de ceux sans but lucratif, se contentent de reprendre la ligne de l'industrie et du gouvernement. Cette ligne renforce le paradigme réductionniste et, en prime, produit des informations captivantes, sensationnelles, qui titillent la curiosité du public : « Une découverte capitale dans la lutte contre le cancer ! » ; « De nouveaux comprimés anti-obésité basés sur des super aliments amazoniens ! » ; « Le chocolat peut-il guérir la dépression ? ».

Je suis sûr que vous avez déjà vu ou entendu ce genre de gros titres et d'annonces.

Si les principaux médias grand public dédiés à la santé étaient plus compétents – s'ils avaient plus de connaissances scientifiques et étaient plus indépendants et rigoureux –, le milieu de la recherche ne pourrait pas laisser passer les distorsions de la réalité résultant de mauvais plans d'étude et relayées par des revues médicales non impartiales. Les journalistes, et le public qu'ils représentent et informent, exigeraient des plans d'étude plus variés, des explications plus claires sur les limites de nos connaissances actuelles, et plus de renseignements sur des sujets vraiment importants. Après tout, c'est la population qui est la première source de tous les financements, que ce soit à travers les impôts fédéraux qui passent par les NIH, les primes d'assurance-maladie et tickets modérateurs qui reviennent aux entreprises pharmaceutiques, ou les dons aux diverses associations contre les maladies ou groupes de défense des patients. Si les médias étaient réellement indépendants et justes, ils défendraient nos intérêts. Au lieu de ça, à de rares exceptions près, ils servent de porte-parole à l'industrie : ils nous racontent la version de l'histoire que celle-ci veut qu'on entende, en prétendant que c'est l'entière vérité. Ils interprètent les preuves de manière positive ou négative pour légitimer notre système de santé défaillant et prétendre que les choses ne pourraient être autrement.

Nous l'avons vu, la recherche réductionniste peut produire des « vérités » hors de tout contexte, qui ne servent qu'à induire le public en erreur et à le déconcerter. Quand les médias rapportent ces détails comme s'ils étaient importants, ils accentuent la confusion du public. Ils communiquent des détails sortis de leur contexte sur les fibres contenues dans les flocons d'avoine, le lycopène dans les tomates, et la vitamine A dans les carottes. Un jour, ils nous disent qu'un verre de vin rouge par jour nous aide à vivre plus longtemps et, le lendemain, on découvre que c'est toxique pour le foie. Les régimes pauvres en graisses sont à la mode aujourd'hui ; demain, ce seront les régimes riches en graisses. Le résultat ? La plupart des consommateurs baissent les bras et hésitent entre faux espoirs (« Génial, les sardines préviennent les crises cardiaques ! ») et fatalisme (« On dirait bien que tout tue. Autant arrêter de se faire du mouron »). Cette attitude binaire face à la nutrition sert les industriels qui nous vendent ces produits, ainsi que ceux qui nous vendent les médicaments pour traiter les maladies qui résultent de nos mauvais choix alimentaires. Cette confusion, tout ce tapage, permet aussi aux mauvaises idées de s'imposer subrepticement et de paraître bonnes en comparaison.

Le journalisme dont j'ai parlé ici est inévitablement de parti pris et privilégie les intérêts de l'industrie. Cela ne signifie pas forcément que les médias nous mentent. Cela peut aussi signifier qu'ils interprètent des détails insignifiants comme étant d'incroyables révélations.

Une autre forme de parti pris implique d'omettre les données gênantes. Les médias ne peuvent rendre compte que d'un petit pourcentage des découvertes biomédicales faites chaque année. Le rôle légitime des médias est d'agir comme un filtre : ils choisissent et communiquent ce qui est valable et important, et ne tiennent pas compte du reste. Mais certains médias se servent de cette responsabilité comme d'une excuse pour ne pas rendre compte de certaines des informations les plus importantes, car elles ne cadrent pas avec le paradigme réductionniste, ou nuisent à l'objectif d'un annonceur ou d'un sponsor.

Les partis pris ne peuvent suffire à expliquer pourquoi les médias ne donnent pas de bonnes informations en matière de nutrition et de santé. Il y a un autre problème : le manque de connaissances scientifiques affligeant dont font preuve la plupart des journalistes les plus influents qui traitent de la nutrition et de la santé. Comme ils sont incapables d'évaluer de manière critique la qualité des informations que l'industrie, le gouvernement et le monde universitaire produisent, ils servent en général de porte-parole à ces institutions au lieu de défendre le droit à l'information du public. De nombreux articles ne sont que des réécritures minimalistes des communiqués de presse du gouvernement et des entreprises, entrecoupés d'extraits d'interviews d'experts que les représentants des relations publiques des entreprises leur offrent sur un plateau. Par conséquent, les demi-vérités réductionnistes qui se font passer pour des connaissances scientifiques nous sont transmises sans avoir été remises en question ni digérées. Il n'y a rien de mal à ce que des profanes écrivent au sujet de la science : limiter le débat ou nuire à la liberté d'expression ne m'intéresse pas. Mais j'aimerais que les journalistes reconnaissent leurs limites plutôt que donner l'illusion qu'ils sont compétents.

Au bout du compte, l'histoire que les médias nous sortent en matière de santé et de nutrition a été écrite par ceux qui profitent de nos souffrances et de nos malheurs. J'ai trop souvent vu les médias trafiquer, brouiller ou taire le lien significatif entre alimentation et santé pour pouvoir penser autrement.

INTERPRÉTATION, OMISSION ET INCOMPÉTENCE SUR PBS

Au moment où je commençais l'écriture de cet ouvrage, au début de l'année 2007, au cours de l'émission *NewsHour* sur PBS, Jim Lehrer, le présentateur, rapporta un passionnant communiqué de presse de l'ACS : en 2004, le nombre de décès par cancer aux États-Unis avait baissé, et ce pour la deuxième année consécutive[8]. Surtout, il s'agissait d'une « baisse importante » par rapport à 2003. Vu la manière dont cette information était rapportée, on avait l'impression que dans la lutte contre le cancer, déjà vieille de trente-six ans (et ce n'était pas fini), le vent allait enfin tourner. Plus tard dans l'émission, Margaret Warner, une correspondante de *NewsHour*, interviewa le médecin chef de l'ACS. Pas peu fier, il avança plusieurs raisons pour expliquer cette forte baisse des taux de décès, en particulier par cancer du poumon, du sein et de la prostate : de meilleurs traitements, plus d'examens de dépistage et la réduction du nombre de fumeurs. L'un dans l'autre, c'était un reportage et une interview très enthousiastes dont la diffusion coïncida, comme par hasard, avec la campagne de collecte de fonds de l'ACS.

Le lendemain, dans mon journal local, à Raleigh, en Caroline du Nord, cette nouvelle figurait comme il se doit en couverture[9]. Peu après, le président Bush se rendit dans le laboratoire d'un NIH et déclara : « La baisse [des taux de cancer] survenue cette année est la plus importante jamais enregistrée[10]. » Qui plus est, relaya la presse, cette « forte » baisse était d'autant plus prometteuse qu'elle initiait sans doute une nouvelle tendance, commencée l'année précédente.

Ayant passé ma vie à chercher un moyen de vaincre le cancer, j'étais fasciné par cette merveilleuse nouvelle. Au lieu de me reposer sur les reportages à la télé ou dans les journaux, je décidai de mener ma petite enquête et d'examiner de plus près les chiffres de ce rapport. Les voici : pour 200 décès par cancer en 2003, il y eut un décès de moins en 2004, soit une chute d'environ 0,5 %[11]. Ce n'était pas la « forte baisse » à laquelle je m'attendais au vu des reportages. Même si toute baisse, aussi faible soit-elle, est une bonne nouvelle, je doute que quiconque ayant regardé *NewsHour* ce jour-là, lu les différents comptes rendus dans les médias, ou assisté au discours du président, l'aurait estimé à un misérable 0,5 %.

En outre, le nombre total de décès par cancer entre 2002 et 2003 ne baissa que de 0,07 %, soit moins d'un sur 1 000. Ces chiffres ne méritent tout bonnement pas le tapage ayant entouré l'annonce de l'ACS, consciencieusement rapportée par les médias qui se singeaient sans enquête ni discernement, et légitimée publiquement par le président. En assistant à cela, je ne pouvais m'empêcher d'envier le contrôle qu'exerce l'industrie du cancer sur les médias, et la formidable tribune de la Maison-Blanche. Ce que je pourrais accomplir avec ce genre de relations publiques !

Même s'il est possible que la plupart des détails de cette information soient vrais sur le plan technique, leur présentation est trompeuse. Déclarer qu'une baisse des décès par cancer est « forte » quand elle est inférieure à 1 %, c'est tout bonnement faux. Passer autant de temps à parler des raisons de cette minuscule baisse, et de ses prétendues causes, c'est leur accorder bien trop d'importance.

Je m'y connais bien en cancer. En plus d'avoir mené mon programme de recherche expérimentale pendant une quarantaine d'années, j'ai fait partie de plusieurs panels d'experts chargés de conseiller les politiques sur les causes du cancer, et de divers comités d'évaluation des demandes de subvention auprès de l'ACS, du NCI, de l'Institut américain de recherche sur le cancer et du Fonds mondial de recherche contre le cancer (*World Cancer Research Fund*, ou WCRF). En réalité, j'étais même chargé de l'organisation de plusieurs de ces comités. Quand je dis que les médias déforment la vérité, je parle d'expérience. Mon travail dans la recherche et ma participation à la lutte contre le cancer me permettent de voir les choses sous un angle différent, auquel le public n'a pas accès.

Il est probable que le public n'ait retenu qu'un message de cette nouvelle information de l'ACS : grâce à vos dons, la recherche pour trouver un remède contre le cancer commence enfin à porter ses fruits. Vous pensez peut-être que mes inquiétudes au sujet du compte rendu de cette information sont exagérées. Je ne suis pas d'accord. À l'ère de la surinformation, on compte sur des phrases chocs comme : « Nous avons enfin gagné la guerre contre le cancer », pour nous informer sur le monde et guider nos actes. Si remporter cette guerre, c'est obtenir une minuscule baisse des taux de mortalité au bout de trente-six années passées à consacrer des dizaines de milliards de dollars à la recherche contre le cancer (oui, des milliards, principalement de la part des NIH du gouvernement américain : leur budget recherche en 2012 était de 5,9 milliards de dollars[12]), cette guerre va être très très longue. Cette confiance aveugle est notre plus gros obstacle pour vaincre le cancer. Gagner cette guerre implique une responsabilisation individuelle en matière de choix alimentaires : tant qu'on attendra la prochaine découverte pharmaceutique ou un miracle du génie génétique pour nous sauver, on ne se servira pas du pouvoir considérable qu'on a entre les mains pour mettre fin à ce fléau. Pendant ce temps, l'industrie pharmaceutique et médicale exploite au maximum notre quête du remède contre le cancer, et les conglomérats de la malbouffe et de l'élevage industriel tirent profit de la suppression de l'information sur les causes de cette maladie.

Si j'avais été le journaliste chargé de rendre compte du communiqué de l'ACS auprès du public, j'aurais posé les questions suivantes : de combien est la chute des taux de cancer ? Qui a choisi d'utiliser l'adjectif « forte » pour la qualifier ? Qui a financé le rapport ? Quels taux de cancer ont baissé, et certains sont-ils restés constants, ou ont augmenté ? (Sans oublier : pour commencer, pourquoi les taux de mortalité par cancer aux États-Unis sont-ils aussi élevés par rapport à la Chine et à d'autres pays ?)

Pourquoi personne n'a posé ces questions dans *NewsHour* ? Par parti pris ? Ignorance ? Je ne suis pas dans la tête des journalistes qui ont rapporté cette information, je ne peux donc que supposer que c'était un mélange des deux, auquel viennent s'ajouter l'immédiateté de l'information et les budgets de plus en plus serrés des médias, qui les dissuadent de passer du temps à examiner minutieusement ces communiqués écrits spécialement pour eux et les poussent à la précipitation.

LA PRESSION DE LA PUBLICITÉ POUR TROMPER PAR OMISSION

Peu après la publication de *L'Enquête Campbell*, Ann Underwood, une rédactrice de *Newsweek* connue et avertie, m'interviewa par téléphone. Elle commença notre entretien en me disant que son rédacteur en chef était « très » intéressé par le livre. Nous parlâmes près de deux heures et les implications de notre message semblaient l'intéresser personnellement. Évidemment, j'avais bon espoir que cette interview soit publiée, même si Mme Underwood m'avait dit (averti ?) qu'elle devait d'abord la faire accepter par son comité de rédaction. Comme ses questions étaient très précises et qu'elle semblait enthousiaste, j'eus l'impression que je pouvais m'attendre à un très bon article. Pourtant, dans les mois qui suivirent, nous n'eûmes plus aucune nouvelle. Puis je reçus un exemplaire de *Newsweek* intitulé « Édition spéciale : l'avenir de la médecine » – un numéro entièrement consacré à la santé. *Ça y est !* me dis-je.

J'ouvris le magazine pour voir ce qu'il contenait et comptai plus de vingt articles sur divers sujets médicaux qui évoquaient l'avenir. Excepté un papier assez superficiel sur le lien entre alimentation et diabète de type 2, le magazine ignorait totalement la nutrition. Les articles ne traitaient que de nouveaux médicaments, de techniques chirurgicales innovantes et de génétique. Si j'avais continué à travailler en laboratoire, j'aurais facilement pu me passionner pour les perspectives d'avenir qui y étaient présentées. La recherche fondamentale sur le fonctionnement des cellules est palpitante et véritablement fascinante. Mais ce numéro spécial de *Newsweek* illustrait quelque chose d'autrement plus important pour le public. En omettant la nutrition, l'élément clé en termes de santé et de bien-être, au mieux, *Newsweek* desservait ses lecteurs.

Déçu, je jetai un œil aux textes introduisant le magazine et tombai sur ce mot du directeur et rédacteur en chef de *Newsweek*, Richard M. Smith :

> À *Newsweek*, nous traitons depuis longtemps les sujets de la science, de la médecine et de la santé. Aujourd'hui, alors que la recherche biomédicale entre dans une nouvelle ère de découverte, nous sommes fiers de vous proposer ce numéro spécial (offert à nos abonnés) portant sur les découvertes qui sont en train de révolutionner la médecine du XXIe siècle.
>
> Nous sommes ravis que Johnson & Johnson ait choisi d'être l'unique annonceur de ce numéro spécial. Comme les lecteurs de *Newsweek* doivent le savoir, cet annonceur n'a en rien influé sur le contenu éditorial de ce magazine.

Johnson & Johnson, l'une des principales entreprises pharmaceutiques au monde, était l'unique annonceur du numéro « L'avenir de la médecine », et je suis censé croire que le fait que *Newsweek* soit tributaire du budget pub de Johnson & Johnson n'a eu absolument aucune influence sur son traitement du sujet :

réductionniste, à but lucratif et où la nutrition n'est pas mentionnée. Même si je suis persuadé que le PDG de Johnson & Johnson n'assistait pas à la conférence de rédaction de *Newsweek* pour approuver ou rejeter les différents articles, ce magazine d'actualité, en proie à des difficultés financières, pouvait difficilement se permettre de contrarier un bienfaiteur aussi puissant. (Oui, en proie à des difficultés financières : le chiffre d'affaires de *Newsweek* a baissé de 38 % entre 2007 et 2009. En 2010, le magazine a été racheté par Sidney Harman, le pionnier du matériel audio, pour un dollar symbolique, à condition qu'il assume sa dette de 47 millions de dollars[13].)

Peu après, je reçus un coup de téléphone de Susan Dentzer, la spécialiste santé de *NewsHour* sur PBS. Notre entretien dura environ une heure et notre échange fut intéressant. Mme Dentzer me posa d'excellentes questions et me sembla intéressée, surtout quand elle me dit qu'elle envisageait de programmer une interview avec Jim Lehrer. Elle ne me fit aucune promesse, mais j'y vis un encouragement car j'avais déjà participé à cette émission.

Mes espoirs finirent par s'envoler : aucune interview ne fut programmée. Pourquoi ? Je ne suis pas sûr, mais j'ai remarqué que de plus en plus d'entreprises soutenaient financièrement PBS et que ces dernières n'apprécieraient pas vraiment mon point de vue en matière de nutrition. Un membre du personnel de *NewsHour* a dû se rendre compte que mes convictions ne seraient pas très populaires auprès de ces sponsors. Pourquoi risquer un retour de bâton financier quand il existe tant d'autres versions des faits à raconter en toute sécurité ?

Ces dernières années, les grandes entreprises ont appris à brouiller les pistes quand elles financent des émissions censées être impartiales comme *NewsHour*. Actuellement, l'un des principaux sponsors de l'émission est la John S. and James L. Knight Foundation, dont le PDG, Alberto Ibargüen, siège au conseil d'administration de PepsiCo[14]. Anna Spangler Nelson, une administratrice de la Knight Foundation, est une associée du Wakefield Group depuis 1988[15], une société de placement basée en Caroline du Nord qui détient des participations dans de nombreuses entreprises médicales et biotechnologiques de l'État[16]. E. Roe Stamps IV, autre administrateur de la Knight Foundation depuis 2006, est le cofondateur et le directeur associé du Summit Group, une société de placement qui compte dans son portefeuille de clients le laboratoire de diagnostic moléculaire ApoCell, Inc., qui analyse l'efficacité de produits oncologiques pour le compte de grandes entreprises pharmaceutiques et biotechnologiques ; Aurora Diagnostics, LLC, un laboratoire d'anatomie pathologique qui, selon son site Internet, « donne accès aux procédures de laboratoire de pointe[17] », y compris les réarrangements génétiques ; et plusieurs autres entreprises de technologie médicale et de soins de santé. Earl W. Powell, un autre administrateur, a lui fondé le Powell Gene Therapy Center à l'université de Miami[18].

Mon but ici n'est pas de critiquer la Knight Foundation ou ses administrateurs. Si on les examinait, on trouverait la même chose pour les autres soutiens financiers de *NewsHour*. À ma connaissance, la fondation fait du bon travail et, en réalité, soutient en général les « petits » contre les intérêts des grandes entreprises. En outre, il est logique pour une association caritative de choisir comme administrateurs des personnes brillantes et fortunées qui peuvent lui donner une orientation stratégique et l'aider à recueillir des fonds. Mais je veux faire remarquer que, quand un média censé être impartial dépend financièrement d'une organisation dont les administrateurs et cadres font partie intégrante du système même qui doit être remis en question et dénoncé, il y a nécessairement conflits d'intérêts – et ces derniers ne sont ni révélés, ni signalés, ni expliqués.

J'ai peut-être tort de suspecter un tel parti pris pour un programme d'actualité comme *NewsHour*, soutenu par des fonds publics, mais une précédente expérience avec PBS une vingtaine d'années auparavant m'avait rendu un brin cynique sur « l'indépendance journalistique » de PBS. En 1992, quelques années après que le *New York Times*, *USA Today* et le *Saturday Evening Post* eurent consacré de longs articles à notre étude en Chine, PBS me soumit une idée d'article intéressante : comparer les habitudes alimentaires et sanitaires dans trois communautés rurales (en Italie, aux États-Unis et dans l'un de nos villages chinois). Du moins, c'est ce que me dit une équipe de tournage au Colorado que PBS (à Chicago) avait contactée pour monter les images. Cette équipe se rendit à Cornell, en Chine, et à l'université d'Oxford, en Angleterre, pour le tournage et fit une interview croisée du Dr Junshi Chen, mon ami et équivalent à Pékin, et moi-même.

Selon moi, notre entretien devant la caméra se passa bien, surtout quand nous évoquâmes les bienfaits de l'alimentation pauvre en graisses, principalement à base de plantes, dans la Chine rurale, comparée au régime américain, en général riche en graisses et en produits d'origine animale, auquel le *Dietary Guidelines Advisory Committee* (ou comité consultatif sur les recommandations alimentaires) de l'Usda (le département de l'Agriculture des États-Unis, qui a créé la célèbre pyramide alimentaire) était favorable. J'avançai alors – et le ferais encore plus vigoureusement aujourd'hui – que je n'étais fan ni du régime américain standard, ni des recommandations politiques du comité, sous l'influence du gouvernement.

Tout se passa bien, et l'équipe de tournage du Colorado nous avertit gentiment de la diffusion de l'émission deux semaines auparavant. Elle allait nous plaire selon eux, en particulier parce que Judy Woodruff, la célèbre présentatrice des informations, se chargerait de la voix off. À l'heure dite, amis et collègues se rassemblèrent devant la télé, pour ne rien voir de ce qu'on nous avait promis. Aucune comparaison n'était effectuée entre les trois communautés rurales, et les discussions les plus importantes sur les lignes politiques avaient été éliminées. Le Dr Chen et moi figurions au générique de fin... et c'est tout. Le lendemain matin, j'appelai mon contact au Colorado pour lui demander ce qui s'était passé. Il me répondit que, quand le montage final avait été montré à l'équipe de PBS, cette dernière n'avait pas apprécié ma critique des recommandations alimentaires et de la manière dont l'Usda les élaborait. Résultat : ces critiques furent tout bonnement passées sous silence dans le documentaire, ainsi que les éléments de preuve que le Dr Chen et moi apportions. Ne restait qu'une version des faits partiale et fallacieuse, qui rassurait les Américains : il n'y avait pas de problème avec notre alimentation et le gouvernement américain protégeait notre santé.

Est-il possible que PBS, une société de médias connue pour son impartialité, ne soit pas si impartiale que ça ? Au moment de la diffusion du documentaire, en 1992, Archer Daniels Midlands (ADM), une entreprise qui, en 2011, généra un chiffre d'affaires de 70 milliards de dollars grâce à ses diverses activités dans le monde, y compris la vente d'ingrédients destinés à l'alimentation animale, était présentée comme l'un des principaux soutiens financiers de *NewsHour*. Je ne pus m'empêcher de me demander si le soutien financier d'ADM était entré en ligne de compte quand la direction de PBS avait censuré mes commentaires dans le documentaire. J'ai peut-être tort ; je vous laisse juge*. Dans tous les cas,

---

* ADM est connue pour produire du sirop de glucose-fructose, auquel on reproche de faire monter les taux d'obésité, et pour ses longues batailles

cette expérience avec PBS me marqua à jamais, et je ne pus m'empêcher d'y penser quand, des années plus tard, Susan Dentzer m'interviewa au sujet de *L'Enquête Campbell*.

Je classe ces deux expériences avec PBS dans un dossier que j'appelle : « Déformations par omission ». Lorsque PBS coupa mes commentaires sur les recommandations alimentaires américaines au montage, son reportage baissa en qualité. Et ce qui est amusant, c'est que mes critiques à l'époque étaient plutôt modérées par rapport à ce qu'elles sont aujourd'hui !

Un dernier mot au sujet de cette histoire : dernièrement, j'ai eu des nouvelles d'un éminent ami qui a suivi un cours en ligne de la T. Colin Campbell Foundation. Il m'a rapporté une conversation qu'il avait eue récemment avec l'un de ses contacts à PBS, au cours de laquelle il avait appris qu'en réalité mon interview sur *L'Enquête Campbell* avait été transmise à l'équipe de *NewsHour* avec de chaudes recommandations. Pour autant, je n'ai jamais été invité à participer à l'émission.

LE POUVOIR SUBTIL ET LES MÉDIAS

Rien de ce que j'ai écrit ici au sujet des médias n'est particulièrement dramatique. Impossible de réaliser un film palpitant sur *Newsweek* ou PBS qui ne tiennent pas compte de la nutrition dans leurs reportages santé. Je doute que raconter mon histoire sur grand écran intéresse Matt Damon. Personne n'a menti, triché, ni conspiré. Autant que je sache, il n'y a pas eu de tractations en coulisses avec bakchich. À ma connaissance, aucun journaliste qui n'a pas présenté les faits objectivement

---

juridiques et ses lourdes amendes, dont certaines furent portées à l'écran dans *The Informant!*, avec Matt Damon.

n'avait même conscience de ce qu'il faisait, ni des pressions auxquelles il cédait. Ce sont de bonnes personnes, honnêtes, qui essaient seulement de remplir du temps d'antenne, de divertir et d'informer le public, d'éviter les déclarations diffamatoires et de conserver leur job sans offenser ceux qui, au final, paient leur salaire. C'est l'exercice subtil du pouvoir dans tout ce qu'il a de plus efficace et insidieux : pas de traces, pas de bleus, pas de sang, pas de fautes. Seulement le compte rendu en apparence innocent d'un sujet scientifique comme si c'était l'entière vérité, évidente. Mais nous l'avons vu, la partie manquante de l'histoire a un coût, et un gros : des souffrances intolérables pour l'homme.

5
La désinformation gouvernementale

Il n'y a qu'un seul bien : la connaissance, et un seul mal : l'ignorance.

Socrate

Notre gouvernement fédéral joue un rôle important en matière de santé. Il finance la recherche, approuve les médicaments et les traitements, détermine les recommandations nutritionnelles pour les institutions fédérales et les programmes des repas scolaires, et établit des normes pour l'étiquetage alimentaire, entre autres choses. Aux États-Unis, nous sommes censés avoir un gouvernement du peuple, par le peuple et pour le peuple. Ce principe devrait se traduire par des politiques gouvernementales qui cherchent à améliorer la santé publique en trouvant, finançant et promouvant les meilleurs moyens de prévenir et de traiter la maladie. Malheureusement, les choses sont tout autres.

C'est triste à dire mais, d'après mon expérience dans les milieux de la politique et de l'information sanitaires, c'est toujours le peuple qui sort perdant. On nous induit en erreur, avec des conséquences tragiques. Le débat national sur la réforme du système de protection sociale est totalement à côté de la plaque : démocrates comme républicains se chamaillent pour savoir qui va payer la note au lieu de se demander ce qui améliorerait réellement la santé de la population. Les politiques nationales en matière de nutrition servent les intérêts des riches entreprises plutôt que ceux de la science objective. Les organismes de santé gouvernementaux ne tiennent absolument pas compte du rôle que joue la nutrition dans la santé publique et individuelle. Si on vous demandait d'établir une politique de santé publique dont l'objectif serait de tromper un maximum de personnes et de nuire à leur santé tout en profitant aux industries pharmaceutique, médicale et de la malbouffe, vous ne pourriez pas faire mieux que notre système actuel. Comme l'a dit mon ami Howard Lyman, ancien rancher et lobbyiste de l'industrie agricole : « Nous avons le meilleur gouvernement que l'argent peut acheter. »

Ceux qui établissent les politiques sont-ils à ce point déconnectés de la réalité qu'ils ne se rendent pas compte que leurs effets sont contraires aux objectifs affichés ? Certainement pas. L'industrie entretient des liens avec les représentants du gouvernement à tous les niveaux et se sert de la technique de la carotte et du bâton pour donner naissance aux politiques thérapeutiques gouvernementales pro-maladies et pro-réductionnistes qui l'enrichissent et nous rendent malades.

COMMENT L'INDUSTRIE A ACHETÉ LE GOUVERNEMENT

Les Big Pharma, les grands groupes d'assurance et l'industrie médicale figurent parmi les principaux contributeurs aux campagnes électorales des candidats politiques aux États-Unis. Selon OpenSecrets.org, un groupe de surveillance, les professionnels de la santé (les praticiens comme les médecins, les infirmières et les nutritionnistes, mais aussi de grands organismes professionnels comme l'Association médicale américaine) se sont classés en quatrième position en matière de dons aux membres du Congrès lors des élections de 2011/2012 (près de 19 millions de dollars), suivis par l'industrie des assurances en sixième position (près de 15 millions de dollars) et les produits pharmaceutiques/de santé en dixième (près de 9 millions de dollars)[1]. Cet argent constitue un levier puissant pour influencer les politiques sanitaires : ces groupes peuvent rassembler des millions de dollars pour les candidats dont ils soutiennent les politiques et consacrer des millions supplémentaires à faire perdre ceux qui ne jouent pas le jeu. En 2009, c'est lors d'une convention de l'Association américaine de médecine que le président Obama a dévoilé le volet assurance santé de sa réforme du système de protection sociale[2].

Ces industries n'auraient rien à gagner avec un système de santé plus rentable et efficace. Au contraire : si tous les Américains adoptaient un régime AEOV demain, elles seraient en grande difficulté. On pourrait même avancer qu'améliorer notre système de santé grâce à la nutrition et à d'autres facteurs liés au mode de vie serait « anticroissance », et donc quasiment antiaméricain. Après tout, quand une personne évite la salle d'opération parce qu'elle a adopté un régime AEOV, elle ne contribue pas au produit intérieur brut. Une alimentation à base de cheeseburgers, de grandes frites et de Coca est bonne pour l'économie au moment de l'achat, mais l'est encore plus quand elle entraîne des crises cardiaques et de grosses factures d'hôpital.

Ces industries peuvent se payer les meilleurs lobbyistes, dont la plupart sont engagés pour leurs contacts et leur force de persuasion. Plus que jamais, les chassés-croisés de personnel entre les industries et les agences gouvernementales chargées de les réguler vont bon train.

Les organismes de réglementation emploient fréquemment des lobbyistes de l'industrie et des soi-disant scientifiques qui exploitent leurs diplômes pour augmenter leurs revenus. Il est fréquent que des employés du gouvernement abandonnent leur travail pour rejoindre le secteur privé. En 2009, le Dr Elias Zerhouni, le directeur des NIH, démissionna pour prendre un poste à l'université John-Hopkins, selon un communiqué de presse de l'université[3]. Il n'occupa ce poste que durant quatre mois, puis rejoignit l'entreprise pharmaceutique française Sanofi en qualité de directeur de la recherche et du développement[4] – changement de carrière que le site Internet des NIH a « omis » de mentionner, contrairement aux précédents directeurs qui avaient poursuivi leur carrière dans le monde universitaire.

En 2010, le Dr Julie Gerberding, qui dirigea les centres pour le contrôle et la prévention des maladies (CDC) de 2002 à 2009, trouva un emploi lucratif chez Merck Vaccines peu après avoir quitté le service gouvernemental[5]. Ce lien rend un grand service à Merck : il lui permet de mettre à profit les contacts et l'influence du Dr Gerberding au sein du gouvernement fédéral et de l'Organisation mondiale de la santé pour l'aider à vendre plus de vaccins aux États-Unis et dans le monde entier. Mais ce changement de carrière est-il inconvenant ? On peut se le demander. À tout le moins, il est certain que la pression que le Dr Gerberding exerçait chaque année pour faire vacciner tous les Américains contre la grippe pendant son mandat à la tête des CDC (ce qui lui valut le surnom de « Chicken Little », car elle prédisait tous les ans une pandémie de grippe qui ne se concrétisa jamais) lui fit marquer des points auprès de son futur employeur.

Nous ne le savons pas. Nous n'avons pas la preuve que le Dr Gerberding a intentionnellement encouragé une politique de vaccination qui allait enrichir son futur employeur. Mais si vous travaillez pour le gouvernement et que votre principale stratégie pour contrôler une maladie comme l'autisme implique un vaccin[6], oublier que votre mandat est court et que, si vous vous débrouillez bien, un job dans le privé pourrait bien vous attendre à la fin, doit être difficile. Cela pousse à faire plaisir à l'industrie, non ? Ajoutez à cela des politiques sanitaires qui auraient pu être élaborées par le département marketing des entreprises pharmaceutiques, et on en arrive à se demander si les organismes gouvernementaux œuvrent vraiment et avant tout pour notre bien. Peut-être devrions-nous nous montrer plus méfiants.

Du côté de l'industrie, les lobbyistes ne se contentent pas de serrer des mains et d'offrir des verres après une partie de golf. Ils rédigent et révisent les lois et les réglementations pour le compte de législateurs et de responsables d'organismes en sous-effectif. Ils ont pour tâche d'éliminer tout élément de langage qui pourrait constituer une menace pour l'industrie et ses bénéfices – et cette dernière les rémunère grassement pour cela. Les politiciens jouent le jeu pour protéger leur propre carrière. C'est de notoriété publique au Congrès et sur K Street, où les lobbys des groupes industriels ont leurs bureaux, même si cette information n'est pas divulguée. Au fil des ans, j'ai eu l'occasion de rencontrer de nombreux décideurs politiques de haut rang. Bien qu'en privé, ils reconnaissent souvent que mes opinions en matière de nutrition et de santé devraient être à la base des politiques publiques, ils m'ont appris que notre système politique pénaliserait tout élu qui recommanderait une réforme sérieuse de l'alimentation et de la santé. Les intérêts industriels ne se contentent pas de financer les élections : si leur résultat financier est menacé, ils sont prêts à briser des carrières politiques (et en sont capables) et à faire avorter toute loi progressiste. Résultat : des lois sont promulguées alors qu'elles défendent les intérêts des plus riches au détriment du bien commun.

LE PRÉTENDU DÉBAT SUR LES SOINS DE SANTÉ

L'un des débats politiques les plus brûlants de ces quatre dernières années a été la réforme du système de protection sociale. Il ne fait aucun doute que notre système de santé est défaillant. Or, quand on se penche sur les faits évoqués dans le débat public, on se rend compte que tout le monde ou presque passe à côté de l'essentiel : si notre système de santé extrêmement coûteux est défaillant, c'est principalement parce qu'il n'améliore pas la santé et qu'il ne semble même pas s'y intéresser. Nous payons bien trop cher pour très peu de résultats. Tous les autres problèmes ne sont que des symptômes découlant de cette vérité fondamentale.

Ces dernières années, une armée d'écrivains, de spécialistes, d'hommes politiques et de dirigeants d'entreprise ont donné leur avis et proposé des solutions pour résoudre le « problème du système de santé ». Les libéraux mentionnent le nombre faramineux de personnes non assurées et insistent pour que ceux qui en ont les moyens partagent ce fardeau. Les conservateurs cherchent à protéger le « libre marché » des soins de santé, sans se rendre compte que ce marché est loin d'être libre. Il arrive que les deux camps trouvent un terrain d'entente, mais celui-ci se résume en général à la manière de rationaliser les soins de santé.

Pour l'essentiel, le débat sur les soins de santé se focalise davantage sur l'offre que sur la demande. On s'interroge surtout sur qui doit payer la note – alors que la bonne question serait de savoir pourquoi la note est aussi élevée.

On parle sans cesse d'en faire assumer la charge à des groupes différents – secteur privé ou public, employeur ou employé –, comme si ces programmes allaient aider à maîtriser les coûts écrasants de notre système de santé : environ deux *billions* et demi de dollars en

2009[7]. Limiter ces discussions et ces programmes à l'aspect financier manque de vision. Ces machinations politiques, souvent soutenues à grand renfort de publicité et de couverture médiatique (de « baratin » ?) ont beau satisfaire les politiques et certains groupes d'intérêt de temps à autre, elles ne font rien pour répondre aux principales questions : pourquoi sommes-nous malades, et pourquoi sommes-nous incapables d'y remédier ?

Toutefois, ces discussions ne sont pas sans conséquences. Elles servent à détourner l'attention du plus important : comment améliorer notre santé ? Question qui mène directement à la nutrition, non aux médicaments et aux hôpitaux. Grâce à ce détournement d'attention, elles permettent au système de perdurer et encouragent la recherche du profit, au détriment de notre santé.

L'une des initiatives les plus célèbres visant à contrôler les coûts des soins de santé fut la loi sur les HMO (ou *Health Maintenance Organization*, une formule de soins de santé prépayés souscrite auprès d'une mutuelle) passée dans les années 1990. Pendant deux ans, l'inflation des coûts de santé ralentit légèrement, mais cette tendance fut de courte durée. Les coûts des soins de santé repartirent à la hausse, sans stabilisation à l'horizon.

Les économies réalisées dans un premier temps grâce à d'âpres négociations avec les médecins et aux économies d'échelle ne changèrent rien au vrai problème : nous sommes trop nombreux à tomber malades et les industries médicale et pharmaceutique sont incapables d'améliorer notre santé. Contrôler les coûts, ce n'est pas contrôler la maladie. Les HOM encouragèrent la prétendue « médecine préventive », mais de manière si superficielle que leur message n'eut pratiquement aucun impact. Dans l'ensemble, leurs recommandations nutritionnelles se résumaient à « manger plus de légumes, boire moins de sodas et choisir des morceaux de viande maigre ». Cela équivaut à dire à un fumeur de réduire sa consommation de quatre à trois paquets par jour – de toute évidence, c'est un pas dans la bonne direction, mais terriblement insuffisant. Trop superficiel et limité, ce message (« Mangez un peu mieux ») fut totalement ignoré.

Les HMO ne sont pas le dernier recours pour réduire les coûts. Quand l'argent vient à manquer, certains employeurs du privé n'hésitent pas à supprimer les programmes d'assurance-maladie ou des emplois, ni à fermer boutique ou à déménager leurs entreprises à l'étranger, où ils ont souvent le droit d'ignorer la santé de leurs employés et de se passer de couverture sociale. Exemple type : le déménagement de la quasi-totalité de l'industrie automobile américaine de Detroit au Mexique. Selon General Motors, sur le coût d'une voiture neuve fabriquée aux États-Unis, 1 500 dollars au minimum sont imputables aux primes d'assurance-maladie des employés[8]. Au bout du compte, si on continue à alimenter le monstre des soins de santé de la sorte, toute notre économie pourrait finir par s'effondrer.

LA DÉSINFORMATION, GRACIEUSEMENT OFFERTE PAR LE GOUVERNEMENT

Au chapitre 5, nous avons évoqué le fait que notre gouvernement faisait avancer la cause de la nutrition réductionniste, en nous concentrant sur les bases de données nutritionnelles et les apports nutritionnels conseillés (ANC). Mais l'histoire ne s'arrête pas à la nature réductionniste de ces derniers.

Les informations figurant sur les emballages alimentaires représentent l'une des manières les plus efficaces, répandues et durables pour le gouvernement fédéral de dire aux gens ce qu'ils doivent manger et ce qu'ils doivent éviter. Comme je l'ai fait remarquer au chapitre 5, les ANC sont le nec plus ultra de la nutrition réductionniste. La plupart des emballages listent une bonne douzaine de nutriments, comme s'il n'en existait pas d'autres ou que seuls ceux-là comptaient. Les quantités recommandées sont également listées sous forme de pourcentages de la valeur quotidienne. La dernière fois que j'ai vérifié, les Américains n'étaient pas experts en valeurs métriques et en pourcentages ! Comme nous l'avons vu, il est quasiment impossible de mesurer la nutrition de manière aussi précise. Et les fabricants sont très doués pour ajuster la taille des portions afin de réduire les quantités inquiétantes de graisses, de sucre et de sodium – parfois même jusqu'à zéro, alors que le produit en contient de bonnes quantités. En d'autres termes, les ANC sont parfaits pour semer la confusion parmi les consommateurs : ils ressemblent à des faits scientifiques mais détournent l'attention des vérités simples sur les aliments qui sont bons pour la santé et ceux qui sont mauvais.

Histoire d'empirer un peu plus la situation, pour la majeure partie de la population, les ANC sont bien trop élevés. En général, pour fixer les ANC d'un nutriment, on commence par évaluer la quantité minimale de ce nutriment nécessaire à certaines fonctions dans l'organisme chez un échantillon d'individus. On appelle parfois cette quantité le besoin nutritionnel moyen (BNM). Par exemple, on peut déterminer la quantité de protéines nécessaire (mesurée sous forme d'azote) pour renouveler l'azote que l'organisme des membres de l'échantillon perd chaque jour. Or, comme les chiffres obtenus ne sont représentatifs que d'un tout petit échantillon de la population, on ajuste le BNM à la hausse afin de s'assurer que cet apport couvre les besoins physiologiques de la majeure partie de la population (disons 98 %). Ce chiffre bien plus élevé devient l'ANC.

Par conséquent, même si on accepte que le BNM représente de manière fiable ce dont nous avons besoin pour être en parfaite santé (hypothèse déjà très risquée en elle-même), lorsqu'on consomme la quantité d'un nutriment fixée par l'ANC, en théorie, près de 98 % d'entre nous dépassent leurs besoins nutritionnels moyens. En outre, la majorité des gens, y compris la plupart des professionnels de la santé, pense à tort que ces apports *conseillés* sont les apports *minimaux*. Cela nous encourage à consommer plus de nutriments que nécessaire, ce qui profite aux entreprises qui vendent des produits à base de nutriments, tels que des compléments, des aliments enrichis et des nutraceutiques.

Et ça ne s'arrête pas là. D'après mon expérience, pour certains nutriments, ces ANC sont depuis longtemps biaisés, revus à la hausse pour encourager la consommation de produits d'origine animale. Avez-vous entendu parler du mythe selon lequel il faut consommer beaucoup de calcium pour avoir des os solides et prévenir l'ostéoporose ? Aux États-Unis, la recommandation pour le calcium (1 200-1 300 mg/j) dépasse largement l'apport dans les pays qui ne consomment pas de produits laitiers et moins de calcium (400-600 mg/j) et qui ont pourtant des taux d'ostéoporose bien moins élevés[9]. Les éléments de preuve montrent qu'il faudrait recommander un apport moins élevé de calcium, mais il va sans dire que l'industrie du lait a depuis longtemps une énorme influence sur les comités qui fixent ces recommandations, poussant ces « experts impartiaux » (expression qu'ils utilisent) à accepter un ANC élevé pour le calcium[10]. La recommandation pour la riboflavine (vitamine B12) est également élevée depuis longtemps, car on croit à tort que les produits laitiers sont riches en cette vitamine – mythe qui vit le jour dans les années 1950[11]. (En réalité, les produits laitiers ne sont pas riches en riboflavine, du moins en comparaison avec certaines plantes.) En outre, la « valeur quotidienne » pour le cholestérol est fixée à 300 mg/j. Que le cholestérol fasse partie de cette liste laisse entendre que c'est un nutriment qu'on doit consommer. C'est faux ! Notre organisme produit tout seul le cholestérol qui nous est nécessaire. Le cholestérol alimentaire ne se trouve que dans les produits d'origine animale, et une recommandation fixée à zéro serait beaucoup plus saine !

Il y a aussi l'épopée des protéines, nutriments chéris du gouvernement depuis longtemps déjà. L'ANC pour les protéines est depuis des décennies fixé à 10-11 % de l'apport calorique, ce qui est déjà plus que suffisant (et correspond à la quantité moyenne de protéines consommée avec un régime AEOV, ce qui n'est pas un hasard). De nombreuses personnes pensent que tirer en moyenne 17 à 18 % de nos calories des protéines, ce qui correspond actuellement à la consommation moyenne de protéines aux États-Unis, est bon pour la santé. En 2002, le comité dédié à l'alimentation et à la nutrition (*Food and Nutrition Board*, ou FNB) de l'Académie nationale des sciences a conclu, sans preuve crédible, qu'on pouvait consommer jusqu'à 35 % de nos calories sous forme de protéines sans risque pour la santé[12] – trois fois plus que l'ANC ! Au moment du rapport, le directeur du FNB était consultant pour l'industrie des produits laitiers, et la majorité des membres (six sur onze) d'un comité apparenté (le comité de l'Usda consacré à l'élaboration de la pyramide alimentaire) entretenaient des liens secrets avec l'industrie du lait. Des groupes de cette industrie avaient même aidé à financer le rapport lui-même. À ce rythme, il se peut que le gouvernement nous recommande d'ici peu d'installer un robinet à lait dans notre cuisine !

Le système actuel – élaborer et interpréter les ANC et les recommandations en fonction des intérêts de l'industrie – est une véritable honte, essentiellement parce que ces normes favorables à l'industrie, et leurs justificatifs, sont à la base de nombreux programmes gouvernementaux. Ces travaux prétendument officiels servent à justifier scientifiquement et politiquement la manière dont le programme national des repas scolaires, le programme des repas dans les hôpitaux et le *Women, Infants and Children program* (WIC, ou programme de nutrition pour les femmes, les nourrissons et les jeunes enfants) sont menés[13].

En 1982, je faisais partie du comité d'experts chargé d'écrire le rapport sur l'alimentation, la nutrition et le cancer pour la NAS : l'un de nos principaux débats porta sur la recommandation à faire concernant l'apport en graisses alimentaires pour réduire le risque de cancer, en nous basant sur les éléments de preuve existants. Devions-nous proposer de le réduire à 30 % des calories (la moyenne était alors de 35 à 37 %), alors que tout indiquait qu'il fallait un apport encore moindre ? Le débat ne portait pas sur les preuves. Nous nous demandions si recommander un apport en graisses alimentaires de seulement 20 % (toujours deux fois plus que celui conseillé dans un régime AEOV) serait accepté sur le plan politique. Il y a trente ans, une telle proposition risquait à elle seule de condamner notre rapport à l'oubli. En fin de compte, nous choisîmes de ne pas descendre en dessous des 30 %, car un éminent membre de notre comité appartenant à l'Usda nous convainquit que nous ferions peut-être diminuer la consommation de protéines et d'aliments d'origine animale. Ce chiffre de 30 % resta synonyme d'une alimentation pauvre en graisses pour le public pendant de nombreuses années. Il donna aux partisans d'Atkins, entre autres, une fausse référence à utiliser comme argument spécieux pour soutenir que les prétendus régimes pauvres en graisses ne marchent pas. En réalité, en diminuant ce chiffre, notre comité protégea l'industrie de la viande et ne contribua en rien à améliorer la santé humaine.

Tandis que la nutrition comme source potentielle de santé est toujours marginalisée, le gouvernement fédéral ferme les yeux sur la vérité, et la dissimule même, à propos des effets mortels du système médical américain. Comme nous l'avons vu au chapitre 1, le site Internet des CDC omet de mentionner les erreurs médicales dans la liste des principales causes de décès aux États-Unis, en dépit du fait que « les erreurs humaines, les erreurs de médication, et les effets indésirables des médicaments ou des opérations chirurgicales[14] » sont la troisième cause de décès, juste derrière les maladies cardiaques et le cancer. Ces décès sont imputables au système médical, dont près de la moitié sont dus aux effets indésirables des médicaments sur ordonnance.

On pourrait avancer que la liste des CDC n'inclut pas les décès liés aux erreurs de médication et médicales car le gouvernement a jugé que les chiffres du nombre de décès liés aux soins de santé étaient incorrects : les chercheurs se sont peut-être trompés. Or, le prestigieux *Journal of the American Medical Association* a résumé et rendu compte de cette triste réalité[15]. En 1999, un organisme fédéral, l'Agence pour la recherche et la qualité des soins de santé (*Agency for Healthcare Research and Quality*, ou AHRQ) du ministère américain de la Santé, a été chargé de surveiller les erreurs médicales dans la plupart des hôpitaux du pays. Il a poussé tous les hôpitaux à donner ces renseignements et, au moment où j'écris ces pages, accumule des données depuis cinq ans. Jusqu'ici, la tendance est la suivante : non seulement ces statistiques sont correctes, mais le nombre d'« erreurs médicales » augmente. En outre, il se peut que ce ne soit que la « partie visible de l'iceberg » en ce qui concerne le nombre total de décès évitables. Une analyse du sous-ensemble de tous les patients hospitalisés qui bénéficient du Medicare* par exemple a conclu qu'entre 2000 et 2002 « plus de 575 000 décès auraient pu être évités » à l'échelle de la nation[16].

Ce rapport plus récent confirme que ces erreurs restent une des « principales » causes de décès. Ses auteurs vont même jusqu'à déclarer que le nombre de décès est si élevé qu'on devrait le considérer comme « épidémique ». Comment cette cause de décès peut-elle être qualifiée d'« épidémie » dans un rapport gouvernemental et ne pas être listée sur un site gouvernemental distinct comme l'une des principales causes de décès ? Évidemment, une telle publicité serait mauvaise pour le business – et si le gouvernement se soucie d'une chose ici, ce sont bien des intérêts économiques du corps médical, l'un des principaux donateurs auprès des partis politiques et de leurs candidats, ainsi que des comités d'action politique**.

LE PROGRAMME DES NIH

Nous l'avons vu, les NIH ne consacrent qu'une somme microscopique à la recherche en nutrition, et la majeure partie de cet argent soutient des études réductionnistes sur les effets des compléments individuels, non des aliments entiers. Les NIH n'attirent pas beaucoup l'attention des médias, mais ont une influence considérable sur la recherche médicale. Leur budget annuel de 28 milliards de dollars couvre entre 68 et 82 % de tous les financements de la recherche biomédicale du pays, et une quantité phénoménale dans le monde. Ses deux

* Medicare est un programme fédéral d'assurance-maladie dont bénéficient les plus de 65 ans ou les personnes présentant un handicap (N.D.T.).
** Organisations privées dont le but est d'aider ou de gêner les élus et d'encourager ou de dissuader l'adoption de certaines lois (N.D.T.).

plus grands instituts, dépendant des financements, sont l'Institut national du cancer (NCI) et l'Institut national du cœur, des poumons et du sang (*National Heart, Lung, and Blood Institute*, ou NHLBI), qui correspondent aux deux principales causes de décès. Bien sûr, il n'existe pas d'Institut des erreurs médicales et de la prévention des effets indésirables des médicaments, qui correspondrait à la troisième cause de décès ! Et, comme je l'ai déjà dit, il n'y a pas non plus d'Institut de la nutrition.

Les NIH sont censés être des institutions de recherche objectives mais, bien sûr, l'objectivité n'existe pas en matière de priorité de financement. Arrêtons-nous un instant sur la manière dont l'argent des contribuables est alloué par le Congrès. Après que les représentants des NIH ont témoigné et proposé un budget, le Congrès alloue des fonds au budget général des NIH. L'argent est alors réparti entre les différents instituts et leurs directeurs respectifs le divise entre plusieurs programmes de recherche. Étant donné que les instituts rivalisent pour obtenir les financements à tous les niveaux du processus de dotation budgétaire, ils ont tendance à être très sensibles aux intérêts des membres influents du Congrès. Peu importe l'opinion du directeur d'un institut, il ou elle doit consacrer la majeure partie de son budget aux recherches réductionnistes, basées sur le profit, ou il ou elle s'expose à la censure des représentants du Congrès, eux-mêmes sous la pression financière des lobbyistes de l'industrie. Il n'y a pas beaucoup d'argent disponible pour le type d'analyses qui pourraient nous aider à réorienter nos dépenses de santé vers des méthodes plus efficaces et charitables. Et il ne reste quasiment rien pour étudier les répercussions sociales des politiques sanitaires – des broutilles sans importance, comme la manière dont les ANC et les programmes de repas scolaires affectent réellement la santé de la population.

Les NIH distribuent l'argent sous forme de subventions. Pour ce faire, ils invitent des personnes qualifiées à siéger dans les comités d'évaluation des demandes de subvention et à rendre leur jugement sur les nombreuses propositions qui se disputent l'argent. Par « qualifiées », les NIH n'entendent pas seulement des personnes « qualifiées professionnellement pour évaluer le plan d'étude et le potentiel de la recherche ». Non, c'est plus spécifique et plus pernicieux que cela. Les personnes jugées « qualifiées » pour évaluer les priorités de subvention sont celles qui ont réussi à obtenir des financements des NIH dans le passé, cercle vicieux qui permet de garder la recherche holistique, innovante, hors course.

J'ai été membre de comités d'évaluation des demandes de subvention, à la fois pour les NIH et des organismes de financement de la recherche sur le cancer non gouvernementaux. Il y a quelques années, je fus invité successivement par deux directeurs du NCI à donner mon point de vue sur le lien entre cancer et nutrition lors du séminaire de direction auquel participaient le directeur et une quinzaine de membres de son personnel. Ma seconde présentation eut lieu peu de temps après que j'eus proposé la création d'un nouveau comité d'évaluation des demandes de subvention nommé « Nutrition et cancer », dans l'espoir de mettre en valeur cet important sujet de recherche. Ce nouveau comité avait bien été créé, mais son nom avait été changé : il s'était transformé en « Pathologie métabolique », ce qui occultait son objectif. Dans ma présentation, j'exprimai mes craintes : ce nom allait faire oublier l'objectif du comité, étudier la nutrition et sa capacité à prévenir et inverser le cancer – phénomène dont je faisais la démonstration dans mon laboratoire à l'époque et qui avait été corroboré chez l'homme grâce à l'étude en Chine. Je demandai à Sam Broder, qui était alors directeur, pourquoi le terme « nutrition » ne pouvait pas figurer dans le nom.

Après un débat passionné, il me dit sèchement : « Si vous continuez comme ça, vous pourrez retourner là d'où vous venez, à Cornell. » Broder insista sur le fait que la recherche nutritionnelle était déjà financée. De toute évidence, nous n'avions pas la même définition de la « recherche nutritionnelle ». Les recherches nutritionnelles des NIH ne représentaient alors (c'est toujours le cas) que 2 à 3 % du budget total du NCI, et la majorité était consacrée aux essais cliniques de compléments. Deux heures de discussion (ok, de dispute) ne menèrent à rien*.

Le programme réductionniste des NIH transparaît clairement dans leurs déclarations publiques sur les causes et les futures options de traitement des maladies actuellement « incurables ». Pour citer un exemple particulièrement flagrant de projet financé par les NIH et sous-tendu de la philosophie réductionniste, je me tourne à nouveau vers le lien supposé entre AF et cancer du foie. Le site Internet des NIH a une page consacrée à ce lien : je l'ai consultée en mars 2012, près de quarante ans après que Len Stoloff (qui était alors directeur de l'agence de la FDA chargée d'étudier les mycotoxines) et moi-même eûmes pour la première fois fait part de nos doutes sur le fait que l'AF soit un carcinogène humain. La page des NIH commence ainsi :

> Depuis près de quarante ans, des scientifiques financés [par l'Institut national des sciences de la santé environnementale, ou NIEHS] mènent des recherches sur le rôle de l'aflatoxine, une toxine produite naturellement par la moisissure, sur le développement du cancer du foie. La découverte des modifications génétiques induites par

* Le comportement de Broder, lui, finit par payer. Après avoir quitté le NCI en 1989, il occupa un poste de chercheur chez Ivax, un fabricant de médicaments génériques, avant de devenir vice-président de Celera Corporation, un géant de la biotechnologie.

l'exposition à l'aflatoxine a permis de mieux comprendre le lien entre l'aflatoxine et le risque de cancer pour l'homme. Ces découvertes servent également à développer des stratégies de prévention du cancer…

Les scientifiques du *Massachusetts Institute of Technology* financés par le NIEHS ont été parmi les premiers à montrer que l'exposition à l'aflatoxine pouvait provoquer le cancer du foie. Leurs recherches ont également montré que le potentiel de l'aflatoxine à provoquer le cancer est dû à sa capacité à produire des formes modifiées d'ADN, appelées adduits[17].

Vous voyez l'hypothèse réductionniste ici ? L'AF provoque le cancer en altérant l'ADN – comme si le processus était linéaire, alors que des milliers d'autres réactions et interactions viennent le modifier et le compliquer ! Mais laissons les NIH poursuivre (tout en continuant à ne pas tenir compte de l'effet de la nutrition sur la progression de cette maladie) :

Les chercheurs de l'université John-Hopkins sont […] les premiers à tester l'efficacité de la chlorophylline, un dérivé de la chlorophylle utilisé comme complément alimentaire en vente libre et comme colorant alimentaire, pour réduire le risque de cancer du foie chez les individus exposés à l'aflatoxine. Des études menées à Qidong, dans la République populaire de Chine, ont montré que consommer de la chlorophylline à chaque repas réduisait de 55 % les taux d'adduits à l'ADN liés à l'aflatoxine dans les urines. Selon les chercheurs, la chlorophylline réduit les taux d'aflatoxine en bloquant l'absorption du composé dans le système gastro-intestinal. Les résultats suggèrent que prendre de la chlorophylline, ou manger des légumes verts qui en sont riches, peut être un moyen concret et rentable de réduire le nombre de cancers du foie dans les régions où les expositions à l'aflatoxine sont élevées[18].

Les chercheurs ont identifié un biomarqueur – une chose mesurable, censée avoir un lien avec le développement du cancer. Dans ce cas, le biomarqueur est le taux d'adduits à l'ADN liés à l'aflatoxine dans l'urine. Et ils ont identifié, d'une manière franchement réductionniste, un unique nutriment (la chlorophylline) qui peut bloquer l'absorption de ces composés dans le système gastro-intestinal.

Vous ne remarquez rien de surprenant dans le paragraphe ci-dessus ? Deux choses. Premièrement, les légumes verts sont mentionnés, mais de manière anecdotique. C'est la chlorophylline qui est « concrète et rentable », pas les épinards, les brocolis ou le chou frisé. Les NIH se prononcent en faveur d'une consommation accrue de légumes verts pour prévenir le cancer, sans nuire au potentiel de vente des compléments.

Deuxièmement, la description de ce mécanisme repose sur une hypothèse sans aucun fondement – pas même reconnue comme telle sur la page Internet : que les adduits à l'ADN liés à l'aflatoxine dans l'urine sont en corrélation avec le développement du cancer. Cela peut être vrai, mais n'est absolument pas certain. Il est impossible de mesurer le cancer en se basant sur un adduit dans l'urine, pas plus qu'on ne peut quantifier la quantité de chocolats qu'un enfant a mangé à Halloween en comptant le nombre d'emballages dans la poubelle de sa chambre.

L'article se conclut de manière prévisible : la découverte d'un gène qui pourrait expliquer pourquoi certaines personnes contractent un cancer après avoir été exposées à l'AF, et d'autres non :

> En cherchant à identifier les fondements génétiques du cancer du foie, l'équipe de l'université John-Hopkins a découvert des mutations dans un gène du cancer, le p53, dans le sérum des individus auxquels on a diagnostiqué

un cancer par la suite. À terme, cette découverte pourrait conduire à de nouvelles stratégies pour détecter, prévenir et traiter les maladies du foie chez les individus prédisposés[19].

Pour résumer : notre institut de recherche médicale, financé par notre gouvernement, répond au fléau du cancer du foie en nous recommandant de prendre un comprimé pour réduire l'absorption gastro-intestinale d'un carcinogène dont il a été démontré qu'il n'avait rien à voir avec la maladie, et en nous promettant que de nouvelles recherches hors de prix en thérapie génique nous sauveront un jour des défaillances de notre organisme. Pas un mot sur la nutrition… à moins de compter l'allusion à la chlorophylline contenue dans les légumes verts, mais qu'on obtient plus facilement sous forme de complément alimentaire !

J'ai travaillé un certain temps avec le chercheur qui dirigeait l'équipe de John Hopkins mentionnée dans la conclusion de l'article. Il est chimiste de formation et, comme la majorité des chimistes, est réductionniste dans l'âme. Il commença à s'intéresser aux causes du cancer du foie avec un fort parti pris : l'aflatoxine est l'une des principales causes du cancer du foie chez l'homme (vous vous rappellerez que j'ai moi aussi pensé que cela pouvait être vrai au début de ma carrière). Il se concentrait donc sur la possible contamination alimentaire par l'aflatoxine, ce qui nécessitait d'effectuer des analyses de routine des aliments. Il était d'ailleurs particulièrement excité par l'entreprise potentiellement lucrative qu'il était en train de monter avec ses collègues pour ce faire. En outre, avec des confrères d'Hopkins, ils mettaient en place un essai clinique sponsorisé par les NIH en Chine, pour tester l'hypothèse mentionnée sur la page Internet des NIH : la chlorophylline et les médicaments associés pouvaient prévenir le cancer du foie.

C'est à ce moment de sa carrière qu'il collabora avec mon groupe de recherche, puisque nous étudiions le lien entre AF et cancer du foie. Son laboratoire disposait de ce que je considérais comme la meilleure méthode d'analyse des adduits à l'ADN provoqués par l'aflatoxine dans les urines pour estimer l'exposition à l'AF : collaborer avec lui nous permit de mieux évaluer le lien possible que l'AF entretenait avec les taux de mortalité par cancer du foie. Malheureusement pour lui (et ses intérêts commerciaux, entre autres), on ne découvrit aucun lien – même après avoir documenté l'exposition à l'AF de trois manières différentes, et en dépit du fait que cette étude sur l'AF et le cancer du foie chez l'homme était plus complète que toutes les études ayant déjà été effectuées réunies[20]. Il refusa de cosigner l'article qui résumait nos résultats. Et son projet d'intervention, dans lequel de la chlorophylline était administrée aux populations rurales de Chine, fut abandonné au bout de huit années de financement des NIH – sans aucun résultat, à ma connaissance.

Malgré tout, rien de tout cela n'est mentionné sur le site des NIH : cette « omission » ouvre la voie à diverses pratiques commerciales lucratives (et les encourage même), notamment aux essais chimiques visant à analyser des quantités d'AF non significatives (comme le proposait l'entreprise que le chercheur de John Hopkins était en train de créer).

C'est le réductionnisme – et l'argent de vos impôts – à l'œuvre. Au lieu de prévenir le cancer, la démarche des NIH sert en réalité à nous vacciner psychologiquement contre la vraie santé : « Pas besoin de modifier votre alimentation. Vous le pouvez si vous voulez, mais il est bien plus facile et bien moins cher de prendre une pilule. Et pas d'inquiétude : on a pratiquement résolu le problème en identifiant le gène responsable du cancer du foie. Donnez-nous encore quelques années, et on trouvera le remède. » Des paroles réconfortantes, qui ont de graves conséquences.

Voilà le résultat de toutes les manigances politiques et pressions financières que nous avons passées en revue dans ce chapitre : une version de la réalité façonnée par la recherche du profit des Big Pharma, des fabricants de compléments, des hôpitaux, des chirurgiens et des fournisseurs d'aliments transformés et de viande et de produits laitiers industriels. Bien loin de la vérité. Si ces forces peuvent avoir une si grande influence sur les déclarations d'une agence gouvernementale puissante censée protéger nos intérêts, comment peut-on se fier aux conseils que nous donne notre gouvernement pour être en bonne santé ?

6

Aveuglés par les « porteurs de lumière »

> *Lorsque la recherche de la vérité se confond avec le discours politique, la poursuite du savoir est réduite à une quête du pouvoir.*
>
> Alston Chase

Si l'on dresse la liste des « gentils » dans le domaine de la santé, les associations désintéressées qui se consacrent à vaincre la maladie et à prêcher les bonnes pratiques sanitaires arrivent évidemment en tête du classement. Je fais référence, bien sûr, aux associations de défense des patients et aux organismes de collecte de fonds, tels que la Société américaine du cancer (*American Cancer Society*, ou ACS), la Société nationale de la sclérose en plaques (*National Multiple Sclerosis Society*, ou MS Society), qui recueillent des fonds et font un travail de sensibilisation pour remédier aux maladies graves, ainsi qu'aux organismes professionnels comme la Société américaine de nutrition (*American Society for Nutrition*, ou ASN) ou l'Académie américaine de nutrition et de diététique (*Academy of Nutrition and Dietetics*, ou AND), qui fournissent formations, réseaux et compétences de leadership à leurs membres pour qu'ils soient le plus efficace possible dans leur travail. Or leurs dons, leurs relations publiques, leurs récompenses et leurs collecteurs de fonds ne font que renforcer le système dont ils font partie – système qui fait l'éloge de la recherche réductionniste et ne tient aucun compte de la nutrition.

La triste réalité, c'est que, trop souvent, ces associations sont plus susceptibles de trouver de nouveaux clients pour les entreprises pharmaceutiques et l'industrie alimentaire que de défendre les patients ou faire connaître des vérités scientifiques. Comme ces loups se déguisent en agneaux en se faisant passer pour de grands altruistes, ils nous dupent très facilement.

Sur le papier, les associations de défense des patients comme l'ACS et la MS Society existent pour éradiquer des maladies précises. Selon son site Internet, la MS Society « aide les personnes atteintes de sclérose en plaques en finançant des recherches de pointe, en amenant le changement grâce aux campagnes de sensibilisation, en facilitant la formation professionnelle et en fournissant des programmes et services qui aident les malades et leurs proches à aller de l'avant[1] ». Remplacez « sclérose en plaques » par « cancer », « diabète », « maladies cardiaques », ou n'importe quel nom de maladie ou de partie du corps, et vous aurez dans les grandes lignes l'énoncé de mission de tous ces groupes de soutien. Les associations médicales professionnelles ont un objectif similaire : la principale différence, c'est qu'elles se concentrent sur une discipline médicale particulière, et non sur la ou les maladies que cette discipline traite. L'AND par exemple « se consacre à améliorer la santé de la nation et à faire progresser la diététique grâce à la recherche, l'éducation, et la sensibilisation[2] ». Ces deux types d'organisations se soucient autant de leur pouvoir et de leur influence que des traitements et remèdes : l'objectif de la plupart des associations de malades est de devenir l'organisme « officiel » qui fixe les politiques nationales sur leur maladie, et les organismes professionnels cherchent en général à établir les normes et critères régulant leur profession.

Ces organisations considèrent leur rôle de gardien comme crucial pour protéger le public de la fraude et de l'incompétence, mais ce rôle peut vite faire barrage aux approches innovantes et aux nouveaux paradigmes. Si on les envisage avec cynisme, elles peuvent s'apparenter à des monopoles qui cherchent à conserver leur pouvoir au détriment de ceux qui contesteraient leur conception du monde. Ces deux types d'organisations partent du principe qu'il existe des praticiens légitimes et des charlatans. Ce postulat reste en général tacite, jusqu'à ce qu'un challenger arrive avec un protocole de traitement ou un programme de recherche qui contredit l'opinion dominante – et l'opinion dominante dans ces organisations, comme ailleurs dans notre système de santé, c'est le paradigme réductionniste. Résultat, en dépit des efforts sincères de nombreuses personnes bien intentionnées, ces associations font obstacle au développement des traitements et remèdes contre les maladies qu'elles diabolisent dans leurs relations publiques et lors des collectes de fonds.

LES DOLLARS DE L'INDUSTRIE À L'ŒUVRE

Dans un système sain, ces associations, en particulier celles à but non lucratif, seraient indépendantes et ne seraient tributaires que de leurs membres et des patients qu'elles servent. Malheureusement, comme pour les autres groupes que nous avons passés en revue dans les chapitres précédents, les industries pharmaceutique et médicale sont leur principale source de financement.

Ces organisations sont dépendantes de l'industrie à plusieurs égards. La plupart sont en grande partie financées par les dons des entreprises : elles orientent donc inévitablement leurs politiques et leurs messages de façon à profiter à leurs bailleurs de fonds. Nombre d'entre elles s'associent à de riches entreprises, qui parrainent des événements et initiatives que les associations ne pourraient mener à bien sans ce partenariat. Et, ici aussi, comme pour l'industrie et le gouvernement, la rotation du personnel incite les cadres et les chercheurs de ces associations à se mettre au diapason des industries. À la fin de leur contrat, ces industries pourraient les engager comme lobbyistes ou comme « faiseurs d'opinion », aussi appelés « leaders d'opinion » – d'éminents médecins ou chercheurs en médecine qui ont été efficaces pour influencer leurs pairs.

Penchons-nous sur certaines de ces associations à but non lucratif : deux associations dédiées à une maladie, et deux organismes professionnels que je connais bien.

LA SOCIÉTÉ AMÉRICAINE DU CANCER (ACS)

L'ACS se consacre à éradiquer le cancer. Elle finance la recherche, sponsorise l'éducation des patients, mobilise le public et brise les tabous qui entourent le cancer : en cela, elle facilite la vie des malades et de leurs proches. La campagne courageuse de l'ACS contre les compagnies de tabac a considérablement fait baisser le nombre de fumeurs aux États-Unis et a réussi à stigmatiser le fait de fumer. Qui pourrait avoir l'audace de remettre son travail en question ? Adressez-lui un seul reproche et on vous tombe dessus comme si vous aviez confessé adorer le cancer. Or, l'ACS est l'un des principaux obstacles à la réduction du nombre de cancers dans notre pays. Surnommée « l'association à but non lucratif la plus riche au monde » par Samuel Epstein, l'auteur de *National Cancer Institute and American Cancer Society: Criminal Indifference to Cancer Prevention and Conflicts of Interest*, paru en 2011[3], l'ACS alloue des centaines de millions de dollars chaque année aux dépistages du cancer et à la recherche médicale, mais presque rien à la recherche et aux campagnes de sensibilisation sur l'alimentation. Le livre d'Epstein se concentre sur les causes environnementales du cancer au détriment des causes nutritionnelles, mais expose brillamment la duplicité de cette organisation et les conflits d'intérêts qui la rongent. Je recommande à tous ceux que l'ACS fascinent toujours de le lire.

Si vous étiez en charge d'une organisation riche et influente dont la mission serait d'éradiquer le cancer, quelles positions voudriez-vous adopter sur la recherche sur le cancer ? Personnellement, je commencerais par un programme de recherche visant à comprendre la complexité biologique de cette maladie, puis j'essaierais de tirer parti des outils présents dans la nature pour restaurer la santé. J'encouragerais différents types de recherches : réductionnistes et holistiques, mécaniques et dynamiques, palliatives et curatives, réactives et préventives. (Plus les recherches et les interventions sont variées, plus on a de chances de découvrir quelque chose de nouveau – de faire une vraie découverte.) Et je consacrerais la grande majorité des financements qu'on m'a donnés à informer le public sur ce que nous savons au sujet du rôle que joue la nutrition dans la prévention et le traitement du cancer. À l'inverse, l'ACS cherche des solutions simples à base de substances chimiques servant à éliminer les cellules cancéreuses de manière sélective, approche synthétique qui ne tient pas compte de la capacité de la nature à restaurer et à maintenir la santé. De par ses objectifs, l'ACS est semblable au département des relations publiques d'entreprises comme AstraZeneca, l'entreprise pharmaceutique qui a financé les campagnes de sensibilisation au cancer du sein de l'ACS, et, pas vraiment par hasard, fabrique et vend plusieurs médicaments contre ce cancer ; ou Amgen, l'entreprise de biotechnologie dont le PDG, Gordon Binder, siège au conseil d'administration de l'ACS. Outre AstraZeneca et Amgen, les entreprises suivantes figurent sur la liste des meilleurs donateurs de l'ACS, avec des contributions annuelles de 100 000 dollars ou plus : les entreprises des Big Pharma, Bristol-Myers Squibb, GlaxoSmithKline, Merck et Novartis, ainsi que l'entreprise de biotechnologie Genentech[4].

À une exception près – sa formidable croisade anti-tabac, qui porte ses fruits depuis plusieurs décennies –, l'ACS ne finance que la recherche et les campagnes sur les « dépistages préventifs » (depuis quand considère-t-on que diagnostiquer une maladie à un stade avancé est de la prévention ?) et sur les mécanismes moléculaires du développement du cancer qui pourraient conduire à un nouveau médicament toxique ou à une manipulation génétique inédite.

La mammographie, la forme de dépistage du cancer du sein la plus courante et la plus lucrative, est l'un des piliers de la pratique et de la philosophie de l'ACS. Epstein fait remarquer que cinq anciens présidents de l'ACS étaient radiologues et que DuPont, un fabricant de films mammographiques, finance lourdement le Programme de sensibilisation au cancer du sein de l'ACS. Le Mois de la sensibilisation au cancer du sein de l'ACS se termine par la Journée nationale de la mammographie, événement financé par ses sponsors de l'industrie. L'ACS ne se contente pas d'encourager massivement les mammographies : si les recommandations gouvernementales sur le dépistage du cancer du sein menacent le porte-monnaie de ses sponsors, elle n'en tient tout bonnement pas compte. En 2009, le Groupe de travail des services de prévention des États-Unis (*U.S. Preventive Services Task Force*, ou USPSTF) a conclu que les risques d'une mammographie annuelle l'emportaient sur les avantages potentiels pour les femmes de moins de 50 ans et a donc recommandé que le dépistage annuel systématique ne commence qu'à cet âge[5]. L'ACS, qui est redevable à l'industrie des rayons, encourage toujours les mammographies annuelles dès l'âge de 40 ans.

L'ACS ne reçoit pas que des financements d'entreprises pharmaceutiques et de compagnies d'assurance-maladie : l'industrie de la malbouffe est également très active et généreuse. Parmi ses gros contributeurs, citons : Wendy's, McDonald's, Unilever/Best Foods (qui possède des centaines de marques alimentaires, dont la margarine Rama, l'huile d'olive Bertolli, la mayonnaise Hellmann's, les soupes Knorr et les glaces Ben & Jerry's) et Coca-Cola. Fait sans doute peu étonnant, l'ACS n'adopte pas de position ferme en matière d'alimentation. Ses recommandations alimentaires (bien cachées sur son site Internet[6]) sont vagues et ne menacent pas le résultat net de ses soutiens financiers :

- Lisez bien les étiquettes alimentaires pour prendre conscience de la taille des portions et des calories par portion.
- Mangez de plus petites portions quand vous mangez des aliments très caloriques.
- Limitez votre consommation de boissons sucrées comme les boissons gazeuses, les boissons énergétiques et les boissons aromatisées aux fruits.
- Limitez votre consommation d'aliments transformés riches en hydrates de carbone, dont les pâtisseries, les bonbons, les céréales sucrées et les autres aliments riches en sucre.
- Préférez le poisson, la volaille ou les haricots à la viande rouge (bœuf, porc et agneau).
- Si vous mangez de la viande rouge, préférez les morceaux maigres et mangez de plus petites portions.

Ces recommandations ne présentent aucun risque financier réel pour les industries de la viande et de la malbouffe. L'ACS recommande de limiter certains aliments (pas de les supprimer) : c'est comme si on disait à des junkies de « limiter leur consommation de cocaïne ». Ces recommandations ne sont pas assez sérieuses pour avoir un impact sur ceux qui les lisent et pas assez fortes pour faire une vraie différence en matière de santé. (Cette association est loin de ce qu'elle était au début, il y a un siècle, quand son fondateur, Frederick Hoffmann, encourageait l'étude de la nutrition comme un facteur clé dans le développement du cancer ! Hoffmann fut destitué du conseil d'administration trois ans plus tard, puis dénigré lors de la première conférence annuelle à Lake Mohonk, New York, en 1922.)

Vous vous demandez peut-être pourquoi je n'ai pas inclus de recommandation peu enthousiaste portant sur le fait de « limiter sa consommation » de produits laitiers. Tout simplement parce qu'il n'y en a pas ! En dépit de tous les éléments de preuve, l'ACS ne recommande pas d'éviter le lait, le fromage et tous les produits laitiers, ni de réduire sa consommation. En réalité, selon le *digest* de janvier/février du Conseil national des produits laitiers (*National Dairy Counsel*), l'ACS estime même que les hommes comme les femmes réduisent le risque de cancer colorectal en augmentant leur consommation de calcium « surtout avec des aliments comme des produits laitiers allégés en matières grasses, ou sans matières grasses[7] ».

L'ACS ne se contente pas d'encourager les approches chirurgicales, pharmaceutiques et radiologiques pour traiter et prévenir le cancer. Cette société finance des attaques violentes contre ceux qui proposent des thérapies, des traitements et des recommandations préventives « alternatifs ». Son sous-comité dédié aux « méthodes alternatives et complémentaires du traitement du cancer » refuse de financer, et blackliste même, tous les praticiens qui encouragent des approches naturelles, non brevetables et non médicales pour traiter le cancer. (À l'origine, ce sous-comité s'appelait officiellement le « comité sur le charlatanisme[8] » ! Les administrateurs et les partisans les plus ardents de l'ACS l'appellent toujours officieusement comme ça. Juste au cas où vous vous demanderiez si le régime AEOV relève du « charlatanisme », selon l'ACS, deux des « caractéristiques des traitements à éviter » sont : « Ce traitement prétend-il présenter des bienfaits, mais pas d'effets secondaires ? », et : « Ses partisans attaquent-ils la communauté médicale ou scientifique ? » Un brin paranoïaque, non ?)

J'ai personnellement fait l'expérience de l'animosité de l'ACS, par le biais d'une campagne de dénigrement menée contre mes recherches et moi-même. Au début des années 1980, cette association ne s'intéressait pas du tout à l'alimentation et à la nutrition. Elle le fit brièvement, à contrecœur, en 1982, quand la NAS produisit le rapport sur l'alimentation, la nutrition et le cancer dont je suis coauteur. À peu près à la même époque, un groupe privé de collecteurs de fonds forma une nouvelle société de recherche sur le cancer, l'Institut américain de recherche sur le cancer (*American Institute for Cancer Research*, ou AICR) : j'en fus le principal conseiller scientifique jusqu'en 1986, puis à nouveau de 1990 à 1997. L'unique mission de l'AICR était de mettre en avant les causes alimentaires du cancer. Au début, je pensais naïvement qu'une société consacrée à l'éradication de cette maladie ferait bon accueil à toute recherche ou ligne politique qui s'annonçait prometteuse pour ralentir ou inverser la progression de la maladie. J'avais tort : l'ACS se montra très hostile envers l'AICR. J'eus la surprise d'être personnellement calomnié dans un mémo sur l'AICR que le président de l'ACS envoya à toutes ses antennes locales dans le pays. Le Conseil national des produits laitiers en fit la promotion dans la presse : il fut même mentionné dans la rubrique d'Ann Landers* !

Quelques années plus tard, quand l'AICR eut enfin réussi à s'imposer (et que l'ACS eut enfin reconnu qu'il était là pour rester !), l'ACS m'invita à devenir l'un des six membres permanents de son nouveau panel d'experts dédiés à l'évaluation des demandes de subvention pour les recherches portant sur le rôle de la nutrition dans la lutte contre le cancer. (Par « permanent », je veux dire que je pouvais garder ce poste aussi longtemps que je le voulais, tant qu'ils acceptaient mon rôle au sein de l'AICR.) J'y vis un changement bénéfique pour l'ACS, un nouvel intérêt, sincère, pour le lien entre alimentation, nutrition et cancer. J'y siégeai environ deux ans, puis dus démissionner car j'avais beaucoup trop de travail par ailleurs. Et, même si je n'arrivais pas encore à le formuler à l'époque, la valorisation des seules études réductionnistes au sein de cette organisation commençait à me décevoir.

Quelques années plus tard seulement, en 2003, dotée d'une nouvelle direction et ayant à nouveau changé de ligne, l'ACS retourna à ses racines anti-nutrition en sponsorisant le « Cattle Barons Ball** » d'Atlanta (où se trouve son siège) dans le cadre de sa campagne de collecte de fonds annuelle. Je remis ce comportement en cause, compte tenu des liens avérés entre consommation de protéines animales et cancer, et reçus une réponse de la présidente de l'ACS de l'époque. Elle déclara que ce bal

* « Ask Ann Landers » était une célèbre rubrique de conseils aux lecteurs, qui fut publiée dans divers journaux américains pendant cinquante-six ans. Plusieurs chroniqueuses l'animèrent successivement (N.D.T.).

** Soirée de collecte de fonds organisée annuellement : les plus grands musiciens country du pays viennent jouer et une tombola proposant des articles de luxe est organisée. On pourrait traduire « Cattle Barons Ball » par le « Bal des magnats du bétail » (N.D.T.).

n'avait « rien à voir avec le bœuf », que « cet événement [n'avait] aucun lien, ni aucun partenariat avec l'industrie du bœuf et ses intérêts, pas plus qu'il ne signifiait que la Société soutenait l'industrie du bœuf ». Ce n'était qu'un événement « amusant ».

Je suppose que, si l'on s'en tient aux détails techniques, cette explication est acceptable aux yeux de certains : effectivement, l'ACS ne suggérait pas aux invités d'augmenter leur consommation de bœuf. Néanmoins, vu son expertise en relations publiques (c'est son boulot), j'imagine mal qu'elle croyait à sa propre ligne. À ma connaissance, l'ACS n'a jamais organisé un « Marathon du cow-boy Marlboro » pour lever des fonds pour la recherche sur le cancer !

L'ACS n'a pas signé de partenariat officiel avec l'industrie du bœuf pour éviter la mauvaise pub qu'un tel lien aurait entraînée, mais elle a beaucoup à perdre à préconiser une alimentation végétale, au détriment du compte en banque des magnats du bétail. Elle soutient activement le traitement du cancer avec des substances chimiques, et la nutrition sans produits d'origine animale ne fait pas partie de ses projets. Compte tenu de sa proximité avec les magnats du bétail, il n'est pas surprenant que, jusqu'à aujourd'hui, des recherches sérieuses sur le rôle de la nutrition dans l'apparition et le traitement du cancer n'aient pas été une priorité pour cette association typiquement américaine.

LA SOCIÉTÉ NATIONALE DE LA SCLÉROSE EN PLAQUES (MS SOCIETY)

La MS Society est un autre exemple d'organisation dont l'impartialité et l'objectif affiché d'améliorer la santé humaine sont démentis à la fois par ses financements d'entreprise et sa position dogmatique allant à l'encontre des preuves.

Comme l'ACS, la majorité des financements de la MS Society dépend des industries alimentaire et pharmaceutique. Alors que les dons directs des entreprises pharmaceutiques ne représentaient que 4 % des revenus annuels de l'association en 2011 (qui s'élevaient à 165 millions de dollars[9]), et que d'autres entreprises lui fournissent 2 millions de dollars supplémentaires chaque année, ces entreprises participent étroitement aux événements qui constituent l'essentiel des activités de collecte de fonds de la MS Society : les centaines de marches, courses et promenades à vélo organisées par des personnes bien intentionnées, qui croient réellement contribuer à une cause. Les grands sponsors du Bike MS Project sont Pure Protein, une entreprise qui fabrique des nutraceutiques (barres, boissons et poudres) – de la « nutrition » qui promet une santé éclatante mais contient toute une flopée d'ingrédients transformés effrayants comme du sucralose, du collagène hydrolysé, du sorbitol, du maltitol en poudre et de l'huile de palmiste* –, et Novartis, l'entreprise pharmaceutique qui fabrique et commercialise le médicament contre la sclérose en plaques, Gilenya.

En cherchant au hasard sur le site de la MS Society, j'ai pu remarquer combien cette société est dépendante d'entreprises qui tirent profit non pas d'un remède, mais de la vente d'aliments transformés qui pourraient contribuer à initier la maladie. La chaîne de restauration Golden Corral sponsorise une branche locale de la MS Society en Caroline du Nord. Sara Lee Corporation a récolté 111 000 dollars en 2011 grâce à son « Summer

* À ne pas confondre avec l'huile de palme, bien que leurs propriétés soient très similaires. L'huile de palmiste est extraite des graines, alors que l'huile de palme est extraite du mésocarpe du fruit (N.D.T.).

Bun Program* ». Pendant l'été 2012, la société mère de Sara Lee Corporation, Bimbo Bakeries USA (non, je n'invente rien !) a lancé une campagne de promotion dans les supermarchés du pays pour récolter des fonds pour la MS Society en vendant les petits pains et les pâtisseries proposés par ses autres marques de malbouffe, y compris Stroehmann, Freihofer's et Arnold.

La MS Society explique clairement que le parrainage des entreprises pour son Déjeuner des femmes contre la sclérose en plaques présente des « avantages commerciaux » comprenant « l'échantillonnage des produits, la visibilité des marques et l'exposition médiatique[10] ». Ce qui n'est pas mentionné (mais transparaît clairement malgré tout), c'est qu'en achetant les produits de la marque (dont le nom est associé à la MS Society), les consommateurs pensent contribuer à la « lutte » contre la sclérose en plaques ou, du moins, ne pas contribuer au problème – ce qui, dans le cas des sponsors d'aliments transformés, est faux.

Il existe un nombre impressionnant de preuves indiquant qu'une forte consommation de lait est en corrélation avec des taux élevés de sclérose en plaques, et des études à long terme montrent des taux de mortalité bien moins élevés chez les personnes souffrant de sclérose en plaques qui ont une alimentation riche en plantes (5 %, contre 80 % pour celles ayant une alimentation malsaine[11]). Or, le site Internet de la MS Society ne dit quasiment rien sur le rôle de la nutrition pour prévenir la maladie et atténuer ses effets. Voici ses conseils en matière de nutrition :

> Un bon état de santé général est très important pour les personnes souffrant de sclérose en plaques ou de toute autre maladie chronique. Une alimentation équilibrée vous aidera à atteindre ce but. Les spécialistes de cette

* Un « bun » est une sorte de petit pain au lait (N.D.T.).

maladie recommandent aux malades de suivre le même régime pauvre en graisses et riche en fibres que celui recommandé à l'ensemble de la population[12].

Dans des documents plus détaillés portant sur le régime adapté aux personnes souffrant de sclérose en plaques, la MS Society recommande de consommer beaucoup de produits laitiers allégés en matières grasses (pour le calcium !) et de viande maigre (pour les protéines !), et rappelle pour la forme de manger des fruits et des légumes. Pas un mot sur la corrélation avérée entre consommation de produits laitiers et sclérose en plaques. Pas un mot sur l'impact profond qu'a l'alimentation sur les taux de survie. En résumé, la MS Society étouffe les causes de la sclérose en plaques : ce faisant, comme par hasard, elle décharge ses sponsors de l'industrie de la malbouffe de toute culpabilité, et fait passer les produits et initiatives de recherche de ses sponsors de l'industrie pharmaceutique comme nos meilleurs, voire nos seuls espoirs de vaincre cette maladie effroyable.

L'ACADÉMIE AMÉRICAINE DE NUTRITION ET DE DIÉTÉTIQUE (AND)

Contrairement à l'ACS et à la MS Society, l'AND ne se concentre pas sur une maladie, mais sur une profession. Elle est au service des diététiciens agréés : ceux qui conseillent les hôpitaux, les écoles, les cliniques, les crèches, les agences gouvernementales et le public sur ce qui constitue une alimentation saine. Par conséquent, elle a beaucoup d'influence sur la manière dont nous envisageons la nutrition dans ce pays. Malheureusement pour les diététiciens et le public qu'elle informe mal la plupart du temps, les recommandations de l'AND servent les intérêts financiers de ses sponsors de l'industrie de la malbouffe.

Alors que l'AND tire la plupart de son capital d'exploitation des cotisations de ses membres (pour divers services, comme des publications, des habilitations, la formation continue et des réunions annuelles) et de dons fiscalement déductibles, elle fait également appel au secteur privé pour des financements. Selon son rapport annuel de 2011[13], ses généreux « partenaires » incluent Aramark, The Coca-Cola Company, le Hershey Center for Health & Nutrition et le Conseil national des produits laitiers. Ses « premiers » sponsors sont Abbott Nutrition, CoroWise (une filiale de Cargill qui fabrique des compléments), General Mills, Kellogg, Mars, Incorporated, McNeil Nutritionals, PepsiCo, Soyjoy, Truvia (qui commercialise un édulcorant fabriqué par Cargill et Coca-Cola) et Unilever. L'Association nationale des éleveurs de bovins (*National Cattlemen's Beef Association*, ou NCBA) et le Conseil national des produits laitiers, ainsi que de nombreux fabricants de malbouffe comme Mars, PepsiCo et Coca-Cola, étaient chaleureusement remerciés dans le rapport pour avoir fait don d'au moins 10 000,00 dollars chacun à l'AND.

À trois reprises, j'ai donné des conférences lors des rencontres nationales de l'AND, à la demande d'un groupe spécialisé de l'association qui s'intéressait à la nutrition végétarienne. La dernière fois, à Chicago, bien en vue sur le sac qu'on me remit lors de mon inscription figuraient les noms des partenaires de l'AND, une belle bande d'escrocs des industries pharmaceutique et alimentaire. Un joli mélange de partenaires, avec des programmes très complémentaires : un groupe (les sponsors de l'industrie alimentaire) fournit boissons et produits laitiers aux programmes des repas scolaires du pays, tandis que l'autre (les sponsors de l'industrie pharmaceutique) vend les médicaments pour traiter les affections que ces programmes engendrent.

Ce que je trouve particulièrement infâme au sujet de l'AND, c'est l'influence néfaste qu'elle a sur l'enseignement de la nutrition. L'AND contrôle le contenu des cours requis pour obtenir le diplôme de diététicien agréé dans les écoles et facultés, ainsi que les critères selon lesquels les différents États délivrent les agréments aux diététiciens. L'AND est aussi chargée de former et d'agréer les autres nutritionnistes du pays, avec sa commission d'agrément des diététiciens (*Commission on Dietetic Registration*, ou CDR). Seuls les infirmières et les diététiciens qui participent au système obligatoire de « réagrément » de l'AND, par le biais du programme de perfectionnement professionnel, peuvent conserver leur « agrément ». C'est la CDR qui détermine qui est autorisé à assurer cette formation continue, indispensable à tous ceux qui veulent travailler dans les services de santé et avoir droit à une assurance-maladie.

Mon amie et collègue le Dr Pamela Popper fut victime de l'AND et de ses agissements allant à l'encontre de la liberté d'expression. Elle raconte son histoire en détail dans son excellent livre, *Solving America's Healthcare Crisis*. En 1993, elle créa une société qui dispensait des cours sur la nutrition à base de plantes dans l'Ohio, d'où elle est originaire, provoquant l'ire du comité de diététique de l'Ohio. Ce dernier ouvrit une enquête à son sujet, l'assigna à comparaître pour « donner les noms » des autres « non diététiciens » qui enseignaient la nutrition de façon à pouvoir enquêter également sur eux, et alla jusqu'à la menacer de l'envoyer en prison. Beth Shaffer, la conseillère en déontologie du comité, informa le Dr Popper que, dans l'État de l'Ohio, le premier amendement* n'était pas valable en matière d'alimentation et de nourriture[14].

---

* Le premier amendement de la Constitution des États-Unis est celui qui concerne la liberté d'expression et de religion, la liberté de la presse et le droit à « s'assembler pacifiquement » (N.D.T.).

Contrairement à la plupart des gens que l'industrie de la diététique tente d'intimider, le Dr Popper se défendit. Elle dépensa des dizaines de milliers de dollars, engagea les meilleurs avocats de l'État et finit par faire légaliser sa société. Elle m'envoya par e-mail une présentation de Kay Mavko, l'ancien directeur exécutif du comité de diététique de l'Ohio et actuel président du Licensure Workgroup (ou « groupe de travail sur les agréments ») de l'AND, qui incitait les diététiciens locaux à « dénoncer » leurs concurrents aux commissions d'attribution des agréments locales[15]. Juste au cas où vous penseriez que je suis cynique ou parano au sujet des vrais objectifs de l'AND, j'ai reproduit pour vous quelques extraits de cette présentation (figures 18.1 à 18.3).

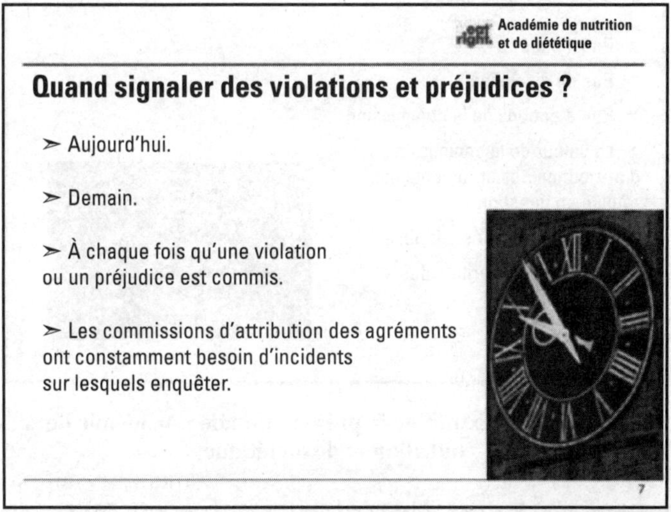

Figure 18.1. Extrait de la présentation de l'Académie de nutrition et de diététique

Vous remarquez le dernier point de la figure 18.1 ? « Les commissions d'attribution des agréments ont constamment besoin d'incidents sur lesquels enquêter. » Si elle ne reçoit pas constamment des plaintes, la commission n'a rien à faire. Un autre extrait met en garde contre le risque de « disparition » : ces commissions oisives pourraient être dissoutes par manque de travail. Les diététiciens doivent les garder occupées ! Là encore, l'extrait le dit avec plus d'éloquence que moi (figure 18.2).

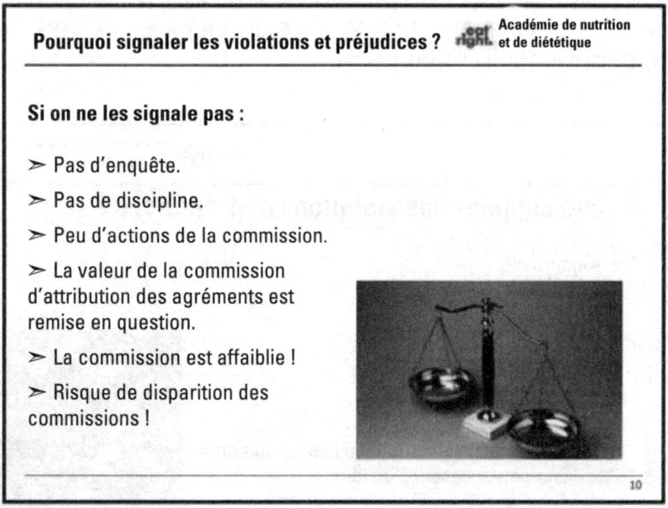

Figure 18.2. Extrait de la présentation de l'Académie de nutrition et de diététique

Bien sûr, Kay Mavko et l'AND se lancent dans cette chasse aux sorcières avec les meilleures intentions du monde. Ils essaient seulement de protéger le public de ce qu'ils considèrent comme de mauvais conseils nutritionnels de la part de ceux qui n'ont pas enduré la procédure d'agrément draconienne de l'AND. Pas vrai ? Là encore, la présentation clarifie les choses. Jetez un œil à la figure 18.3.

Si les diététiciens agréés sont complaisants, « d'autres groupes pourraient remporter un avantage concurrentiel ». Vous devez protéger « votre champ d'exercice ». Waouh ! On comprend pourquoi cette présentation ne figure pas sur le site Internet de l'AND et que ce soit des transfuges de l'AND, horrifiés à l'idée de devenir des espions pour son compte, qui l'aient divulguée à la presse[16].

L'AND et ses alliés des comités locaux se sentent menacés par l'enseignement de la nutrition qui ne suit pas la ligne officielle de l'AND car ils ont peur de perdre leur job. C'est compréhensible, mais le public et les régulateurs doivent se rendre compte que l'AND est, comme l'a fait remarquer le Dr Popper, « un groupe commercial, pas une autorité sur la nutrition et la santé[17] ».

Aux yeux de l'AND, le Dr Popper n'est pas une source légitime d'informations nutritionnelles. Mais alors qui ? La réponse est : les industries et entreprises qui paient les factures de l'AND. Pour fournir une formation, la CDR approuve entre autres le géant pharmaceutique Abbott Labs, les fournisseurs de services alimentaires Aramark, Sodexo et Sysco et des groupes représentant l'industrie de la malbouffe, y compris la Coca-Cola Company Beverage Institute for Health & Wellness, ConAgra Food Science Institute, General Mills Bell Institute of Health and Nutrition, Kraft Foods Global, Inc., Nestle HealthCare Nutrition, PepsiCo Nutrition et US Foods[18] (des noms bien explicites !).

Pourquoi signaler ? Académie de nutrition et de diététique

- Parce que c'est obligatoire.
- Si les diététiciens agréés ne les signalent pas, d'autres groupes pourraient gagner un avantage concurrentiel.
- La complaisance leur permettra de le faire.
- Les actions des commissions protègent votre champ d'exercice !
- L'environnement concurrentiel l'exige !

Figure 18.3. Extrait de la présentation de l'Académie de nutrition et de diététique

Au cas où certains fabricants de malbouffe ne comprendraient pas les avantages qu'il y a à devenir un fournisseur officiel de formation continue pour les membres de l'AND, le site Internet de la CDR les leur expose clairement sous le titre « Opportunités marketing » :

- « [E]xposition à un marché de plus de 65 000 professionnels qualifiés de la diététique. »
- « [V]alorisation des activités individuelles de formation professionnelle continue dans la base de données de la CDR, consultable par les praticiens par mail, fax, téléphone et en ligne. »
- « [L]isté comme un Fournisseur accrédité de formation professionnelle continue [*sic*] sur le site de la CDR. »
- « [A]utorisation de porter le logo de Fournisseur accrédité de formation professionnelle continue pour commercialiser les activités et matériaux de la formation continue[19]. »

Des renards apprenant aux poules à sécuriser leur enclos !

D'après mon expérience, les programmes de formation d'organisations toutes-puissantes défendent le statu quo bec et ongles, en particulier les prétendus bienfaits des produits laitiers pour les jeunes. Ces organisations aiment faire savoir qu'elles ont un sous-groupe végétarien, or celui-ci est plus considéré comme un parent pauvre utile sur le plan politique qu'un vrai membre de la famille. En outre, le végétarisme est toujours très éloigné de la nutrition AEOV que préconise la recherche : il élimine la viande, mais autorise de grandes quantités de produits laitiers, d'œufs et de produits transformés, ce qui empêche d'avoir une santé éclatante et d'éviter les maladies.

L'activité de l'AND ne se limite pas à former (endoctriner ?) les diététiciens. En 2011, elle a fait don de 62 000 dollars à des candidats au Congrès pour promouvoir leur programme politique. Quelle formidable manière pour Coca-Cola, Pepsi et d'autres qui font des dons à l'AND de « blanchir » leur influence politique ! L'AND se transforme en agence de relations publiques extrêmement crédible pour ses alliés de l'industrie. Par ses campagnes de sensibilisation, ses relations publiques et ses partenaires de formation obligatoire, elle sert de couverture aux industries pharmaceutique et alimentaire et à leurs intérêts.

Cela m'attriste de dire cela car, individuellement, les nutritionnistes de l'AND sont les professionnels de la nutrition les plus compétents que je rencontre lors de mes conférences publiques, très doués pour présenter les informations nutritionnelles à la population et particulièrement motivés dans leur travail. Ce que je trouve infâme, ce sont les restrictions qu'impose l'organisation à ses membres, souvent sans qu'ils en aient conscience, sur ce qui est une opinion acceptable ou non.

LA SOCIÉTÉ AMÉRICAINE DE NUTRITION (ASN)

J'inclus l'ASN dans cette discussion non pas parce qu'elle est particulièrement ou volontairement coupable, mais parce que je connais bien l'effet subtil et dévastateur de l'argent des entreprises sur cette organisation autrefois très respectable. À sa décharge, elle a développé un système anti-conflits d'intérêts, visant à débusquer toute tentative d'entourloupe. Malgré tout, l'influence du profit industriel est si répandue dans le système qu'aucune tentative ouverte d'autorégulation, peu importe qu'elle soit sincère, ne peut être réellement efficace.

J'ai été un membre très actif de cette société pendant vingt-cinq ans. Elle organisait ses rencontres nationales des chercheurs conjointement avec cinq (puis six) sociétés de biologie sœurs, connues sous le nom de Fédération des sociétés américaines de biologie expérimentale. À leur apogée, ces réunions annuelles de cinq jours rassemblaient 20 000 à 25 000 spécialistes de la biologie. J'appréciais réellement l'ambiance et les échanges sincères avec mes confrères sur nos résultats de recherche. J'en garde des souvenirs particulièrement mémorables, parmi lesquels les récompenses qu'ont reçues certains de mes étudiants, les symposiums que j'ai organisés ou auxquels j'ai participé et les échanges d'idées de recherche lors des présentations officielles.

Malgré tout, quelque chose m'a toujours chagriné, et cela n'a fait qu'empirer au fil des ans : les récompenses prétendument prestigieuses attribuées annuellement à des chercheurs établis, en général accompagnées d'un prix en argent fourni par des entreprises pharmaceutiques et alimentaires. Chaque prix était modeste (entre 1 500 et 5 000 dollars chacun) mais, au total (entre 40 000 et 50 000 dollars), ces prix représentaient une influence monétaire puissante qui empêchait l'ASN de faire des déclarations honnêtes en matière de nutrition. L'industrie sait bien que même de petites récompenses peuvent acheter la loyauté de chercheurs qui, sur l'éventail des sujets de recherche à disposition, trouvent simplement plus facile et moins gênant de poursuivre des recherches qui ne corrompent pas les produits vendus par leurs bienfaiteurs.

Quand j'ai commencé à occuper des postes à responsabilité dans cette société, je me suis rendu compte de la trop grande implication de ces entreprises dans ses activités. L'un des exemples les plus frappants, du moins en ce qui me concerne, fut la tentative de certains membres de la société – d'éminents consultants pour l'American Egg Board, la General Mills Company et d'autres industries – de me renvoyer. C'était la première fois que cela se produisait en quarante ans. J'avais apparemment commis deux inquiétants péchés. Premièrement, j'avais été le principal conseiller scientifique de la nouvelle organisation de recherche sur le cancer, l'AICR, et l'avait incitée à concentrer ses efforts sur la nutrition, avec un parti pris pour les aliments d'origine végétale. Deuxièmement, j'avais été un membre important du comité de la NAS chargé d'écrire le rapport, en 1982, sur l'alimentation, la nutrition et le cancer, qui avait attiré l'attention sur les propriétés préventives des aliments d'origine végétale. Après enquête, le comité exécutif de la société (de huit membres) vota à 6 contre 0 (il y eut deux abstentions) pour me disculper. Malgré tout, c'était une tentative très agressive de me réduire au silence de la part des membres pro-industrie. Heureusement, comme vous pouvez le voir, cela n'a pas fonctionné !

Les organismes professionnels se protègent (ainsi que leurs financements présents et futurs) en s'alignant sur les entreprises alimentaires et pharmaceutiques et leurs intérêts, et en évitant au maximum de mentionner les bienfaits possibles de l'alimentation AEOV. Ayant fait partie de plusieurs organismes professionnels, je peux vous assurer qu'elles n'acceptent presque jamais les découvertes en faveur de cette alimentation – et cela inclut les organismes auxquels j'ai longtemps appartenu.

EFFETS NÉGATIFS

Vous vous demandez peut-être : c'est quoi le problème ? Après tout, ces sociétés sont libres de publier, promouvoir et payer n'importe quelle ânerie, comme vous et moi. Former les nutritionnistes et influencer les chercheurs, ce n'est pas nous dicter ce que nous devons manger (combien d'entre nous sont déjà allés chez le nutritionniste ?). Ces sociétés semblent donc faciles à ignorer. Le problème est le suivant : comme elles sont renforcées par le financement de l'industrie et qu'elles ont quasiment un statut gouvernemental pour déterminer qui est autorisé à étudier et à enseigner la nutrition, et qui peut être marginalisé ou même puni pour avoir dévié de la ligne du parti, elle sont à même d'influer sur les politiques gouvernementales, la pratique médicale et la perception du public, et ce à différents égards. Je connais bien ce comportement non professionnel, à cause de l'enquête menée sur mes activités, et parce que j'ai assuré la liaison avec la procédure budgétaire du Congrès américain pour le compte de l'ASN et de ses sociétés sœurs.

Tout d'abord, ces sociétés tirent parti de leur image : elles seraient une autorité morale dans la lutte contre la maladie. S'y opposer revient à apporter son soutien à l'ennemi : les maladies qui nous menacent, nous et les êtres qui nous sont chers. Toute personne ayant déjà eu à expliquer à une voisine souffrant d'un cancer du sein pourquoi elle refusait d'acheter un ruban rose, ou de faire un don lors d'un marchethon, d'une course, d'une vente de gâteaux, d'un concours de talent, d'une soirée privée, d'un groupe de lecture, ou d'un déjeuner d'affaires « pour trouver le remède », connaît l'ostracisme social qui en résulte. Comme nous l'avons vu, la plupart des personnes atteintes d'une maladie, et leurs proches, placent tous leurs espoirs dans le corps médical. Après avoir subi une opération chirurgicale, un traitement médicamenteux, une radiothérapie, ou une chimiothérapie qui a amélioré leur état de santé et évité toute dégradation, elles peuvent devenir d'ardents supporters de la pratique médicale actuelle et se faire les apôtres de la découverte toute proche du « remède ». Des entreprises commerciales comme AstraZeneca et Merck ne peuvent pas contrôler directement cette passion et cet activisme mais, par le truchement des associations à but non lucratif, elles convertissent l'énergie du désespoir de personnes bien intentionnées en bénéfices trimestriels.

Les associations de défense et de collecte de fonds en particulier revendiquent une légitimité fabriquée, qu'elles se sont donnée, et peu d'élus, de journalistes ou d'hommes d'affaires ont les connaissances, la motivation ou le courage nécessaires pour remettre ces qualifications en cause. Quand l'ACS publie un communiqué de presse, même les journalistes les plus respectés renoncent à leur impartialité et se comportent comme des commentateurs sportifs soutenant ouvertement l'équipe locale. « Bravo à l'ACS pour son succès dans la guerre contre le cancer », relayent, admiratifs, *NewsHour* et le reste de la presse grand public.

Les associations de défense et les organismes professionnels ont également créé une illusion d'impartialité. Ils nous disent qu'ils n'ont à cœur que d'améliorer la santé humaine, en éliminant la maladie à laquelle ils s'intéressent, ou en donnant la meilleure formation possible à leurs membres. À cause de cette prétendue absence de programme commercial, on fait confiance à leurs recommandations et à leurs évaluations de recherche. Quand AstraZeneca nous dit que le tamoxifène est un traitement sûr et efficace contre le cancer du sein, on sait que, que ce soit vrai ou non, c'est une publicité intéressée. Mais quand c'est l'ACS qui le dit, on la croit aveuglément.

La conséquence la plus grave de cette connivence entre l'industrie et ces organisations à but non lucratif est sans doute « l'effet de halo » qui déteint sur les entreprises dont ces soi-disant saints soutiennent les intérêts. Les ventes et les machines marketing de l'industrie sont recouvertes d'un voile de vertu charitable : il n'est donc pas étonnant que la majorité des Américains ne se rend pas compte que les cochonneries qui passent pour de la nourriture sont en réalité les principales responsables de notre crise sanitaire, et que les cochonneries qui passent pour des médicaments ne font que nous garder suffisamment en forme pour qu'on puisse continuer à acheter de la nourriture et des médicaments.

L'ABANDON DES RESPONSABILITÉS PERSONNELLES

Le résultat de cette influence insidieuse de l'industrie sur les institutions censées nous aider à être en meilleure santé, c'est que la plupart des Américains abandonnent totalement leurs responsabilités en matière de santé. Ce n'est pas leur faute : les associations à but non lucratif nous ont conditionnés à croire que nous n'avions pas beaucoup de pouvoir sur notre santé – que tout ce que nous pouvons faire, c'est organiser des dons, des marches, des courses, et porter des rubans roses ou jaunes pour débarrasser le monde de ces fléaux. Le fait que la grande majorité d'entre nous peut éliminer quasiment tous les risques de décès prématuré par cancer, maladie cardiaque, AVC, diabète de type 1 et de dizaines d'autres maladies est vivement démenti par les sociétés censées vouloir mettre un terme à ces maladies. Je suis écœuré par les milliards de milliards de dollars et les millions et millions d'heures de travail de bénévoles qu'on détourne de la nutrition au profit de « rafistolages » réductionnistes, brevetables et générateurs de profits. Et le plus odieux dans tout ça, c'est que les personnes bien intentionnées qui soutiennent ces sociétés croient honnêtement qu'elles font des choses constructives et socialement responsables pour honorer leurs amis et parents qui ont perdu la vie à cause de ces maladies.

Voici un exemple qui a atterri sur mon bureau alors que nous finissions ce manuscrit : un post daté du 3 octobre 2012, écrit sur un blog du site Internet de l'ACS par le Dr J. Leonard Lichtenfeld, médecin chef pour le bureau national de l'ACS, portant le titre : « Pendant le Mois de la sensibilisation au cancer du sein, nous devons non seulement fêter notre succès, mais aussi comprendre nos limites[20]. » Le post, bien écrit et sincère, fait preuve de compassion envers les femmes que le corps médical ne peut aider tout en célébrant les contributions apportées par les dernières techniques de dépistage. Lichtenfeld écrit :

> Je comprends la colère des femmes qui souffrent d'un cancer du sein avancé et qui demandent : « Et moi ? » Parmi celles-ci, il y a celles qui ont tout « bien fait » en matière de détection et de traitement précoces [...]. Ce sont les femmes qui prient pour une grande découverte, qui prient pour un remède, et se demandent si celles à qui l'on n'a pas diagnostiqué de cancer du sein ou n'ont pas une maladie avancée les comprennent réellement.

Ce sont des paroles touchantes, réconfortantes, et pleines de compassion. Elles expriment pourtant une profonde déresponsabilisation. Les femmes atteintes d'un cancer du sein, nous informe-t-il, prient pour une avancée capitale. Prient pour un remède. Car votre salut est entre les mains de ceux qui conçoivent de nouveaux médicaments, inventent des machines de radiothérapie de pointe, lancent de nouvelles techniques chirurgicales et découvrent des manières inédites de manipuler les gènes. Bien qu'il se montre humble et exprime des remords au nom du corps médical pour avoir « exagéré les mérites de [sa] magie » et pour avoir parfois « fait des promesses exagérées qu'il n'a pas tenues entièrement », il vend toujours le traitement réductionniste comme le seul espoir de ces femmes. Pas un mot au sujet de la prévention. De la responsabilisation. Du fait que de petits changements dans l'alimentation peuvent stopper la progression du cancer.

Tout dans notre système de santé passe le même message, et cette déresponsabilisation – qu'elle soit bien intentionnée, comme c'est sans doute le cas pour le Dr Lichtenfeld, ou qu'elle vise cyniquement le profit – est la partie la plus choquante de l'histoire.

Alors que les comportements contraires à l'éthique sont monnaie courante dans notre monde, rejeter la responsabilité des problèmes que j'ai évoqués jusqu'ici uniquement sur la moralité des individus serait une erreur. Si nous limitons notre vision aux acteurs individuels, nous ne verrons jamais la situation d'ensemble. Le problème est d'ordre systémique et il est entretenu par différents acteurs, interconnectés, qui agissent tous dans leur propre intérêt pour réaliser leurs objectifs. Le problème n'est pas, ou pas toujours, les acteurs eux-mêmes, ni leurs motivations intrinsèques. Non, c'est l'objectif global du système qui est coupable : le profit des entreprises, au détriment de la santé publique.

Je n'ai pas choisi l'ACS, la MS Society, l'AND et l'ASN parce qu'elles sont pires que les centaines d'autres associations de défense ou organismes professionnels qui existent, mais parce que ce sont celles que je connais le mieux. Ce ne sont pas des « brebis galeuses » dans un troupeau sain : c'est plutôt le troupeau lui-même, le système dans lequel l'argent est roi et le réductionnisme la langue officielle, qui est la cause de cette crise éthique. Il récompense les sociétés et associations qui mettent leur caution de moralité et leur don pour les relations publiques au service d'approches réductionnistes inefficaces, tout en ignorant et en contestant le vrai pouvoir de prévention de la nutrition.

PARTIE IV

CONCLUSIONS

1

À nous de jouer

Si un petit oiseau prenait dans son bec un grain de sable sur la côte et arrivait d'une manière ou d'une autre à l'emporter jusqu'au quasar le plus proche dans l'univers, et s'il revenait et recommençait jusqu'à ce que tout le sable ait disparu des plages et des fonds marins, l'éternité ne ferait que commencer.

Anonyme,
inscrit sur le mur du Maté Factor café,
Ithaca Commons, New York

J'espère que ce livre vous aura au moins convaincu du fait que notre conception de la santé doit évoluer. Nous devons reconnaître que la nutrition est la pierre angulaire de notre système de santé, pas un élément mineur. Nous devons aussi reconnaître les limites de notre paradigme réductionniste et apprendre à accepter la validité des preuves que ce paradigme exclut. Si nous voulons vraiment comprendre le sens de la nutrition, ses effets sur le corps, et son potentiel pour améliorer notre santé collective, nous devons arrêter de considérer que le réductionnisme est le seul moyen de réaliser des progrès, et nous en servir comme d'un outil, dont les résultats ne peuvent être correctement évalués que dans un cadre holistique. Et nous devons être disposés à embrasser le holisme au-delà du domaine de la nutrition. Le corps est un système complexe ; des corps réunis en société sont encore plus complexes ; et la vie humaine, intimement liée à toute la nature sur cette planète, est d'une complexité qui dépasse notre imagination. Nous ne pouvons pas nous permettre de continuer à fermer les yeux sur cette complexité.

Je me rends compte que ce que je propose ici n'est rien de moins qu'un « changement tectonique » dans notre perception de la nutrition, de la médecine et de la santé. Cela ne sera pas facile. Mais c'est possible. Je le sais, car j'ai fait l'expérience de ce changement au cours de ma carrière.

Il y a plus de cinquante ans, ma thèse de doctorat portait sur la valeur biologique supérieure des protéines animales. Je croyais alors, avec autant de conviction que n'importe quel magnat du bétail amateur de viande, qu'aucun aliment n'était meilleur, plus bénéfique que les protéines contenues dans la viande et le lait. Comme vous l'avez vu ici et dans *L'Enquête Campbell*, j'ai un avis très différent aujourd'hui. Je suis désormais convaincu que l'alimentation la plus saine est à base d'aliments entiers d'origine végétale, sans ajout de graisses, de sel ou d'hydrates de carbone raffinés.

Dans mon cas, ce sont les faits qui initièrent ce changement – les preuves empiriques, évaluées par les pairs, que mon propre groupe de recherche produisit au fil des ans. Par la suite, les preuves présentées par mes confrères œuvrant dans le domaine de la médecine clinique me confortèrent dans mon choix : ces derniers récoltèrent des données, de manière indépendante et convaincante, sur la capacité inégalée (par aucune pilule ni procédure) de l'alimentation AEOV à inverser des maladies graves.

Mais pour qu'un tel changement d'optique se produise, les seules preuves ne furent pas suffisantes. Ma compréhension du corps dut également évoluer, en particulier la manière dont j'analysais les données liées aux fonctions corporelles. Et j'espère que ce livre vous aidera également dans ce sens.

Au tout début de ma carrière, avant que je n'entreprenne le travail sur l'AF et l'OFM évoqué dans cet ouvrage, j'eus une conversation avec l'un de mes professeurs de nutrition à Cornell à propos d'une série d'études qui examinaient le rôle joué par quatre nutriments dans deux maladies, l'encéphalomalacie (un ramollissement des cellules cérébrales) chez les poussins et la dystrophie musculaire (une dégénérescence progressive des muscles) chez les veaux. Il s'avérait que l'activité de n'importe lequel de ces quatre nutriments pouvait considérablement modifier l'activité des trois autres, ce qui provoquait des changements dans la réponse de l'organisme à ces maladies.

Je demandai à mon professeur si de telles interactions étaient courantes pour les autres nutriments. Il me répondit que, bien qu'elles fussent assez courantes, la recherche expérimentale ne s'y intéressait pas vraiment : elles étaient trop difficiles à étudier et quasiment impossibles à interpréter correctement. Les nutriments agissaient de manière complexe dans la nature, mais nous devions malgré tout réfléchir à leurs activités de manière simple, linéaire, de façon à produire des preuves acceptables sur le plan scientifique. En d'autres termes, même si nous pouvions voir la pertinence du cadre holistique, nous devions poursuivre nos recherches comme si le réductionnisme était l'entière vérité.

Que nous fermions les yeux sur cette complexité me perturba énormément et influa sur la direction que prirent mes recherches sur l'AF et l'OFM. Je n'aurais peut-être jamais entrepris ces recherches si je n'avais pas voulu remettre en cause ce qui semblait être un fait réductionniste incontestable : l'AF provoquait le cancer du foie. Si je ne m'étais pas intéressé d'aussi près à l'idée de la complexité, je n'aurais peut-être pas cherché les autres facteurs qui pouvaient influer sur le développement du cancer du foie. Je n'aurais peut-être jamais découvert qu'en réalité l'AF n'était même pas le facteur le plus important. Et je n'aurais jamais aussi bien compris et mesuré la complexité biologique – complexité que j'ai cherché à partager avec vous dans cet ouvrage.

Cette compréhension de la complexité biologique fut déterminante pour moi et m'amena à reconsidérer les résultats des études réductionnistes. Elle me fit réaliser combien il était important de voir ces résultats non pas comme des vérités entières en elles-mêmes et par elles-mêmes, mais comme les pièces d'un puzzle bien plus grand et significatif.

Aucun résultat isolé – disons que la catalyse de l'AF par l'OFM entraîne le cancer du foie, ou que le bêtacarotène protège du cancer du foie – ne dit l'entière vérité. De fait, choisir une façon de procéder en se basant sur cet unique résultat, sans tenir compte du contexte holistique – éviter l'AF pour éviter le cancer du foie, ou prendre des compléments de bêtacarotène pour éviter le cancer du foie –, peut potentiellement s'avérer beaucoup moins efficace que d'autres moyens de s'attaquer au même problème, ou même carrément dangereux.

Les conclusions des expériences réductionnistes que nous avons menées sur l'OFM et les protéines animales sont importantes, non pas pour leurs résultats spécifiques (à savoir les protéines animales sont un facteur causal crucial dans le développement du cancer), mais pour les principes biologiques qu'elles suggèrent. Ces principes m'ont aidé à comprendre comment fonctionne le cancer et comment la nutrition, envisagée comme un tout, influe sur son développement et sans doute celui d'autres maladies. Les propriétés biologiques fondamentales que ces expériences sur l'OFM révélèrent nous montrèrent qu'il fallait étudier l'effet des protéines animales sur de vraies personnes, dans le monde réel, dans toute sa complexité.

C'est dans cet état d'esprit que nous élaborâmes le projet dans la Chine rurale, qui devint célèbre sur le nom d'étude en Chine. Nous entendions étudier non pas des mécanismes chimiques isolés, comme je l'avais fait pendant de nombreuses années dans mon labo, mais des associations de causes et d'effets qui pourraient nous aider à expliquer les liens complexes entre alimentation et maladie. Nous cherchions le contexte plus large qui pourrait confirmer ou contester des résultats comme ceux que j'avais trouvés avec l'OFM. Nous le trouvâmes, et ma conception de la nutrition et de la santé en fut changée à jamais.

Rétrospectivement, on peut se demander pourquoi ce changement fut si difficile et prit si longtemps. Je dus simplement me battre contre les mêmes croyances et suppositions qui m'empoissonnent aujourd'hui quand j'essaie de convaincre mes collègues et le public de mes découvertes.

La première, c'est le culte que nous vouons aux protéines animales. Notre société croit si fermement aux bienfaits du lait et de la viande qu'il est difficile de concevoir que nous pouvons avoir tort – que ces aliments peuvent en réalité être très *mal*sains. Cette idée est tellement éloignée de tout ce qu'on nous a appris depuis des décennies qu'elle est très difficile à accepter, peu importe que cela soit la vérité.

La deuxième, c'est le paradigme réductionniste qui nous amène à nous concentrer sur les parties indépendamment, et même à l'exclusion, des touts. Le corps est un système holistique interconnecté, mais on a l'habitude de l'envisager comme un ensemble de parties et de systèmes individuels, dans lesquels des substances chimiques isolées accomplissent des tâches isolées, sans aucun rapport. Le prisme du réductionnisme nous fait envisager la nutrition comme une affaire de nutriments individuels, et non comme l'alimentation dans sa globalité, ou comme un champ d'étude isolé, et non comme le facteur le plus déterminant pour notre santé en général. Et bien que cette manière d'envisager notre corps et notre santé n'ait pas produit de solution efficace, on persiste à croire que, si on poursuit dans cette voie, on finira par trouver ces solutions – au lieu d'admettre que quelque chose cloche dans notre façon de procéder. Pris au piège de ce paradigme, il est difficile de comprendre une chose que le réductionnisme ne peut entièrement mesurer.

La troisième, c'est le système axé sur le profit qui nous dissuade de nous comporter de manière non réductionniste. Le réductionnisme, avec ses solutions faciles et rapides, chacune ciblant un problème sur les mille qui existent potentiellement, offre plus de perspectives économiques que le holisme. Tant que l'industrie jouera un rôle moteur pour déterminer quelles questions pose la recherche, quelles études sont financées, et quels résultats sont publiés, rendus publics et transformés en politique publique, sortir du paradigme réductionniste sera un véritable parcours du combattant.

La biologie est d'une complexité inimaginable. La manière dont notre organisme crée et maintient la santé est le résultat de millions d'années d'évolution – pas seulement des cellules individuelles, pas seulement des organes, des systèmes fonctionnels, ni même du corps entier, mais du corps comme partie intégrante du réseau alimentaire et de toute la nature. Or, que ce soit par ignorance ou par avarice, certains mortels veulent jouer avec les éléments séparés, désassemblant le tout et utilisant les différentes parties pour créer notre propre réalité, une fausse réalité. La maladie, le handicap et les décès prématurés en sont les conséquences inévitables.

Alors, comment mettre fin à tout ça ?

Pendant des années, j'ai tenté de provoquer le changement en partant du sommet, mais cela n'a pas fonctionné. Même quand, individuellement, des responsables politiques croient en nos découvertes, ils ont souvent les mains liées par ceux qui les ont fait élire (y compris les entreprises qui financent leurs campagnes électorales). Et même si cela ne leur fait pas oublier leurs bonnes intentions, ils sont toujours à la merci du système politique. Il existe de nombreuses manières de faire passer des idées gênantes dans le dédale bureaucratique de façon à engendrer des programmes et des recommandations *a minima* et quasiment inutiles, qui ressemblent peu aux idées de départ.

Mais les décideurs politiques sont également dépendants de leur électorat – ce qui nous donne du pouvoir au niveau individuel. Cette idée, comme une graine, ne germera qu'en partant de la base : ce n'est qu'après avoir développé des racines qu'elle pourra porter ses fruits.

Certains seront convaincus par ce que j'ai partagé avec vous ici et dans *L'Enquête Campbell*, et voudront prendre part au changement. J'ai beaucoup réfléchi à ce qu'ils pouvaient faire. Le plus important, c'est de changer nos habitudes alimentaires. L'alimentation idéale est simple : mangez des aliments entiers d'origine végétale, sans ajout (ou peu) d'huile, de sel et d'hydrates de carbone raffinés comme la farine et le sucre blancs. (Cela vous demandera un peu de recherche, mais il existe des livres de cuisine qui répondront à vos besoins – aujourd'hui plus que jamais.) Rien n'est plus convaincant que de faire l'expérience du changement par soi-même. Ce changement crucial dans la manière dont nous envisageons la santé se produira, une personne après l'autre. Les politiques finiront par changer. Et l'industrie, privée des revenus générés par nos problèmes de santé et notre ignorance, suivra.

Il est temps pour nous de lancer une vraie révolution – qui commence par remettre nos convictions personnelles en question et changer notre alimentation, et finira par transformer la société tout entière.

Remerciements

Je me dois de remercier tous ceux qui m'ont soutenu dans l'écriture de ce livre. Ils sont nombreux.

Avant tout, je n'aurais jamais pu y arriver sans le soutien de ma femme, Karen. Elle a lu tous mes brouillons, a toléré que je passe mes journées devant mon ordinateur alors qu'elle aurait sans doute préféré faire autre chose, et a su être une oreille attentive et un critique avisé. Nous sommes mariés depuis cinquante ans : elle connaît bien mon travail et, après avoir assisté à au moins 400 de mes conférences ces dix dernières années, elle a aussi appris à savoir ce que le lecteur et l'auditeur moyens ont envie d'entendre. Elle me permet de garder les pieds sur terre.

Howard Jacobson (docteur en sciences de la santé) a participé à l'écriture de ce manuscrit en qualité de coauteur. Howard est un écrivain brillant. (J'aime tout particulièrement ses métaphores.) Avec Leah Wilson, notre directrice de publication chez BenBella, ma maison d'édition, ils ont rendu ce livre plus agréable à lire, en réorganisant certains de mes chapitres et en articulant le récit. Je ne tarirai pas d'éloges sur leur professionnalisme et leur dévouement à ce projet. J'ai eu le privilège d'avoir la meilleure équipe éditoriale possible : elle s'est investie à fond pour soutenir le message véhiculé par ce livre, ce qui est particulièrement flatteur. Je souhaite aussi manifester ma gratitude à Glenn Yeffeth, l'éditeur de ce livre et de son précurseur, *L'Enquête Campbell*, pour le profond intérêt qu'il a manifesté pour mon travail.

Beaucoup d'autres personnes ont contribué à ma carrière dans la recherche expérimentale et l'élaboration des politiques : des étudiants de premier cycle reçus avec les honneurs, des étudiants de deuxième et troisième cycles, des techniciens, des professeurs invités, et le personnel de soutien dans les laboratoires et les bureaux. En outre, j'ai beaucoup appris des centaines de confrères avec lesquels j'ai coécrit des travaux de recherche, siégé dans divers comités d'experts pour l'élaboration de politiques alimentaires et sanitaires, ou qui ont fait une lecture critique de nos résultats de recherche avant publication. Je remercie aussi sincèrement le personnel de ma fondation, dirigé par Micaela Cook et son prédécesseur, feu Meghan Murphy. Je leur suis très reconnaissant pour leur soutien sincère et généreux. Je n'aurais jamais pu écrire ce livre sans leurs contributions. Mes remerciements vont également à mon fils aîné, Nelson, véritable expert pour tout ce qui touche au social, à l'entreprise et à la langue, pour avoir attentivement relu mon manuscrit et corrigé les points qui auraient pu me valoir des ennuis.

Plus important encore, je remercie les contribuables américains, qui ont généreusement financé mes recherches (principalement par le biais de subventions obtenues auprès de l'Institut national du cancer des NIH). Grâce à eux, j'ai eu la chance de mener mes recherches expérimentales sans aucune influence de l'industrie.

Enfin, j'exprime toute ma reconnaissance à l'université Cornell, qui me donna un poste de titulaire à l'âge de 40 ans. Mal Nesheim, le directeur du département des sciences nutritionnelles, Dick Barnes, le doyen de la faculté de nutrition, Keith Kennedy, le doyen du département d'agriculture, et Dale Corson, le président, me firent chacun passer un entretien et me confièrent un poste qui me donna l'opportunité d'atteindre des sommets. Aucun mot ne peut exprimer ma gratitude pour le soutien qu'ils m'ont apporté : la grande éthique de ces gentlemen donne du sens au concept de liberté académique, concept qui, en ces temps difficiles, a besoin de tout le soutien possible.

Sur les auteurs

Pendant plus de cinquante ans, le docteur **T. Colin Campbell** a été à la pointe de la recherche en nutrition. Il est l'auteur de plus de 300 articles scientifiques. Son héritage, *L'Enquête Campbell*, qu'il a coécrit avec son fils, Thomas Campbell, docteur en médecine, est un véritable best-seller depuis sa publication en 2005. Il porte le titre de Jacob Gould Schurman Professor Emeritus of Nutritional Biochemistry à l'université Cornell, a coécrit plusieurs rapports d'experts portant sur les politiques alimentaires et sanitaires, et a donné des conférences dans le monde entier sur la crise du système de santé et le potentiel peu connu mais remarquable de la nutrition pour la résoudre. Il a créé une série de cours en ligne unique en son genre, très populaires, sur la nutrition à base de plantes, un partenariat entre la fondation T. Colin Campbell (tcolincampbell.org) et les cours en ligne de l'université Cornell, eCornell. Le Dr T. Colin Campbell tient un blog sur le site www.wholevana.com et, avec ses fils, s'évertue à initier une révolution populaire en matière de santé. Ensemble, ils sont en train de lancer un programme visant à promouvoir la nutrition à base de plantes auprès des individus, sur les lieux de travail et dans toutes les communautés.

Le docteur **Howard Jacobson** est consultant en marketing en ligne, éducateur de santé et jardinier éco-responsable à Durham, en Caroline du Nord. Il a obtenu un master de santé publique et un doctorat d'étude de santé à l'université Temple, ainsi qu'une licence d'histoire à Princeton. Howard dirige une agence de marketing en ligne et est l'auteur de *Google AdWords For Dummies*. Il donne des conférences et fait du coaching et du consulting en matière de santé individuelle et de développement durable. Vous pouvez le joindre à cette adresse : howard@permanator.com.

Notes

Partie I

Chapitre 1

1. Nanci Hellmich, "U.S. Obesity Rate Leveling Off, at about One-Third of Adults", *USA Today*, 13 janvier 2010, http://www.usatoday.com/news/health/weightloss/2010-01-13-obesity-rates_N.htm.
2. U.S. Centers for Disease Control and Prevention, "Crude and Age-Adjusted Percentage of Civilian, Noninstitutionalized Population with Diagnosed Diabetes, United States, 1980–2010", modification 21 avril 2012, http://www.cdc.gov/diabetes/statistics/prev/national/figage.htm.
3. United States Environmental Protection Agency, "Cardiovascular Disease Prevalence and Mortality", modification juin 2011, http://cfpub.epa.gov/eroe/index.cfm?fuseaction=detail.viewPDF&ch=49&lShowInd=0&subtop=381&lv=list.listBychapter&r=235292.
4. International Diabetes Federation, "Morbidity and Morality", 3 août 2009, http://www.idf.org/book/export/html/23040.
5. B. Starfield, "Is US Health Really the Best in the World?", *Journal of the American Medical Association* 284, n° 4 (2000): 483–85.
6. *Ibid.*
7. U.S. Centers for Disease Control and Prevention, "10 Leading Causes of Death by Age Group, United States – 2010", 2 décembre 2012, http://www.cdc.gov/injury/wisqars/pdf/10LCID_All_Deaths_By_Age_Group_2010-a.pdf.

Chapitre 2

1. R. A. Vogel, M. C. Corretti et G. D. Plotnick, "Effect of a Single High-Fat Meal on Endothelial Function in Healthy Subjects", *American Journal of Cardiology* 79, n° 3 (1er février 1997): 350–54 (1997).
2. Miranda Hitti, "FDA Approves New Angina Drug: Ranexa Is for Patients Who Haven't Responded to Other Chest Pain Drugs", WebMD, 7 février 2006, http://www.webmd.com/heart-disease/news/20060207/fda-approves-new-angina-drug.
3. Jack Waters, "The History of American Ginseng", mise en ligne le 10 novembre 2012, http://www.telliquah.com/Ginseng/Ginseng.htm.
4. L. M. Morrison, "Arteriosclerosis: Recent Advances in the Dietary and Medicinal Treatment", *Journal of the American Medical Association* 145, n° 16 (1951): 1232-1236. L. M. Morrison, "Diet in Coronary Atherosclerosis", *Journal of the American Medical Association* 173, n° 8 (1960): 884-888.
5. N. Pritikin et P. M. McGrady, *The Pritikin Program for Diet and Exercise*, Bantam Books (1984): 438.
6. Caldwell B. Esselstyn Jr, *Prevent and Reverse Heart Disease: The Revolutionary, Scientifically Proven, Nutrition-Based Cure* (New York: Avery Trade, 2008); C. B. Esselstyn Jr, S. G. Ellis, S. V. Medendorp et T. D. Crowe, "A Strategy to Arrest and Reverse Coronary Artery Disease: A 5-Year Longitudinal Study of a Single Physician's Practice", *Journal of Family Practice* 41, n° 6 (1995): 560-68.
7. Dean Ornish, *Eat More, Weigh Less* (New York: HarperCollins, 1993); D. Ornish, S. E. Brown, L. W. Scherwitz, J. H. Billings, W. T. Armstrong, T. A. Ports, S. M. McLanahan, R. L. Kirkeeide, R. J. Brand et K. L. Gould, "Can Lifestyle Changes Reverse Coronary Heart Disease?", *Lancet* 336, n° 8708 (1990): 129-33.
8. Esselstyn *et al.*, "A Strategy to Arrest and Reverse".
9. C. B. Esselstyn, Jr, "Updating a 12-year Experience with Arrest and Reversal Therapy for Coronary Heart Disease (An Overdue Requiem for Palliative Cardiology)", *American Journal of Cardiology* 84 (1er août, 1999): 339-341.
10. Miranda Hitti, "FDA Approves New Angina Drug: Ranexa Is for Patients Who Haven't Responded to Other Chest Pain Drugs", WebMD, 7 février 2006, http://www.webmd.com/heart-disease/news/20060207/fda-approves-new-angina-drug.

Chapitre 3

1. T. V. Madhavan et C. Gopalan, "The Effect of Dietary Protein on Carcinogenesis of Aflatoxin", *Archives of Pathology* 85, n° 2 (février 1968): 133–37.
2. Gerardus Johannes Mulder, "On the Composition of Some Animal Substances", *Journal für praktische Chemie* 16 (1839): 129-52 (the paper where he named protein, according to H. N. Munro in *Mammalian protein metabolism,* vol. I, eds. H. N. Munro et J. B. Allison, Academic Press (1964): 1-29). Gerardus Johannes Mulder, *The Chemistry of Vegetable & Animal Physiology,* trans. P. F. H. Fromberg, W. Blackwood & Sons: Edinburgh, Scotland (1849).
3. D. A. Schulsinger, M. M. Root et T. C. Campbell, "Effect of Dietary Protein Quality on Development of Aflatoxin B1-Induced Hepatic Preneoplastic Lesions", *Journal of the National Cancer Institute* 81 (1989): 1241-1245.
4. L. D. Youngman, "Recall, Memory, Persistence, and the Sequential Modulation of Preneoplastic Lesion Development by Dietary Protein", Cornell University (1987). Masters Thesis (T. C. Campbell, Mentor).
5. G. E. Dunaif et T. C. Campbell, "Relative Contribution of Dietary Protein Level and Aflatoxin B1 Dose in Generation of Presumptive Preneoplastic Foci in Rat Liver", *Journal of the National Cancer Institute* 78 (1987): 365-69; L. D. Youngman et T. C. Campbell, "Inhibition of Aflatoxin B1-Induced Gamma-Glutamyl Transpeptidase Positive (GGT^+) Hepatic Preneoplastic Foci and Tumors by Low Protein Diets: Evidence That Altered GGT^+ Foci Indicate Neoplastic Potential", *Carcinogenesis* 13, n° 9 (1992): 1607-13.
6. J. Chen, T. C. Campbell, J. Li et R. Peto, *Diet, Life-Style and Mortality in China. A study of the characteristics of 65 Chinese counties* (Oxford, United Kingdom ; Ithaca, NY ; and Beijing, People's Republic of China: Oxford University Press, Cornell University Press, and People's Medical Publishing House, 1990).
7. M. F. Muldoon, S. B. Manuck et K. A. Matthews, "Lowering Cholesterol Concentrations and Mortality: A Quantitative Review of Primary Prevention Trials", *BMJ* 301, n° 6747 (1990): 309-14.
8. G. N. Stemmermann, A. M. Nomura, L. K. Heilbrun, E. S. Pollack et A. Kagan, "Serum Cholesterol and Colon Cancer Incidence in

Hawaiian Japanese Men", *Journal of the National Cancer Institute* 67, n° 6 (1981): 1179-82.
9. T. V. Madhavan et C. Gopalan, "The Effect of Dietary Protein on Carcinogenesis of Aflatoxin", *Archives of Pathology* 85, n° 2 (février 1968): 133-37.
10. T. V. Madhavan et C. Gopalan, "Effect of Dietary Protein on Aflatoxin Liver Injury in Weanling Rats", *Archives of Pathology* 80 (août 1965): 123-26.

PARTIE II

Chapitre 1

1. David Foster Wallace, "David Foster Wallace, In His Own Words", *More Intelligent Life*, 19 septembre 2008, http://moreintelligentlife.com/story/david-foster-wallace-in-his-own-words.

Chapitre 2

1. R. S. Preston, J. R. Hayes et T. C. Campbell, "The Effect of Protein Deficiency on the In Vivo Binding of Aflatoxin B1 to Rat Liver Macromolecules", *Life Sciences* 19, n° 8 (15 octobre 1976), 1191-98.
2. K. D. Mainigi et T. C. Campbell, "Subcellular Distribution and Covalent Binding of Aflatoxins as Functions of Dietary Manipulation", *Journal of Toxicology and Environmental Health* 6 (1980): 659-671.
3. "MonaVie: Discover the Beat of a Healthy Heart", Monavie.com, mise en ligne le 2 décembre 2012, http://www.monavie.com/products/health-juices/monavie-pulse.
4. Office of Dietary Supplements, "Dietary Supplement Fact Sheet: Multivitamin/mineral Supplements", mise en ligne le 2 décembre 2012, http://ods.od.nih.gov/factsheets/MVMS-HealthProfessional.
5. K. S. Kubena et D. N. McMurray, "Nutrition and the Immune System: A Review of Nutrient-Nutrient Interactions", *Journal of the American Dietetic Association* 96 (1996): 1156-1164.
6. T. C. Campbell et J. R. Hayes, "Role of Nutrition in the Drug Metabolizing System", *Pharmacological Reviews* 26 (1974): 171-197.
7. N. W. Tietz, *Textbook of Clinical Chemistry*, W.B. Saunders Co : Philadelphia, PA (1986).

Chapitre 4

1. T. C. Campbell et J. R. Hayes, "Role of Nutrition in the Drug Metabolizing Enzyme System", *Pharmacological Reviews* 26, n° 3 (septembre 1974): 171-97; T. C. Campbell et J. R. Hayes, "The Role of Aflatoxin in Its Toxic Lesion", *Toxicology and Applied Pharmacology* 35, n° 2 (février 1976), 199-222.
2. K. Sargeant, A. Sheridan, J. O'Kelly et R. B. A. Carnaghan, "Toxicity Associated with Certain Samples of Groundnuts", *Nature* 192 (1961): 1096-97.
3. M. C. Lancaster, F. P. Jenkins et J. M. Philp, "Toxicity Associated with Certain Samples Of Groundnuts", *Nature* 192 (1961) : 1095-96 ; W. H. Butler et J. M. Barnes, "Toxic Effects of Groundnut Meal Containing Aflatoxin to Rats and Guinea Pigs", *British Journal of Cancer* 17, n° 4 (1964) : 699-710; G. N. Wogan et P. M. Newberne, "Dose-Response Characteristics of Aflatoxin B1 Carcinogenesis in the Rat", *Cancer Research* 27, n° 12 (décembre 1967) : 2370-76.
4. Lancaster *et al.*, "Toxicity"; Butler and Barnes, "Toxic Effects".
5. T. C. Campbell, J. P. Caedo Jr, J. Bulatao-Jayme, L. Salamat et R. W. Engel, "Aflatoxin M1 in Human Urine", *Nature* 227 (1970): 403-4
6. T. C. Campbell et L. A. Salamat, "Aflatoxin Ingestion and Excretion by Humans", in *Mycotoxins in Human Health*, ed. I. F. Purchase (London: Macmillan, 1971), 263-69.
7. T. C. Campbell, "Present Day Knowledge on Aflatoxin", *Philippine Journal of Nutrition* 20 (1967): 193-201.
8. Campbell *et al.*, "Aflatoxin M1 in Human Urine"; T. C. Campbell, R. O. Sinnhuber, D. J. Lee, J. H. Wales et L. A. Salamat, "Brief Communication: Hepatocarcinogenic Material in Urine Specimens from Humans Consuming Aflatoxin", *Journal of the National Cancer Institute* 52 (1974): 1647-49.
9. Campbell *et al.*, "Brief Communication".
10. Wogan et Newberne, "Dose-Response Characteristics"; R. S. Portman, K. M. Plowman et T. C. Campbell, "On Mechanisms Affecting Species Susceptibility to Aflatoxin", *Biochimica et Biophysica Acta* 208, n° 3 (juin 1970) : 487-95.
11. Portman *et al.*, "On Mechanisms Affecting Species".
12. R. Allcroft et R. B. A. Carnaghan, "Groundnut Toxicity: And Examination for Toxin in Human Food Products from Animals Fed Toxic Groundnut Meal", *Veterinary Record* 75 (1963): 259-63.

13. A. H. Conney, "Pharmacological Implications of Microsomal Enzyme Induction", *Pharmacological Reviews* 19 (1967): 317-66.
14. M. Maso, "Decrease in Mixed Function Oxidase Activity in Rat Liver Over Time", Cornell University (1979). Undergraduate Honors Thesis (T. C. Campbell, Mentor).
15. Madhavan et Gopalan, "Effect of Dietary Protein on Carcinogenesis".
16. W.L. Elliot, "Bioenergetics: Pathways of Human Energy Metabolism", HealthBuilding.com, http://www.healthbuilding.com/metabolism.htm. Vous pouvez acheter une affiche représentant ce schéma sur HealthBuilding.com.
17. R. L. Lewis, *The Unity of the Sciences Volume One: Do Proteins Teleport in an RNA World?* (New York: International Conference on the Unity of the Sciences, 2005).
18. T. V. Madhavan et C. Gopalan, "The Effect of Dietary Protein on Carcinogenesis of Aflatoxin", *Archives of Pathology* 85, n° 2 (février 1968) : 133-37.
19. Madhavan et Gopalan, "Effect of Dietary Protein on Aflatoxin" ; Madhavan et Gopalan, "Effect of Dietary Protein on Carcinogenesis".
20. J. R. Hayes, M. U. K. Mgbodile et T. C. Campbell, "Effect of Protein Deficiency on the Inducibility of the Hepatic Microsomal Drug-metabolizing Enzyme System. I. Effect on Substrate Interaction with Cytochrome P-450", *Biochemical Pharmacology* 22 (1973): 1005-14; M. U. K. Mgbodile, J. R. Hayes et T. C. Campbell, "Effect of Protein Deficiency on the Inducibility of the Hepatic Microsomal Drug-metabolizing Enzyme System. II. Effect on Enzyme Kinetics and Electron Transport System", *Biochemical Pharmacology* 22 (1973) : 1125-32 ; J. R. Hayes et T.C. Campbell, "Effect of Protein Deficiency on the Inducibility of the Hepatic Microsomal Drug-metabolizing Enzyme System. III. Effect of 3-Methylcholanthrene Induction on Activity and Binding Kinetics", *Biochemical Pharmacology* 23 (1974): 1721-32.
21. Madhavan et Gopalan, "The Effect of Dietary Protein on Carcinogenesis".
22. R. C. Garner, E. C. Miller, J. A. Miller, J. V. Garner et R. S. Hanson, "Formation of a Factor Lethal for *S. Typhimurium* TA1530 and TA1531 on Incubation of Aflatoxin B1 with Rat Liver Microsomes", *Biochemical and Biophysical Research Communications* 45 (1971): 774-80.

23. W. P. Doherty et T. C. Campbell, "Aflatoxin Inhibition of Rat Liver Mitochondria", *Chemical and Biological Interactions* 7 (1973): 63-77.
24. J. R. Hayes, M. U. K. Mgbodile, A. H. Merrill Jr, L. S. Nerurkar et T. C. Campbell, "The Effect of Dietary Protein Depletion and Repletion on Rat Hepatic Mixed Function Oxidase Activities", *Journal of Nutrition* 108 (1978): 1788-97; L. S. Nerurkar, J. R. Hayes et T. C. Campbell, "The Reconstitution of Hepatic Microsomal Mixed Function Oxidase Activity with Fractions Derived from Weanling Rats Fed Different Levels of Protein", *Journal of Nutrition* 108 (1978): 678-86.
25. J. R. Hayes *et al.*, "Effect of Dietary Protein"; L. S. Nerurkar, J. R. Hayes, T. C. Campbell, "The reconstitution of hepatic microsomal mixed function oxidase activity with fractions derived from weanling rats fed different levels of protein", *Journal of Nutrition* 1978 ;108:678-686; Hayes *et al.*, "Effect of Protein Deficiency I".
26. A. A. Adekunle, J. R. Hayes et T. C. Campbell, "Interrelationships of Dietary Protein Level, Aflatoxin B1 Metabolism, and Hepatic Microsomal Epoxide Hydrase Activity", *Life Sciences* 21 (1977): 1785-92.
27. K. D. Mainigi et T. C. Campbell, "Effects of Low Dietary Protein and Dietary Aflatoxin on Hepatic Glutathione Levels in F-344 Rats", *Toxicology and Applied Pharmacology* 59 (1981): 196-203.

Chapitre 5

1. John Markoff, "Cost of Gene Sequencing Falls, Raising Hopes for Medical Advances", *New York Times,* 7 mars 2012, http://www.nytimes.com/2012/03/08/technology/cost-of-gene-sequencing-falls-raising-hopes-for-medical-advances.html.
2. *Ibid.*
3. "Gene Therapy", Human Genome Project Information, modification le 24 août 2011, http://www.ornl.gov/sci/techresources/Human_Genome/medicine/genetherapy.shtml.
4. *Ibid.* ; J. Lazarou, B. H. Pomeranz et P. N. Corey, "Incidence of Adverse Drug Reactions in Hospitalized Patients: A Meta-analysis of Prospective Studies", *Journal of the American Medical Association* 279, n° 15 (1998): 1200-5, cited on "Pharmacogenomics", Human Genome Project Information, dernière modification le 19 septembre 2011, http://www.ornl.gov/sci/techresources/Human_Genome/medicine/pharma.shtml.

5. Lazarou, Pomeranz et Corey, "Incidence of Adverse Drug Reactions".
6. *Ibid.*
7. *Ibid.*
8. *Ibid.* ; "Pharmacogenomics", Human Genome Project Information, dernière modification le 19 septembre 2011, http://www.ornl.gov/sci/techresources/Human_Genome/medicine/pharma.shtml.
9. Committee on Diet, Nutrition, and Cancer, *Diet, Nutrition, and Cancer* (Washington, DC: National Academies Press, 1982).
10. R. Doll et R. Peto, "The Causes of Cancer: Quantitative Estimates of Avoidable Risks of Cancer in the United States Today", *Journal of the National Cancer Institute* 66, n° 6 (1981): 1192-1265.
11. *Ibid.*

Chapitre 6

1. K. K. Carroll, L. M. Braden, J. A. Bell et R. Kalamegham, "Fat and Cancer", supplement, *Cancer* 58, n° 8 (1986): 1818-25 ; B. S. Drasar et D. Irving, "Environmental Factors and Cancer of the Colon and Breast", *British Journal of Cancer* 27, n° 2 (1973): 167-72 ; J. Higginson, "Etiological Factors in Gastrointestinal Cancer in Man", *Journal of the National Cancer Institute* 37, n° 4 (octobre 1966): 527-45 ; J. Higginson, "Present Trends in Cancer Epidemiology", in *Canadian Cancer Conference* (Honey Harbour, Ontario: Proceedings of the Eighth Canadian Cancer Conference, 1969), 40-75 ; J. Higginson et C. S. Muir, "Epidemiology in Cancer", in *Cancer Medicine,* edited by J. F. Holland et E. Frei (Philadelphia: Lea et Febiger, 1973), 241-306 ; J. Higginson et C. S. Muir, "Environmental Carcinogenesis: Misconceptions and Limitations to Cancer Control", *Journal of the National Cancer Institute* 63, n° 6 (décembre 1979): 1291-98 ; E. L. Wynder et T. Shigematsu, "Environmental Factors of Cancer of the Colon and Rectum", *Cancer* 20, n° 9 (septembre 1967), 1520-61.
2. Michael Tortorello, "Is It Safe to Play Yet?", *New York Times,* 14 mars 2012, http://www.nytimes.com/2012/03/15/garden/going-to-extreme-lengths-to-purge-household-toxins.html.
3. C. Campbell et L. Friedman, "Chemical Assay and Isolation of Chick Edema Factor in Biological Materials", *Journal of the American Association for Agricultural Chemistry* 49 (1966): 824-28.
4. J. Huff, M. F. Jacobson et D. L. Davis, "The Limits of Two-

Year Bioassay Exposure Regimens for Identifying Chemical Carcinogens", *Environmental Health Perspectives* 116 (2008): 1439-1442.
5. S. M. Cohen, "Risk Assessment in the Genomic Era", *Toxicologic Pathology* 32 (2004): 3-8.

Chapitre 7

1. Y. Singh, M. Palombo et P. J Sinko, "Recent Trends in Targeted Anticancer Prodrug and Conjugate Design", *Current Medicinal Chemistry* 15, n° 18 (2008): 1802-26 ; Y. H. Lu, X. Q. Gao, M. Wu, D. Zhang-Negrerie et Q. Gao, "Strategies on the Development of Small Molecule Anticancer Drugs for Targeted Therapy", *Mini Reviews in Medicinal Chemistry* 11 (2011): 611-24 ; R. Munagala, F. Aqil et R. C. Gupta, "Promising Molecular Targeted Therapies in Breast Cancer", *Indian Journal of Pharmacology* 43, n° 3 (2011): 236-45 ; H. Panitch et A. Applebee, "Treatment of Walking Impairment in Multiple Sclerosis: An Unmet Need for a Disease-Specific Disability", *Expert Opinion on Pharmacotherapy* 12, n° 10 (mars 2011): 1511-21 ; J. Rautio, H. Kumpulainen, T. Heimbach, R. Oliyai, D. Oh, T. Järvinen et J. Savolainen, "Prodrugs: Design and Clinical Applications", *Nature Reviews: Drug Discovery* 7, n° 3 (2008): 255-70; P. Ettmaier, G. L. Amidon, B. Clement et B. Testa, "Lessons Learned from Marketed and Investigational Prodrugs", *Journal of Medicinal Chemistry* 47, n° 10 (mai 2004): 2393-2404.
2. Singh *et al.*, "Recent Trends".
3. "Internationals Statistical Classification of Diseases and Related Health Problems", Answers.com, mise en ligne le 11 novembre 2012, http://www.answers.com/topic/icd.

Chapitre 8

1. C. Thurston, "Dietary Supplements: The Latest Trends & Issues", *Neutraceuticals World*, 1er avril 2008, http://www.nutraceuticals-world.com/issues/2008-04/view_features/dietary-supplements-the-latest-trends-amp-issues/.
2. *Ibid.*
3. "Apples, Raw, with Skin", *Self* NutritionData, mise en ligne le 11 novembre 2012, http://nutritiondata.self.com/facts/fruits-and-fruit-juices/1809/2.

4. M. V. Eberhardt, C. Y. Lee et R. H. Liu, "Antioxidant Activity of Fresh Apples", *Nature* 405, n° 6789 (22 juin 2000): 903-4.
5. J. Boyer et R. H. Liu, "Review: Apple Phytochemicals and Their Health Effects", *Nutrition Journal* 3, n° 5 (2004), http://www.nutritionj.com/content/3/1/5.
6. *Ibid.* ; K. Wolfe, X. Z. Wu et R. H. Liu, "Antioxidant Activity of Apple Peels", *Journal of Agricultural and Food Chemistry* 51, n° 3 (29 janvier 2003): 609-14.
7. C. D. Morris et S. Carson, "Routine Vitamin Supplementation to Prevent Cardiovascular Disease: A Summary of the Evidence for the U.S. Preventive Services Task Force", *Annals of Internal Medicine* 139, n° 1 (2003): 56-70.
8. U.S. Preventive Services Task Force, "Routine Vitamin Supplementation to Prevent Cancer and Cardiovascular Disease: Recommendations and Rationale", *Annals of Internal Medicine* 139, n° 1 (2003): 51-55.
9. *Ibid.*
10. H. M. Evans et K. S. Bishop, "On the Existence of a Hitherto Unrecognized Dietary Factor Essential for Reproduction", *Science* 56, n° 1458 (1922): 650-51.
11. D. Farbstein, A. Kozak-Blickstein et A. P. Levy, "Antioxidant Vitamins and Their Use in Preventing Cardiovascular Disease", *Molecules* 15, n° 11 (2010): 8098-8110 ; B. B. Aggarwal, C. Sundarum, S. Prasad et R. Kannappan, "Tocotrienols, the Vitamin E of the 21st Century: Its Potential against Cancer and Other Chronic Diseases", *Biochemical Pharmacology* 80, n° 11 (2010): 1613-31.
12. C. H. Hennekens, J. M. Gaziano, J. E. Manson et J. E. Buring, "Antioxidant Vitamin-Cardiovascular Disease Hypothesis Is Still Promising, But Still Unproven: The Need for Randomized Trials", *American Journal of Clinical Nutrition* 62 (1995): 1377S-1380S.
13. B. C. Pearce, R. A. Parker, M. E. Deason, A. A. Qureshi et J. J. Wright, "Hypercholesterolemic Activity of Synthetic and Natural Tocotrienols", *Journal of Medicinal Chemistry* 35, n° 20 (1992): 3595-3606.
14. *Ibid.*
15. A. Aoutyniak *et al.*, "Natural and Synthetic Antioxidants: An Updated Overview", *Free Radical Research,* 44, n° 10 (2010): 1216-62.
16. E. B. Rimm, M. J. Stampfer, A. Ascherio, E. Giovannucci, G. A. Colditz et W. C. Willett, "Vitamin E Consumption and the Risk

of Coronary Heart Disease in Men", *New England Journal of Medicine* 328, n° 20 (20 mai 1993): 1450-56; M. J. Stampfer, C. H. Hennekens, J. E. Manson, G. A. Colditz, B. Rosner et W. C. Willett, "Vitamin E Consumption and the Risk of Coronary Disease in Women", *New England Journal of Medicine* 328, n° 20 (20 mai 1993): 1444-49.

17. Sesso *et al.*, "Vitamins E and C"; I. M. Lee, N. R. Cook, J. M. Gaziano, D. Gordon, P. M. Ridker, J. E. Manson, C. H. Hennekens et J. E. Buring, "Vitamin E in the Primary Prevention of Cardiovascular Disease and Cancer: The Women's Health Study: A Randomized Controlled Trial", *Journal of the American Medical Association* 294, n° 1 (2005): 56-65; E. Lonn *et al.*, "Effects of Long-Term Vitamin E Supplementation on Cardiovascular Events and Cancer: A Randomized Controlled Trial", *Journal of the American Medical Association* 293, n° 11 (2005): 1338-47; D. P. Vivekananthan, M. S. Penn, S. K. Sapp, A. Hsu et E. J. Topol, "Use of Antioxidant Vitamins for the Prevention of Cardiovascular Disease: Meta-analysis of Randomised Trials", *Lancet* 361, n° 9374 (14 juin 2003): 2017-23.
18. Lee *et al.*, "Vitamin E in the Primary Prevention" ; Lonn *et al.*, "Effects of Long-Term Vitamin E" ; V. A. Kirsh *et al.*, "Supplemental and Dietary Vitamin E, Beta-Carotene, and Vitamin C Intakes and Prostate Cancer Risk", *Journal of the National Cancer Institute* 98, n° 4 (15 février 2006): 245-54; S. M. Lippman *et al.*, "Effect of Selenium and Vitamin E on Risk of Prostate Cancer and Other Cancers: The Selenium and Vitamin E Cancer Prevention Trial (SELECT)", *Journal of the American Medical Association* 301, n° 1 (7 janvier 2009): 39-51.
19. Lippman *et al.*, "Effect of Selenium"; S. Liu, I. M. Lee, Y. Song, M. Van Denburgh, N. R. Cook, J. E. Manson et J. E. Buring, "Vitamin E and Risk of Type 2 Diabetes in the Women's Health Study Randomized Controlled Trial", *Diabetes* 55, n° 10 (octobre 2006): 2856-62.
20. W. G. Christen, R. J. Glynn, H. D. Sesso, T. Kurth, J. MacFayden, V. Bubes, J. E. Buring, J. E. Manson et J. M. Gaziano, "Age-Related Cataract in a Randomized Trial of Vitamins E and C in Men", *Archives of Ophthalmology* 128, n° 11 (novembre 2010): 1397-1405.

21. I. G. Tsiligianni et T. van der Molen, "A Systematic Review of the Role of Vitamin Insufficiencies and Supplementation in COPD", *Respiratory Research* 11 (6 décembre 2010), 171.
22. G. Bjelakovic, D. Nikolova, L. L. Gluud, R. G. Simonetti et C. Gluud, "Antioxidant Supplements for Prevention of Mortality in Healthy Participants and Patients with Various Diseases", *Cochrane Database of Systematic Reviews* 3 (2012).
23. Y. Dotan, D. Lichtenberg et I. Pinchuk, "No Evidence Supports Vitamin E Indiscriminate Supplementation", *Biofactors* 35, n° 6 (2009): 469-73; J. Blumberg et B. Frei, "Why Clinical Trials of Vitamin E and Cardiovascular Diseases Mai Be Fatally Flawed", *Free Radical Biology & Medicine* 43, n° 10 (2007): 1374-76.
24. Aggarwal *et al.*, "Tocotrienols".
25. Farbstein *et al.*, "Antioxidant Vitamins".
26. Lonn *et al.*, "Effects of Long-Term Vitamin E".
27. Bjelakovic *et al.*, "Mortality in Randomized Trials"; Miller *et al.*, "Meta-analysis".
28. S. O. Ebbesson *et al.*, "Fatty Acid Consumption and Metabolic Syndrome Components: The GOCADAN Study", *Journal of the Cardiometabolic Syndrome* 2, n° 4 (2007): 244-49.
29. E. Lopez-Garcia, M. B. Schulze, J. E. Manson, J. B. Meigs, C. M. Albert, N. Rifai, W. C. Willett et F. B. Hu, "Consumption of (n-3) Fatty Acids Is Related to Plasma Biomarkers of Inflammation and Endothelial Activation in Women", *Journal of Nutrition* 134, n° 7 (2004): 1806-11; R. J. Deckelbaum, T. S. Worgall et T. Seo, "n-3 Fatty Acids and Gene Expression", supplement, *American Journal of Clinical Nutrition* 83, n° 6 (2006): 1520S-25S.
30. S. V. Kaushik, D. Mozaffarian, D. Spiegelman, J. E. Manson et W. Willett, "Long-Chain Omega-3 Fatty Acids, Fish Intake, and the Risk of Type 2 Diabetes Mellitus", *American Journal of Clinical Nutrition* 90, n° 3 (2009): 613-20.
31. L. Hooper *et al.*, "Risks and Benefits of Omega 3 Fats for Mortality, Cardiovascular Disease, and Cancer: Systematic Review", *BMJ* 332, n° 7544 (2006): 752-60.
32. Kaushik *et al.*, "Long-Chain Omega-3 Fatty Acids".
33. C. S. Foote, Y. C. Chang et R. W. Denny, "Chemistry of Singlet Oxygen. X. Carotenoid Quenching Parallels Biological Protection", *Journal of the American Chemical Society* 92, n° 17 (1970): 5216-18; J. E. Packer, J. S. Mahood, V. O. Mora-Arellano, T. F. Slater,

R. L. Willson et B. S. Wolfenden, "Free Radicals and Singlet Oxygen Scavengers: Reaction of a Peroxy-radical with ß-carotene, Diphenyl Furan and 1,4-diazobicyclo(2,2,2)-octane", *Biochemical and Biophysical Research Communications* 98, n° 4 (1981): 901-6.
34. R. Peto, R. Doll et J. D. Buckley, "Can Dietary Beta-Carotene Materially Reduce Human Cancer Rates?", *Nature* 290, n° 5803 (1981): 201-8.
35. G. S. Omenn, "Chemoprevention of Lung Cancers: Lessons from CARET, the Beta-Carotene and Retinol Efficacy Trial et Prospects for the Future", *European Journal of Cancer Prevention* 16, n° 3 (2007): 184-91.
36. G. S. Omenn *et al.*, "Effects of a Combination of Beta Carotene and Vitamin A on Lung Cancer and Cardiovascular Disease", *New England Journal of Medicine* 334, n° 18 (1996): 1150-55.
37. Omenn, "Chemoprevention of Lung Cancers".
38. A. Saremi et R. Arora, "Vitamin E and Cardiovascular Disease", *American Journal of Therapeutics* 17, n° 3 (2010): e56-e65; Farbstein *et al.*, "Antioxidant Vitamins".
39. Aoutyniak *et al.*, "Natural and Synthetic Antioxidants".
40. *Ibid.*; Farbstein *et al.*, "Antioxidant Vitamins"; Aggarwal *et al.*, "Tocotrienols"; Dotan *et al.*, "No Evidence Supports Vitamin E"; A. R. Ndhlala, M. Moyo et J. Van Staden, "Natural Antioxidants: Fascinating or Mythical Biomolecules?", *Molecules* 15, n° 10 (2010): 6905-30; E. M. Becker, L. R. Nissen et L. H. Skibsted, "Antioxidant Evaluation Protocols: Food Quality or Health Effects", *European Food Research and Technology* 219, n° 6 (2004): 561-71.

Chapitre 9

1. D. Pimentel *et al.*, "Environmental and Economic Costs of Soil Erosion and Conservation Benefits", *Science* 267, n° 5201 (1995): 1117-23; Segelken, R. in Cornell University news release (Ithaca, NY, 1997); Pimentel, D. in Canadian Society of Animal Science Meetings (Montreal, 1997).
2. Food and Agriculture Organization of the United Nations, "Deforestation Causes Global Warming", news release, 4 septembre 2006, http://www.fao.org/newsroom/en/news/2006/1000385/index.html.
3. R. Goodland, "Our choices to overcome the climate crisis", NGO Global Forum 14 (Gwangju, Korea, 2011).

4. David E. Kromm, "Ogallala Aquifer", *Water Encyclopedia,* mise en ligne le 11 novembre 2012, http://www.waterencyclopedia.com/Oc-Po/Ogallala-Aquifer.html ; Manjula V. Guru et James E. Horne, *The Ogallala Aquifer* (Poteau, Oklahoma: The Kerr Center for Sustainable Agriculture, 2000), http://www.kerrcenter.com/publications/ogallala_aquifer.pdf.
5. Manjula V. Guru et James E. Horne, *The Ogallala Aquifer*.
6. *Ibid.*
7. *Ibid.*
8. *Ibid.*
9. Neal D. Barnard, *Foods That Fight Pain: Revolutionary New Strategies for Maximum Pain Relief* (New York: Three Rivers Press, 1999), 368.

Partie III

Chapitre 1

1. G. L. Hildenbrand, L. C. Hildenbrand, K. Bradford et S. W. Cavin, "Five-Year Survival Rates of Melanoma Patients Treated by Diet Therapy after the Manner of Gerson: A Retrospective Review", *Alternative Therapies in Health and Medicine* 1, n° 4 (1995): 29-37.
2. D. Kavanagh, A. D. Hill, B. Djikstra, R. Kennelly, E. M. McDermott et N. J. O'Higgins, "Adjuvant Therapies in the Treatment of Stage II and III Malignant Melanoma", *Surgeon* 3, n° 4 (2005): 245-56.
3. D. J. Dewar, B. Newell, M. A. Green, A. P. Topping, B. W. Powell et M. G. Cook, "The Microanatomic Location of Metastatic Melanoma in Sentinel Lymph Nodes Predicts Nonsentinel Lymph Node Involvement", *Journal of Clinical Oncology* 22, n° 16 (2004): 3345-49.
4. *Ibid.*
5. D. W. Light et R. N. Warburton, "Extraordinary Claims Require Extraordinary Evidence", *Journal of Health Economics* 24 (2005): 1030-33.
6. D. W. Light et R. N. Warburton, "Drug R&D Costs Questioned: Widely Quoted Average Cost to Bring Drugs to Market Doesn't Appear to Hold Up to Scrutiny", *Genetic Engineering & Biotechnology News* 31, n° 13 (1er juillet 2011), http://www.genengnews.com/gen-articles/drug-r-d-costs-questioned/3707/.

7. "Direct-to-Consumer Advertising", Wikipédia, dernière modification le 16 avril 2012, http://en.wikipedia.org/wiki/Direct-to-consumer_advertising.
8. "Big Pharma Spends More on Advertising Than Research and Development, Study Finds", *ScienceDaily* (blog), 7 janvier 2008, http://www.sciencedaily.com/releases/2008/01/080105140107.htm .
9. The Mount Sinai Hospital/Mount Sinai School of Medicine, "Majority of Pharmaceutical Ads Do Not Adhere to FDA Guidelines, New Study Finds", *ScienceDaily*, 18 août 2011, http://www.sciencedaily.com/releases/2011/08/110818093052.htm.
10. York University, "Big Pharma Spends More on Advertising than Research and Development, Study Finds", *ScienceDaily*, 7 janvier 2008, http://www.sciencedaily.com/releases/2008/01/080105140107.htm.
11. "Pharmaceutical Industry", Wikipédia, dernière modification le 30 octobre 2012, http://en.wikipedia.org/wiki/Pharmaceutical_Industry.
12. Wikipédia, "List by countries by GDP (nominal)", mise en ligne le 2 décembre 2012, http://en.wikipedia.org/wiki/List_of_countries_by_GDP_(nominal).
13. S. Yusuf, "Two Decades of Progress in Preventing Vascular Disease", *Lancet* 360, n° 9326 (2002): 2-3 ; N. J. Wald et M. R. Law, "A Strategy to Reduce Cardiovascular Disease by More Than 80 %", *BMJ* 326, n° 7404 (2003): 1419-24 ; E. Lonn, J. Bosch, K. K. Teo, D. Xavier et S. Yusuf, "The Polypill in the Prevention of Cardiovascular Diseases: Key Concepts, Current Status, Challenges, and Future Directions", *Circulation* 122, n° 20 (2010): 2078-88.
14. Wald et Law, "A Strategy to Reduce".
15. Lonn *et al.*, "The Polypill".
16. Wald et Law, "A Strategy to Reduce".
17. Combination Pharmacology and Public Health Research Working Group, "Combination Pharmacotherapy for Cardiovascular Disease", *Annals of Internal Medicine* 143, n° 8 (2005): 593-99 ; J. Wise, "Polypill Holds Promise for People with Chronic Disease", *Bulletin of the World Health Organization* 83, n° 12 (2005): 885-87.
18. Lonn *et al.*, "The Polypill".

19. S. Ebrahim, A. Beswick, M. Burke et S. G. Davey, "Multiple Risk Factor Interventions for Primary Prevention of Coronary Heart Disease", Cochrane Database of Systemic Reviews (18 octobre 2006): CD001561.
20. Ebrahim *et al.*, "Multiple risk factor interventions".
21. "Frequently Asked Questions Aout 2010: CODEX and Dietary Supplements", CodexFund.com, mise en ligne le 11 novembre 2012, http://www.codexfund.com/faq.htm.
22. Committee on Diet, Nutrition, and Cancer, *Diet, Nutrition, and Cancer* (Washington, DC: National Academies Press, 1982).
23. Thurston, "Dietary Supplements".

Chapitre 2

1. B. C. Martinson, M. S. Anderson et R. de Vries, "Scientists Behaving Badly", *Nature* 435 (9 juin 2005): 737-38.
2. Farbstein *et al.*, "Antioxidant Vitamins".
3. Bjelakovic *et al.*, "Mortality in Randomized Trials"; Miller *et al.*, "Meta-analysis"; Lonn *et al.*, "Effects of Long-Term Vitamin E".
4. Aoutyniak *et al.*, "Natural and Synthetic Antioxidants"; Farbstein *et al.*, "Antioxidant Vitamins"; Aggarwal *et al.*, "Tocotrienols".

Chapitre 3

1. Richard Smith, "Medical Journals: A Gaggle of Golden Geese", *BMJ Group* (blog), 3 juillet 2012, http://blogs.bmj.com/bmj/2012/07/03/richard-smith-medical-journals-a-gaggle-of-golden-geese/.
2. A. Lundh, M. Barbateskovic, A. Hrobjartsson et P. C. Gotzsche, "Conflicts of Interest at Medical Journals: The Influence of Industry-Supported Randomised Trials on Journal Impact Factors and Revenue - Cohort Study", *PLoS Medicine* 7 (2010): 1-7.
3. Adam E. Handel, Sunil V. Patel, Julia Pakpoor, George G. Ebers, Ben Goldacre et Sreeram V. Ramagopalan, "High Reprint Orders in Medical Journals and Pharmaceutical Industry Funding: Case-control Study", *British Medical Journal,* 344 (28 juin 2012): e4214, doi:10.1136/bmj.e4212.
4. Jacob Goldstein, "Whole Foods CEO: 'We sell a bunch of junk,'" *Wall Street Journal Health Blog*, 6 août 2009, http://blogs.wsj.com/health/2009/08/05/whole-foods-ceo-we-sell-a-bunch-of-junk/.
5. A. Goldhamer, D. L. Lisle, B. Parpia, S. V. Anderson et T. C. Campbell, "Medically Supervised Water-Only Fasting in the

Treatment of Hypertension", *Journal of Manipulative and Physiological Therapeutics* 24, n° 5 (2001): 335-39 ; A. Goldhamer, D. L. Lisle, B. Parpia, S. V. Anderson et T. C. Campbell, "Medically Supervised Water-Only Fasting in the Treatment of Borderline Hypertension", *Journal of Alternative and Complementary Medicine* 8, n° 5, (octobre 2002): 643-50.
6. Christopher D. Gardner, Alexandre Kiazand, Sofiya Alhassan, Soowon Kim, Randall S. Stafford, Raymond R. Balise, Helena C. Kraemer et Abby C. King, "Comparison of the Atkins, Zone, Ornish, and LEARN diets for Change in Weight and Related Risk Factors among Overweight Premenopausal Women. The A to Z Weight Loss Study: A Randomized Trial", *Journal of the American Medical Association*, 297, n° 9 (2007): 969-77.
7. "Grants", The Dr. Robert C. and Veronica Atkins Foundation, mise en ligne le 1er novembre 2012, http://www.atkinsfoundation.org/grants.asp.
8. Lehrer, J. *The News Hour with Jim Lehrer*, 20 janvier 2007.
9. C. Emery et J. Rockoff, "Cancer Death Rate Falls", *News & Observer* (Raleigh, NC), 18 janvier 2007, 1A, 14A.
10. Associated Press, "Cancer Deaths Drop for 2nd Straight Year", MSNBC.com, 17 janvier 2007, http://www.msnbc.msn.com/id/16668688/ns/health-cancer/t/cancer-deaths-decline-nd-straight-year/.
11. *Ibid.*
12. National Cancer Institute, "NCI Budget Requests", dernière modification 1er novembre 2011, http://www.cancer.gov/aboutnci/servingpeople/nci-budget-information/requests.
13. "Obituary: Sidney Harman, 1918-2011", *BloombergBusinessweek,* 14 avril 2011, http://www.businessweek.com/magazine/content/11_17/b4225024048922.htm.
14. "Alberto Ibargüen, President and CEO", John S. et James L. Knight Foundation, 2012, http://www.knightfoundation.org/staff/alberto-ibarguen/.
15. "Anna Spangler Nelson, Trustee", John S. et James L. Knight Foundation, 2012, http://www.knightfoundation.org/staff/anna-spangler-nelson/.
16. Lee Weisbecker, "Wakefield Group Joins VCs Going Invisible", *Triangle Business Journal,* 6 juillet 2009, http://www.bizjournals.com/triangle/stories/2009/07/06/story6.html.

17. "Services", Aurora Diagnostics, 2011, http://www.auroradx.com/services/.
18. "Management", Powell Investment Advisors, 2011, http://www.powellinvestmentadvisors.com/index.php/management/.

Chapitre 4

1. "Top Interest Groups Giving to Members of Congress, 2012 Cycle", OpenSecrets.org, mise en ligne le 9 novembre 2012, http://www.opensecrets.org/industries/mems.php.
2. "Influence & Lobbying: Health Professionals", OpenSecrets.org, mise en ligne le 1er novembre 2012, http://www.opensecrets.org/industries/indus.php?Ind=H01.
3. "Elias Zerhouni", Wikipédia, dernière modification le 19 novembre 2012, http://en.wikipedia.org/wiki/Elias_Zerhouni.
4. Johns Hopkins Medicine, "Former NIH Director Elias Zerhouni Rejoins Johns Hopkins Medicine as Senior Advisor", mise en ligne le 2 décembre 2012, http://www.hopkinsmedicine.org/news/media/releases/Former_Nih_Director_Elias_Zerhouni_Rejoins_Johns_Hopkins_Medicine_as_Senior_Advisor.
5. "Dr. Julie Gerberding Named President of Merck Vaccines", BusinessWire, 21 décembre 2009, http://www.businesswire.com/news/home/20091221005649/en/Dr.-Julie-Gerberding-Named-President-Merck-Vaccines.
6. John Stone, "Mr. Gates, Dr. Julie Gerberding Told Dr. Sanjay Gupta Vaccines Cause Autism, Did You Forget?", *Age of Autism*, 7 février 2011, http://www.ageofautism.com/2011/02/mr-gates-dr-julie-gerberding-told-dr-gupta-vaccines-cause-autism-did-you-forget.html.
7. U.S. Census Bureau, Statistical Abstract of the United States, "Table 134. National Health Expenditures—Summary: 1960 to 2009", mise en ligne le 1er novembre 2009, http://www.census.gov/compendia/statab/2012/tables/12s0134.pdf.
8. Ali Frick, "GM CEO: Serious Health Care Reform 'Undoubtedly Would Help Level the Playing Field'", *Think Progress*, 5 décembre 2008, http://thinkprogress.org/politics/2008/12/05/33286/gm-health-care-reform/?mobile=nc.
9. Hegsted, D. M. Calcium and osteoporosis, *Journal of Nutrition* 116, 2316-2319 (1986).
10. Voir *The China Study*, p. 311-314.

11. T. C. Campbell, T. Brun, J. Chen, Z. Feng et B. Parpia, Questioning riboflavin recommendations on the basis of a survey in China, *American Journal of Clinical Nutrition* 51, 436-445 (1990).
12. The National Academies, "Report Offers New Eating and Physical Activity Targets to Reduce Chronic Disease Risk", 5 septembre 2002, http://www8.nationalacademies.org/onpinews/newsitem.aspx?RecordID=10490.
13. Pour plus d'informations, les conférences de Jeff Novick sont consultables à l'adresse suivante : http://www.jeffnovick.com/RD/Should_I_Eat_That.html.
14. B. Starfield, "Is US Health Really the Best in the World?".
15. *Ibid.*
16. *Ibid.*
17. "Aflatoxin & Liver Cancer", The National Institute of Environmental Health Sciences, dernière modification le 9 novembre 2007, http://www.niehs.nih.gov/about/congress/impacts/aflatoxin/index.cfm.
18. *Ibid.*
19. *Ibid.*
20. T. C. Campbell, J. Chen, C. Liu, J. Li et B. Parpia, "Nonassociation of Aflatoxin with Primary Liver Cancer in a Cross-Sectional Ecological Survey in the People's Republic of China", *Cancer Research* 50 (1990): 6882-93.

Chapitre 5

1. "About the Society", National Multiple Sclerosis Society, mise en ligne le 1er novembre 2012, http://www.nationalmssociety.org/about-the-society/index.aspx.
2. "About the Academy of Nutrition and Dietetics", Academy of Nutrition and Dietetics, 2012, http://www.eatright.org/Media/content.aspx?id=6442467510.
3. Samuel S. Epstein, *National Cancer Institute and American Cancer Society: Criminal Indifference to Cancer Prevention and Conflicts of Interest* (Bloomington, NY: Xlibris, 2011).
4. Cancer Prevention Coalition, "The American Cancer Society (ACS) 'More Interested in Accumulating Wealth Than Saving Lives,' Warns Samuel S. Epstein, M.D.", PR Newswire, mise en ligne le 3 décembre 2012, http://www.prnewswire.com/news-releases/the-american-cancer-society-acs-more-interested-in-accumulating-wealth-than-saving-lives-warns-samuel-s-epstein-md-117942029.html.

5. "Screening for Breast Cancer", U.S. Preventive Services Task Force, juillet 2010, http://www.uspreventiveservicestaskforce.org/uspstf/uspsbrca.htm.
6. "Diet and Physical Activity: What's the Cancer Connection?", American Cancer Society, dernière modification le 13 janvier 2012, http://www.cancer.org/cancer/cancercauses/dietandphysicalactivity/diet-and-physical-activity.
7. "Dairy Foods & Cancer Prevention", *Dairy Council Digest* 79, n° 1 (janvier/février 2008): 6, http://www.nationaldairycouncil.org/SiteCollectionDocuments/health_wellness/dairy_nutrients/dcd791.pdf.
8. William T. Jarvis, "Cancer Quackery", National Council Against Health Fraud, 17 décembre 2000, http://www.ncahf.org/articles/c-d/caquackery.html.
9. "Sources of Support", National Multiple Sclerosis Society, mise en ligne le 2 décembre 2012, http://www.nationalmssociey.org/about-the-society/sources-of-support/index.aspx.
10. "Women against MS Luncheon: Sponsorship Opportunities", Triangle WAMS Luncheon website, mise en ligne le 1er novembre 2012, http://www.trianglewams.org/event-details/sponsorship-opportunities.
11. Voir *The China Study,* p. 194-98, pour un compte rendu de la remarquable recherche menée par le Dr Roy Swank et de son étude portant sur des patients atteints de sclérose en plaques. Voir aussi R. L. Swank et B. B. Dugan, "Effect of Low Saturated Fat Diet in Early and Late Cases of Multiple Sclerosis", *Lancet* 336, n° 8706 (1990): 37-39.
12. "Nutrition and Diet", National Multiple Sclerosis Society, mise en ligne le 1er novembre 2012, http://www.nationalmssociety.org/living-with-multiple-sclerosis/healthy-living/nutirtion-and-diet/index.aspx.
13. "The Academy's Annual Reports", Academy of Nutrition and Dietetics, 2012, http://www.eatright.org/annualreport/.
14. Pamela Popper, *Solving America's Healthcare Crisis* (Worthington, OH: Bristol Woods Publishing, 2011), Kindle edition, Kindle location 4932.
15. Pamela Popper, e-mail à l'auteur, 15 octobre 2012.
16. Vous pouvez consulter la présentation à l'adresse suivante : http://thechinastudy.com/and-monopoly. Pour plus d'informations, des

e-mails révélateurs et des documents internes de l'AND, voir Michael Ellberg's hard-hitting expose on Forbes.com, "Is the ADA Intentionally Using State Legislatures to Block Alternative Nutrition Providers?", http://www.forbes.com/sites/michaelellsberg/2012/07/10/american_dietetic_association_2/.
17. Pamela Popper, e-mail à l'auteur, 16 octobre 2012.
18. "Commission on Dietetic Registration Continuing Professional Education Accredited Providers", Commission on Dietetic Registration, Academy of Nutrition and Dietetics, mise en ligne le 1er novembre 2012, http://www.cdrnet.org/whatsnew/accredited_providers.cfm.
19. "Benefits of Becoming a CPE Accredited Provider", Commission on Dietetic Registration, Academy of Nutrition and Dietetics, mise en ligne le 1er novembre 2012, http://www.cdrnet.org/pdrcenter/pabenefits.cfm.
20. J. Leonard Lichtenfeld, "During Breast Cancer Awareness Month We Must Not Only Celebrate Our Success But Also Understand Our Limitations", *Dr. Len's Blog,* American Cancer Society, 3 octobre 2012, http://www.cancer.org/aboutus/drlensblog/post/2012/10/03/during-breast-cancer-awareness-month-we-must-not-only-celebrate.aspx

Table

Partie III
LE POUVOIR SUBTIL ET SES TENANTS

Partie IV
CONCLUSIONS

Bien être

11086

Composition
NORD COMPO

Achevé d'imprimer en Slovaquie
par NOVOPRINT
le 22 mars 2015.

Dépôt légal mars 2015.
EAN 9782290107164
OTP L21EPBN000348N001

ÉDITIONS J'AI LU
87, quai Panhard-et-Levassor, 75013 Paris
Diffusion France et étranger : Flammarion